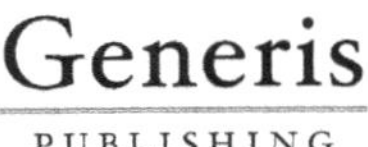

Generis

PUBLISHING

LA GROIN PAIN SYNDROME NELL'ATLETA

LO STATO DELL'ARTE

Gian Nicola Bisciotti
Andrea Bisciotti
Alessandro Bisciotti

Title: LA GROIN PAIN SYNDROME NELL'ATLETA

LO STATO DELL'ARTE

ISBN: 979-8-89248-893-8

Author: Gian Nicola Bisciotti, Andrea Bisciotti,Alessandro Bisciotti

Cover image: www.pixabay.com

Publisher: Generis Publishing
Online orders: www.generis-publishing.com
Contact email: info@generis-publishing.com

LA GROIN PAIN SYNDROME NELL'ATLETA: LO STATO DELL'ARTE

GROIN PAIN SYNDROME IN THE ATHLETES: UPDATE OF THE STATE OF THE ART

Gian Nicola Bisciotti, Andrea Bisciotti, Alessandro Bisciotti

Indice

Prefazione 11

Capitolo 1. La definizione clinica e radiologica di sport hernia ed altre situazioni cliniche minori a carico delle strutture del canale inguinale inducenti gps 17

Introduzione 17

L'esame di ultrasonografia dinamica e la definizione radiologica di sport hernia 23

La diversità d'immagine radiologica tra ernia e sport hernia 24

Il significato clinico del ballooning e del flattening e l'algoritmo di trattamento 26

Conclusioni 31

Capitolo 2. Le lesioni del complesso aponeurotico pre-pubico 37

Introduzione 37

La presentazione clinica delle lesioni del PPAC 44

L'imaging delle lesioni del PPAC 44

Il trattamento conservativo delle lesioni del PPAC 50

Il trattamento medico delle lesioni del PPAC 50

Il trattamento chirurgico delle lesioni del PPAC 57

Conclusioni 57

Bibliografia 58

Capitolo 3. L' anterior cutaneous nerve entrapment syndrome (acnes) 63

Introduzione 63

Eziopatogenesi 64

Conclusioni 70

Capitolo 4. Anterior inferior iliac spine impingement e subspine impingement 77

L'anterior inferior iliac spine impingement 77

Introduzione 77

Eziopatogenesi 79

Presentazione clinica dell'AIIS impingement 80

Imaging dell'AIIS impingement 80

Il trattamento conservativo dell'AIIS impingement 81

Il trattamento chirurgico dell'AIIS impingement 81

Il sub-spine impingement 81

Introduzione 81

Etiopatogenesi 82

La presentazione clinica del SSI 82

L'imaging del SSI 82

Il trattamento conservativo del SSI 82

Il trattamento chirurgico del SSI 83

L'outcome a seguito di decompressione chirurgica dell'AIIS e del SSI 83

Conclusioni 85

Capitolo 5. L' ischiofemoral impingementsyndrome (ifis) 91

Introduzione 91

Anatomia 91

La presentazione clinica 93

Imaging 94

Trattamento conservativo 96

Trattamento chirurgico 97

Conclusioni 98

Capitolo 6. Il pectineo-foveal impingement 105

Introduzione 105

Etiopatogenesi del PFI 105

Presentazione clinica del PFI 106

Imaging 106

Il trattamento conservativo del PFI 107

Il trattamento chirurgico del PFI 107

Conclusioni 108

Capitolo 7. Il ruolo della rm nella groin pain syndrome dell'atleta 111

Introduzione 111

Anatomia e biomeccanica della sinfisi pubica 113

L'utilizzo della RM nella GPS 117

Le lesioni del complesso aponeurotico pre-pubico 122

Osteopatia pubica 124

Le lesioni della muscolatura adduttoria 126

Tendinopatia adduttoria 127

Le lesioni del retto addominale 128

Le tendinopatie del retto addominale 128

Le patologie dell'anca 131

Le fratture da stress 133

Apofisite sinfisaria 134

Bone marrow oedema 135

Discussione 136

Conclusioni e direzioni future 140

Capitolo 8. Caratteristiche anatomiche dell'area inguinale che possono contribuire alla differenza di genere nell'eziopatogenesi della groin pain syndrome 151

Introduzione 151

Anatomia pubica 163

Anatomia inguinale 164

Anatomia pelvica 168

Anatomia dell'articolazione dell'anca 169

Discussione 170

Capitolo 9. Ernia otturatoria: case series e revisione della letteratura 183

Introduzione 183

Imaging 188

Case series 189

Metodi 190

Statistica 192

Risultati 192

Discussione 202

Conclusioni..205

Limitazioni dello studio 205

Bibliografia...206

Capitolo 10: tenotomia dell'adduttore lungo in una popolazione di calciatori affetti da groin pain syndrome: una case series di quattro diverse tecniche chirurgiche a confronto..211

Introduzione..211

Materiali e metodi 213

Tecniche chirurgiche..214

Statistica 217

Risultati 218

Discussione...221

Limiti dello studio e possibili sviluppi futuri.....................................225

Conclusioni...225

Bibliografia...225

Ringraziamenti 231

PREFAZIONE

Era il 5 febbraio 2016 quando, assieme al Prof Piero Volpi ed al Prof Raul Zini, decidemmo di organizzare, presso l'istituto Clinico Humanitas di Milano, la "Groin Pain Syndrome Italian Consensus Conference on terminology, clinical evaluation and imaging assessment in groin pain in atlete". Questa prima Consensus Conference fu poco dopo pubblicata da British Medical Journal Open Sport and Exercise Medicine.[1] Poco dopo, demmo vita ad un gruppo di studio, denominato "Groin Pain Syndrome Italian Study Group", che ancora oggi ho il privilegio di coordinare scientificamente. Ad oggi, abbiamo prodotto decine di lavori scientifici pubblicati su riviste internazionali indicizzate e, ammettendo forse di peccare di presunzione, mi piace comunque credere che abbiamo contribuito a cambiare la visione di questa patologia, nell'ambito della Medicina dello Sport italiana. Nel 2023, sempre con lo stesso gruppo di studio, abbiamo sentito l'esigenza, a distanza di più di 6 anni, di organizzare un update di questa prima Consensus. Erano infatti troppi i punti che, nel corso di questi anni, avevamo studiato, approfondito, discusso, sviscerato…. I tempi erano maturi per fare nuovamente il punto delle nuove conoscenze. Ed ecco che decidemmo di organizzare questa nuova "Groin Pain Syndrome Italian Consensus Conference update 2023", che ha visto la sua realizzazione, presso la Casa di Cura Villa Maria di Cotignola, il 10 giugno 2023. Cinquantacinque sono stati gli esperti invitati, tutti provenienti da differenti background: ortopedici (25), medici dello sport (11), chirurghi generali (3), radiologi (3), anestesisti (1) fisioterapisti (9), preparatori atletici (2) e sport physiologist (1), questo per garantire, come d'altronde era avvenuto nella precedente Consensus, un approccio multidisciplinare alla problematica della Groin Pain Syndrome. I documenti discussi e votati sono stati 6 e rappresentano una parte del contenuto di questo libro, nello specifico i primi 6 capitoli. Questi ultimi in questa sede verranno presentati nella loro versione integrale, mentre la loro sintesi è stata oggetto di pubblicazione da parte di Journal of Sport Medicine e Physical Fitness[2] e quindi consultabile su PubMed. Per ogni documento è stata anche introdotta la scheda di votazione adottata nel corso della Consensus, questo per mostrare l'iter che il documento ha effettuato nel corso della Delphi survey e della Consensus Conference finale. Per una corretta lettura dei dati, ricordiamo che la votazione si è basata su di una Likert scale a nove punti. Sempre allo scopo di fornire una chiave di lettura adeguata ai dati presentati, ricordiamo che nelle tabelle presenti in ogni documento, sono inclusi dei valori di tendenza centrale, nello specifico l' intra-class correlation coefficient (ICC) ed il valore della mediana, inerenti la votazione del primo round della Delphi survey e della votazione effettuata durante la Consensus Conference finale. Tali valori stanno a testimoniare la consistenza delle risposte date dai partecipanti nel corso degli step successivi compresi appunto tra la Delphi survey e la Consensus Conference finale. Vorremmo infatti ricordare che la stabilità delle riposte registrate è un importante indicatore dell'assenso, o del dissenso, durante tutto l'iter proposto. Oltre ai documenti dell'Italian Groin Pain Syndrome Italian Consensus Conference update 2023[2], abbiamo pensato di aggiungere a questo libro quattro capitoli a nostro giudizio importanti al fine di dare una panoramica completa sui possibili argomenti di aggiornamento inerenti la groin pain syndrome (GPS). Il primo è dedicato all'imaging, ed in particolare all'utilizzo della RMN nell'ambito della GPS[3] il secondo è dedicato alla differenza di genere nell'eziopatogenesi di quest'ultima[4], il terzo al possibile ruolo dell'ernia otturatoria nell'eziopatogenesi della GPS ed il quarto ad un confronto tra diverse tecniche chirurgiche di tenotomia del lungo adduttore. Infine, per facilitare la piena comprensione dei capitoli che seguiranno, alleghiamo in tavola 1 l'elenco delle diverse categorie nosologiche che possono causare GPS stilato nel corso dell'Italian Groin Pain Syndrome Italian Consensus Conference update 2023.[2]

Speriamo vivamente che il lettore possa trovare, nel corso della consultazione di questo libro, delle nozioni innovative ed interessanti.

1. Cause articolari	**2. Cause viscerali**	**3. Cause ossee**
1. Lesione del labbro acetabolare 2. Femoroacetabular impingement (FAI) (I) 3. Coxartrosi 4. Corpi liberi intra-articolari (anca) 5. Instabilità di anca 6. Capsulite adesiva (anca) 7. Legg-Calvé-Perthes disease e suoi esiti 8. Displasia d'anca e suoi esiti 9. Epifisiolisi e suoi esiti 10. Necrosi avascolare della testa femorale 11. Patologie dell'articolazione sacro-iliaca 12. Patologie del tratto lombare 13. Sinovite (anca)	1. Ernia inguinale 2. Altri tipi di ernia addominale 3. Patologie intestinali	1. Fratture e loro esiti 2. Fratture da stress (II) 3. Fratture da avulsione(III) 4. Contusion della cresta iliaca (hip pointers) (IV)
4. Cause muscolo tendinee	**5. Cause sinfisarie**	**6. Cause neurologiche**
1. Lesioni del retto addominale 2. Tendinopatia del retto addominale 3. Lesioni degli adduttori 4. Tendinopatia degli adduttori 5. Lesioni dell'aponeurosi comune retto addominale.-lungo adduttore 6.Lesioni dell'ileopsoas 7. Tendinopatia dell'ileopsoas 8. Altri tipi di lesioni muscolari indirette e loro esiti 9. Lesioni muscolari dirette 10.Impingement dell'ileopsoas 11. Anca a scatto interna 12. Anca a scatto esterna 13. Borsiti (V)	1. Osteopatia pubica 2. Instabilità sinfisaria 3. Artropatia degenerativa sinfisaria	1. Nerve entrapment syndrome (VI) 2. Anterior cutaneous nerve entrapment (ACNES)

14. Debolezza della parete posteriore del canale inguinale 15. Lesioni del complesso aponeurotico pre-pubico		
7. Cause correlate allo sviluppo 1. Apofisiti (VII) 2. Nuclei di ossificazione secondaria attivi a livello pubico (VIII)	**8. Patologie dell'apparato genito-urinario (infiammatorie e non infiammatorie)** 1. Prostatite 2. Epididimite 3.Funicolite 4. Orchite 5. Varicocele 6. Idrocele 7. Uretrite 8. Altri processi infettivi del tratto urinario 9. Cistite 10. Cisti ovaricje 11. Endometriosi 12. Gravidanza ectopica 13. Entrapment del legamento rotondo 14. Torsione testicolare/ovarica 15. Litiasi ureterale	**9. Cause neoplastiche** 1. Carcinima testicolare 2.Osteoma osteoide 3. Altri tipi di carcinoma
10. Cause infettive 1. Oteomielite 2. Artrite settica	**11. Cause sistemiche** 1. Linfoadenopatia inguinale 2. Patologie reumatiche	**12. Cause extra-articolari** 1. Lesioni del labbro antero-superiore associate ad avulsione del retto femorale (HALTAR lesions) 2.AIIS impingement 3. Ischio-femoral impingement

Tabella 1: le diverse possibili cause eziologiche della GPS suddivise in 12 differenti categorie nosologiche che comprendono 67 diversi quadri clinici

Note:

(I): CAM-FAI, Pincer FAI, FAI nelle sue forme miste (Pincer e CAM) e Subspine impingement

(II): Sostanzialmente a carico del pube o del collo femorale.

(III): Principalmente le fratture da avulsione pediatriche a carico della spina iliaca antero-superiore (SIAS), della spina iliaca antero-inferiore (SIAI) e della tuberosità ischiatica.

(IV): Contusioni della cresta iliaca conseguenti a trauma diretto con conseguente formazione di ematoma periostale che può comprimere il nervo femoro-cutaneo laterale, causando parestesia.

(V): Specificatamente a carico della borsa ileo-pettinea e della borsa sero-mucosa del gran trocantere.

(VI): Specificatamente a carico del nervo femoro-cutaneo laterale, della branca genitale del nervo genitofemorale, del nervo ileo inguinale, del nervo ileoipogastrico, del nervo femorale, del nervo otturatorio, e del nervo pudendo.

(VII): A carico del ramo pubico inferiore, della SIAS, della SIAI e della tuberosità ischiatica.

(VIII): Presenza di nuclei di ossificazione secondaria a livello sinfisario. Ancora in fase proliferativa. L'ossificazione completa dei nuclei di ossificazione secondari sinfisari avviene tra i 20 ed i 23 anni.

Gian Nicola Bisciotti M.Sci, Ph.D.

Bibliografia

1. Bisciotti GN, Volpi P, Zini R, Auci A, Aprato A, Belli A, Bellistri G, Benelli P, Bona S, Bonaiuti D, Carimati G, Canata GL, Cassaghi G, Cerulli S, Delle Rose G, Di Benedetto P, Di Marzo F, Di Pietto F, Felicioni L, Ferrario L, Foglia A, Galli M, Gervasi E, Gia L, Giammattei C, Guglielmi A, Marioni A, Moretti B, Niccolai R, Orgiani N, Pantalone A, Parra F, Quaglia A, Respizzi F, Ricciotti L, Pereira Ruiz MT, Russo A, Sebastiani E, Tancredi G, Tosi F, Vuckovic Z. Groin Pain Syndrome Italian Consensus Conference on terminology, clinical evaluation and imaging assessment in groin pain in athlete. BMJ Open Sport Exerc Med. 2016 Nov 29;2(1):e000142. doi: 10.1136/bmjsem-2016-000142. Erratum in: BMJ Open Sport Exerc Med. 2017 Jan 3;2(1):e000142corr1. doi: 10.1136/bmjsem-2016-000142corr1. PMID: 28890800; PMCID: PMC5566259.

2. Bisciotti GN, Zini R, Aluigi M, Aprato A, Auci A, Bellinzona E, Benelli P, Bigoni M, Bisciotti A, Bisciotti A, Bona S, Brustia M, Bruzzone M, Canata GL, Carulli C, Cassaghi G, Coli M, Corsini A, Costantini A, Dallari D, Danelli G, Danesi G, Della Rocca F, DE Nardo P, DI Benedetto P, DI Marzo F, DI Pietto F, Eirale C, Ferretti A, Fogli M, Foglia A, Guardoli A, Guglielmi A, Lama D, Maffulli N, Manunta AF, Massari L, Mazzoni G, Moretti B, Moretti L, Nanni G, Niccolai R, Occhialini M, Panascì M, Parra MF, Pigalarga G, Randelli F, Sacchini M, Salini V, Santori N, Tenconi P, Tognini G, Vegnuti M, Zanini A, Volpi P. Groin Pain Syndrome Italian Consensus Conference update 2023. J Sports Med Phys Fitness. 2024 Apr;64(4):402-414. doi: 10.23736/S0022-4707.23.15517-4. Epub 2023 Dec 21. PMID: 38126972.

3. Bisciotti GN, Di Pietto F, Rusconi G, Bisciotti A, Auci A, Zappia M, Romano S. The Role of MRI in Groin Pain Syndrome in Athletes. Diagnostics (Basel). 2024a Apr 14;14(8):814. doi:10.3390/diagnostics14080814. PMID: 38667460; PMCID: PMC11049591.

4. Bisciotti GN, Bisciotti A, Auci A, Bisciotti A, Volpi P. Anatomical Features in Inguinal-Pubic-Adductor Area That May Contribute to Gender Difference in Susceptibility to Groin Pain Syndrome. J Pers Med. 2024b Aug 14;14(8):860. doi: 10.3390/jpm14080860. PMID: 39202051; PMCID: PMC11355124.

CAPITOLO 1. LA DEFINIZIONE CLINICA E RADIOLOGICA DI SPORT HERNIA ED ALTRE SITUAZIONI CLINICHE MINORI A CARICO DELLE STRUTTURE DEL CANALE INGUINALE INDUCENTI GPS

Introduzione

La sport hernia (SH) rappresenta una delle principali cause di groin pain syndrome (GPS).[1-4] Tuttavia, nonostante la sua indubbia importanza nell'ambito dell'eziopatogenesi della GPS, la SH è una delle condizioni cliniche meno conosciute ed erroneamente definite nell'ambito della Medicina dello Sport.[5-9] In effetti, in generale la definizione di SH spazia dalla generica descrizione di GPS cronica[8] a quella di "groin pain disruption" ascrivibile ad instabilità pelvica funzionale.[8,10-13] Uno dei punti maggiormente controversi è la mancanza di un consensus concernente la definizione radiologica di SH.

Il termine "sport hernia" è in effetti corretto?

Item 1	Media ±s.d 1st round	Media ± s.d votazione CC	Mediana 1° round	Mediana votazione CC	ICC	Risultato finale
Il termine "debolezza della parete posteriore del canale inguinale" è preferibile al termine di "sport hernia" che non appare corretto sia da un punto di vista anatomico, che eziopatogenetico.	8.36±1.68	8.70±0.59	9	9	1	C/A

Legenda:

⊗: Item non presente nel primo round ed introdotto successivamente su suggerimento del gruppo di esperti della CC.

ICC (Intra Class Correlation): i valori <0.5 sono indicativi di scarsa affidabilità, i valori compresi tra 0.5 e 0.75 indicano una moderata affidabilità, i valori compresi tra 0.75 e .9 sono indicativi di buona affidabilità ed i valori >0.9 indicano un'eccellente affidabilità.

C/A: approvato

C/N: respinto/ critico

I/D: assolutamente respinto

Nota: la legenda sovra menzionata è valida per tutti gli items proposti durante la CC e quindi non verrà ulteriormente aggiunta ai prossimi items riportati.

Con il termine di SH si intende una "debolezza della parete posteriore del canale inguinale" (DPPCI).[14] Quest'ultima definizione appare maggiormente corretta da un punto di vista anatomico rispetto a quella di SH, come d'altronde già suggerito nel corso della prima "GroinPain Syndrome Italian Consensus Conference on terminology, clinical evaluation and imaging assessment in groin pain in athlete" tenutasi nel 2016.[14] Infatti, dal momento che in tale quadro clinico non si osserva la presenza di una vera e propria ernia, il termine SH risulta ovviamente scorretto.[15] Oltre a questa, comunque importante perlomeno da un punto di vista anatomico, precisazione nemmeno il termine "sport" appare corretto, in quanto tale quadro clinico non è necessariamente dipendente dall'espletamento di un'attività sportiva bensì riconducibile ad una predisposizione genetica,inerente principalmente il ruolo della MMP-1, della MMP-2, e della MMP-9,[16,17] connessa ad un interazione ambientale che favorisca la slatentizzazione del quadro clinico, come appunto la pratica di un'attività sportiva ma anche l'espletamento di un lavoro fisicamente particolarmente impegnativo ed usurante, un quadro di stipsi, di tosse cronica o comunque collegato a reiterati aumenti della pressione intra-addominale. L'ultrasonografia dinamica (US) ha un ruolo fondamentale nell'esame radiologico del paziente che mostra segni e sintomi suggestivi per una patologia di parete.[18] E' importante chiarire che per US dinamica s'intende una US del canale inguinale nel corso di una manovra di Valsalva. Al contrario, l'utilizzo della RM, sebbene raccomandato come esame di secondo livello dall'Hernia Surge Group nelle sue linee guida del 2018 è, secondo l'opinione dei panelits della CC, sconsigliabile. Infatti, l'obiettiva difficoltà che trova il paziente nell'effettuare correttamente la manovra di Valsalva (specialmente se non vi è, come nel caso di RM, la possibilità di un controllo diretto da parte dell'operatore), rende questo esame no idoneo dal punto di vista diagnostico. Pertanto, la possibilità di controllare in tempo reale la manovra di Valsalva effettuata dal paziente rappresenta uno dei punti di forza della US rispetto alla RM.

In ogni caso, la RM rappresenta comunque il test diagnostico di prima scelta per ciò che riguarda le patologie inguinali (escluse ovviamente quelle che per palesarsi debbono ricorrere alla manovra di Valsalva), come ad esempio le lesione del legamento ileo-inguinale e del tendine congiunto, nonché per ciò che concerne le strutture muscolari e legamentose della sinfisi.[19] Per questo motivo, la valenza diagnostica generale della RM non è affatto da mettersi in discussione per quello che riguarda il suo valore di valutazione anatomica delle strutture coinvolte ma è piuttosto da mettere in discussione la sua validità in termini funzionali (i.e. durante le manovre funzionali come appunto ad esempio quella di Valsalva).[19] Pertanto, possiamo ritenere corretto affermare che il tentativo di diagnosticare la presenza di un ernia e/o di DPPCI avvalendosi di una RM con manovra di Valsalva, può comportare un inaccettabile numero di falsi negativi.[19]

Nel corso di una US dinamica, la parete posteriore del canale inguinale mostra, in condizioni basali, una leggera concavità posteriore che, come viene mostrato in figura 1, in condizioni fisiologiche, viene mantenuta anche nel caso di aumento della pressione intra-addominale (i.e. nel corso di una manovra di Valsalva).[4] Al contrario, nel caso di DPPCI, a fronte di manovra di Valsalva, tale concavità si ribalta anteriormente dando origine alla formazione di un "bulging" (figura 2). In altre parole, la concavità fisiologica diviene una convessità patologica. Infine, in accordo con quanto già enunciato nella European Hernia Society classification,[20] nel caso di ernia, l'US dinamica mostra una chiara fuoruscita di grasso preperitoneale e/o dei visceri, direttamente dalla fascia trasversalis (nel caso di ernia diretta) o dall'anello inguinale interno (nel caso di ernia obliqua esterna) (figura 3).

E' importante ricordare che, per ciò che riguarda la manovra di Valsalva, la correttezza di quest'ultima dovrebbe essere preventivamente controllata tramite esame US verificando la dilatazione, durante la sua esecuzione, delle vene iliaca e femorale come mostrato in figura 4.[21]

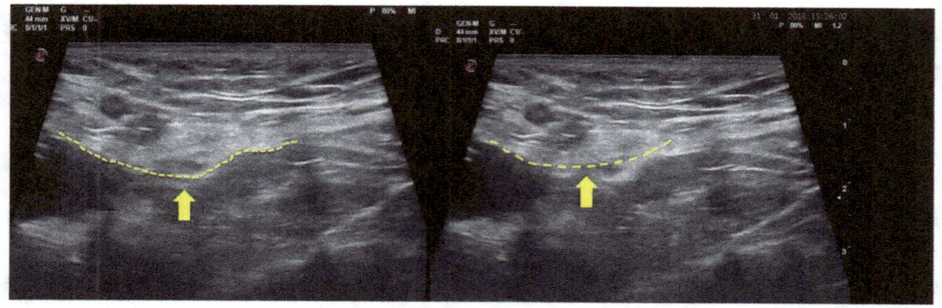

A   B

Figura 1: US dinamica della parete posteriore del canale inguinale. Nel riquadro A è possibile osservare come, in condizioni basali, la parete posteriore (linea tratteggiata), mostri una modesta concavità posteriore (freccia). Nel riquadro B, si evince come, in condizioni fisiologiche, tale convessità venga mantenuta anche nel corso di manovra di Valsalva (linea tratteggiata e freccia).[4]

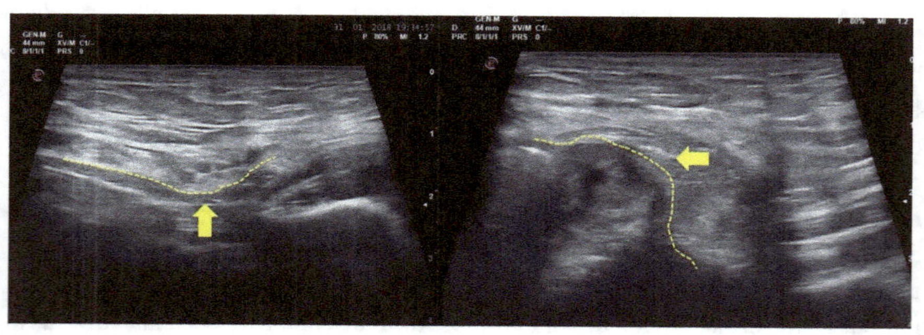

A   B

Figura 2: US dinamica della parete posteriore del canale inguinale. In riquadro A si osserva la parete posteriore (linea tratteggiata) concava verso la sua parte posteriore (freccia) in condizioni basali. In riquadro B si evince come, nel caso di DPPCI, nel corso di manovra di Valsalva tale convessità si ribalti anteriormente dando origine ad un "bulging" (linea tratteggiata e freccia).[4]

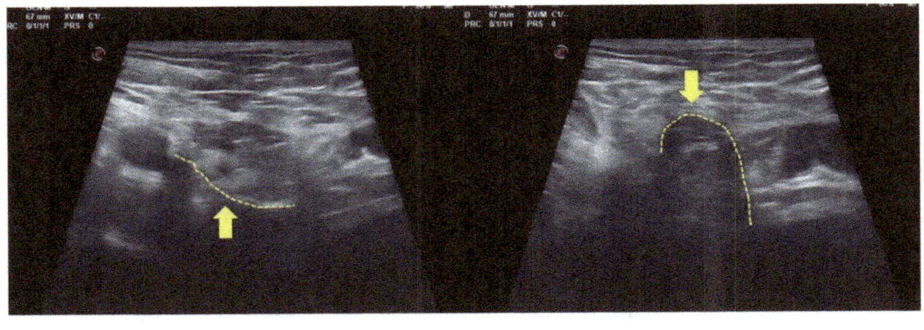

A   B

Figura 3: US dinamica della parete posteriore del canale inguinale. Nel riquadro A viene mostrata la parete posteriore del canale inguinale in condizioni basali (linea tratteggiata e freccia che ne indicano la fisiologica convessità posteriore). Nel riquadro B si osserva come nel caso di ernia (in questo caso ernia diretta), durante manovra di Valsalva divenga evidente la fuoruscita di grasso pre-peritoneale che va ad occupare il canale inguinale (linea tratteggiata e freccia).[4]

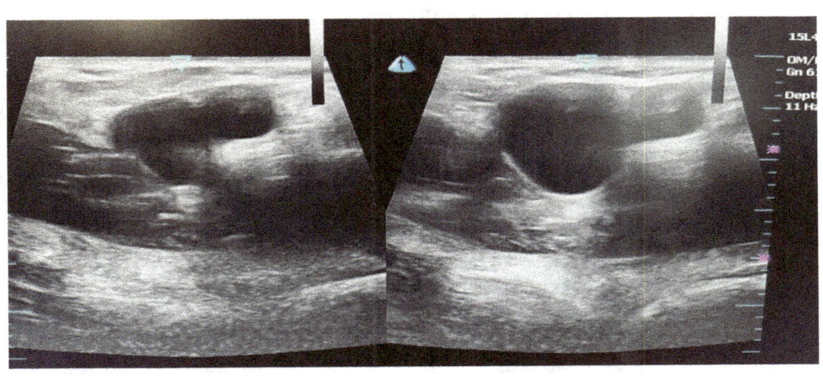

A   B

Figure 5: La correttezza della manovra di Valsalva deve essere preventivamente controllata mediante esame ecografico verificando la distensione delle vene femorali e iliache nel corso di quest'ultima. Nel riquadro A sono visibili le vene femorali e iliache in situazione di riposo. Nel riquadro B è visibile la dilatazione delle vene durante la manovra di Valsalva. Una dilatazione soddisfacente delle vene femorali e iliache è indicativa di una manovra di Valsalva valida.

I termini di sport hernia, occult hernia ed hidden hernia sono dei sinonimi?

Item 2	Media ±s.d 1st round	Media ± s.d votazione CC	Mediana 1° round	Mediana votazione CC	ICC	Risultato finale
La situazione clinica di DPPCI è diversa rispetto a quella di "occult hernia" od "hidden hernia"	8.30±1.38	8.80±0.40	9	9	0.92	C/A

Il concetto di DPPCI, non solamente differisce da quello di ernia (sia diretta, che obliqua esterna od indiretta) ma anche da quello di "occult hernia" o di "hidden hernia", sovente riscontrabili in letteratura come sinonimi di DPPCI. Infatti, in accordo con la definizione proposta dall' Hernia Surge Group,[22] una "occult hernia" od una "hidden hernia" è "un ernia asintomatica non diagnosticabile attraverso l'esame clinico". Per questo motivo, una "occult hernia" od una "hidden hernia" sono diagnosticabili solamente attraverso un esame di US dinamica, oppure nel corso di un esame dell'emiparte controlaterale asintomatica durante un'ernioplastica per via laparoscopica.[22] Sfortunatamente, ad oggi, nonostante questa chiara definizione da parte dell' Hernia Surge Group,[22] in letteratura è riscontrabile una mancanza di uniformità per ciò che concerne la definizione di "occul thernia"o di "hidden hernia". Infatti, alcuni autori intendono con questi termini "una protrusione del normale contenuto intra-addominale" oppure "un'ernia incipiente" od "un'ernia iniziale" od ancora "un processus vaginalis" pervio senza erniazione".[23,24] Ovviamente, questa mancanza di un *consensus* a riguardo della definizione, non può che generare una seria confusione concettuale. Appare quindi importante avere una chiara e condivisa definizione radiologica, a fronte di un esame di US dinamica, della DPPCI.

L'esame di ultrasonografia dinamica e la definizione radiologica di sport hernia

Item 3	Media ±s.d 1st round	Media ± s.d votazione CC	Mediana 1° Round	Mediana votazione CC	ICC	Risultato finale
Essendo la DPPCI un'importante causa di GPS, una chiara definizione radiologica a fronte di US dinamica è estremamente necessaria.	8.52±1.29	8.70±0.69	9	9	1	C/A

La corretta definizione scelta dalla "Groin Pain Syndrome Italian Consensus Conference update 2023" per ciò che riguarda l'inquadramento radiologico della DPPCI è pertanto la seguente:

"La diagnosi radiologica di DPPCI può essere formulata quando all'esame di US dinamica si osserva un chiaro ribaltamento anteriore (i.e la formazione di un bulging), mediale rispetto ai vasi epigastrici, della fisiologica convessità posteriore della *fascia trasversalis* senza interruzione della sua continuità anatomica. "

E' importante notare che, dal momento che nel caso di DPPCI il bulging della fascia tresversalis si palesa medialmente rispetto ai vasi epigastrici, la DPPCI può essere, a tutti gli effetti, considerati come un'ernia diretta "in fieri".

Inoltre, è importante sottolineare il fatto che la DPPCI mostra sia dei segni diretti, che indiretti. Il segno diretto di una DPPCI è la presenza di un bulging all'esame di US dinamica. Il segno indiretto è rappresentato dalla presenza di un "ballooning", ossia di un'anormale dilatazione dell'anello inguinale esterno sia in condizioni basale, che durante manovra di Valsalva. Tuttavia, è necessario precisare che il ballooning è presente anche nel caso di ernia diretta od indiretta.

La diversità d'immagine radiologica tra ernia e sport hernia

Item 4	Media ±s.d 1st round	Media ± s.d votazione CC	Mediana 1° round	Mediana votazione CC	ICC	Risultato finale
A riguardo della differenza anatomica intercorrente tra DPPCI ed ernia è possibile, nell'ambito dell'esame di US dinamica, effettuare una distinzione tra questi due quadri clinici basandosi sulla diversità dell'immagine radiologica.	⊗	8.41±0.67 ---		9 ---	---	C/A

E' possibile distinguere tra DPPCI ed ernia, basandosi sulla differenza delle immagini durante l'esame di US dinamica. Tale differenziazione si basa sulla forma della deformazione assunta dalla fascia trasversalis durante la manovra di Valsalva (figure 5-6). Se durante quest'ultima si assiste alla formazione di un arco di cerchio (i.e. altezza $\leq$ raggio) l'immagine è suggestiva per DPPCI. Al contrario, se durante la manovra di Valsalva l'altezza della deformazione è > del raggio, oppure quest'ultima risulta interrotta da un piccolo raggio di curvatura minore, l'immagine è suggestiva per ernia. Infine, nel caso di forma suggestiva per ernia, se quest'ultima risulta essere dislocata medialmente rispetto ai vasi epigastrici siamo in presenza di un'ernia diretta, se invece la sua locazione anatomica risulta essere laterale rispetto ai vasi epigastrici siamo in presenza di un'ernia indiretta. Il fatto di poter differenziare in sede di valutazione ecografica i differenti quadri patologici di cui sopra, rappresenta un'importante informazione ai fini di una preventiva e corretta pianificazione chirurgica.

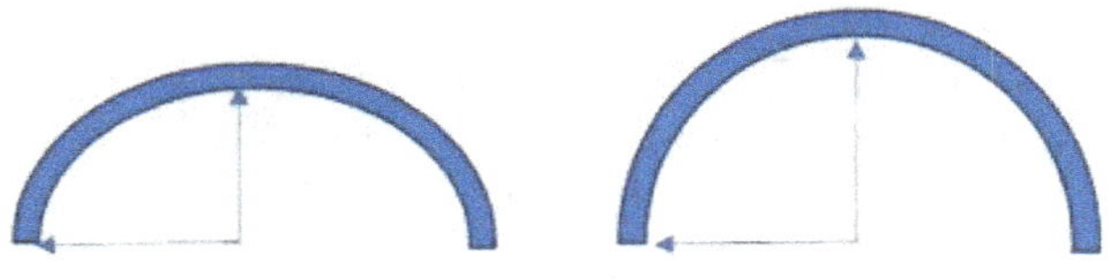

Figura5: Un arco di cerchio (altezza ≤ raggio) è suggestivo per DPPCI

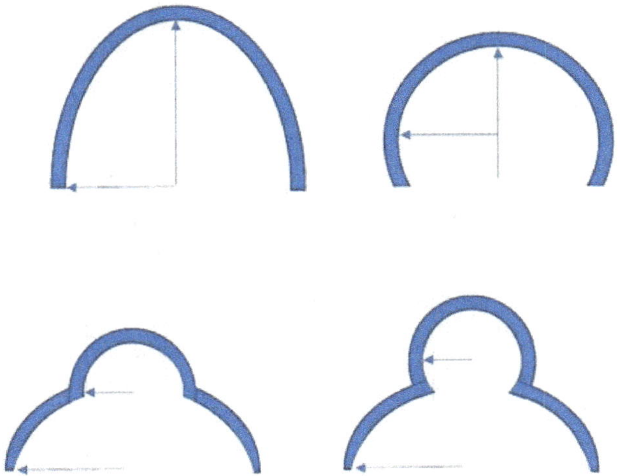

Figura 6: se l'altezza è > raggio o la deformazione è interrottada un piccolo raggio di curvatura minore, l'immagine è suggestiva per ernia. La dislocazione mediale o laterale della deformità rispetto ai vasi epigastrici classifica rispettivamente l'ernia come diretta od indiretta (obliqua esterna).

Il significato clinico del ballooning e del flattening e l'algoritmo di trattamento

Item 5	Media ±s.d 1st round	Media ± s.d votazione CC	Mediana 1° round	Mediana votazione CC	ICC	Risultato finale
La presenza di un ballooning e di un flattening ha un preciso significato clinico.	⊗	8.03±1.22	---	8	---	C/A

Item 6	Media ±s.d 1st round	Media ± s.d votazione CC	Mediana 1° round	Mediana votazione CC	ICC	Risultato finale
In considerazione del fatto che il trattamento conservativo nel caso di ernia e DPPCI mostra un outcome insoddisfacente quest'ultimo non è raccomandato	⊗	8.29±1.21	---	9	---	C/A

Item 7	Media ±s.d 1st round	Media ± s.d votazione CC	Mediana 1° round	Mediana votazione CC	ICC	Risultato finale
In caso di 1) Sintomi suggestivi per patologia del canale inguinale. 2) Flattening associato a balloning 3) Positività del blocco diagnostico Il trattamento conservativo non è raccomandato	$\otimes$	8.19±1.16	---	9	---	C/A

Nell'ambito della GPS si presentano spesso quadri clinici che in mancanza di diagnosi di certezza basata sull'indagine clinica e l'imaging, richiedono, per la formulazione diagnostica, la necessità di effettuare dei blocchi diagnostici (i.e. lido test). Una situazione clinica paradigmatica in tal senso è rappresentata dall'associazione di due quadri clinici minori che sono il flattening della parete posteriore del canale inguinale ed il ballooning dell'anello inguinale esterno.

Il flattening (figura 7) è un appianamento della parete posteriore del canale inguinale (i.e. una perdita della normale concavità posteriore senza tuttavia il ribaltamento anteriore di quest'ultima, ossia senza la formazioni un bulging, che tipicamente si osserva in un quadro di DPPCI) durante manovra di Valsalva. Il flattening, causando un restringimento del canale inguinale, comporta a sua volta una compressione intra-canalare della branca genitale del nervo genito femorale e/o del nervo ilioinguinale e/o del nervo ileoipogastrico.[25]

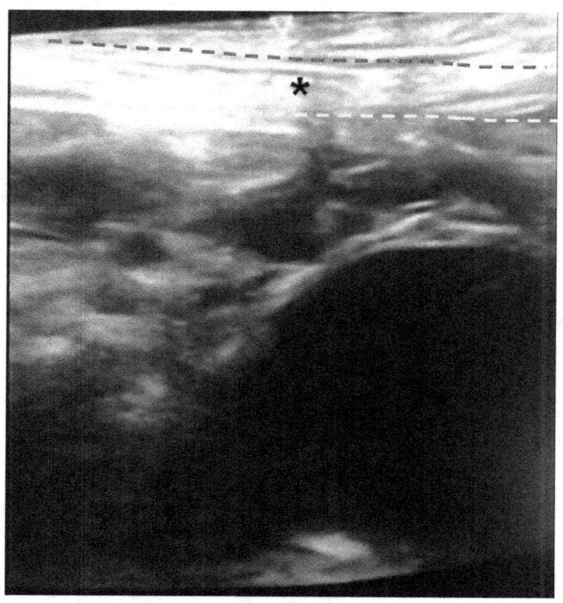

Figura 7: il flattening è un appiattimento della parete posteriore del canale inguinale, senza però la formazione di un vero e proprio bulging, osservabile in US dinamica durante la manovra di Valsalva.

Linea rossa tratteggiata: parete addominale superiore. Linea gialla tratteggiata: parete posteriore del canale inguinale. Asterisco: canale inguinale.

Il ballooning è un'anormale dilatazione (> 1 cm) dell'anello inguinale esterno in condizioni basali, che aumenta durante manovra di Valsalva (figura 8). La presenza di una dilatazione dell'anello inguinale esterno rappresenta un segno indiretto di micro-lacerazioni dell'aponeurosi del muscolo obliquo esterno, associate a neuropatia del nervo ileoinguinale.[25] Il ballooning è quindi un segno rappresentativo di un deficit della parete addominale anteriore, conseguente ad una situazione patologica dell'aponeurosi del muscolo obliquo esterno, alla quale consegue una deiscenza del legamento inguinale che causa, appunto, un'anormale dilatazione dell'anello inguinale esterno.[19]

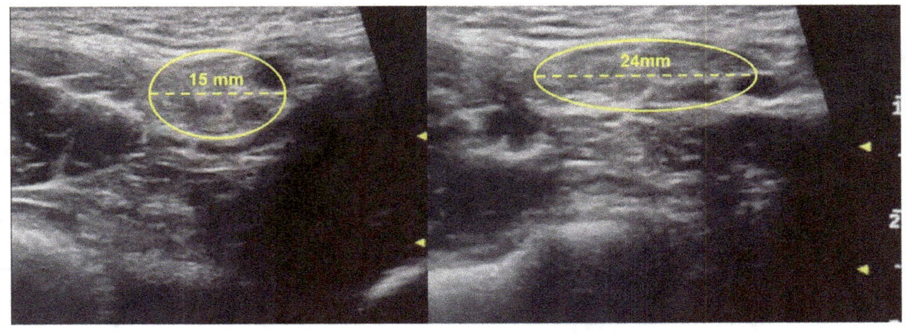

A   **B**

Figura 8: il ballooning è un'anormale dilatazione (> 1cm) dell'anello inguinale esterno) in condizioni basali, che aumenta durante l'esame di US dinamica. Box A. immagine ecografica dell'anello inguinale esterno (ovale giallo) che mostra un diametro in condizioni basali di 15 mm. Box B: nel corso di manovra di Valsalva il diametro dell'anello inguinale esterno raggiunge i 24 mm.

La frequente associazione di questi due quadri clinici minori, può comunque dare origine ad una severa sintomatologia algica paragonabile, in termini di segni e sintomi, ad un ernia o ad una DPPCI.[26] Tuttavia, proprio in considerazione del fatto che tale quadro clinico è causato da due patologie minori, la diagnosi di certezza richiede l'effettuazione di un blocco diagnostico a livello del canale inguinale.[26]

Nella flow-chart riportata in figura 9, in caso sintomatologia causata dalla presenza di ernia inguinale e/o di DPPCI, viene riportato l'algoritmo di trattamento proposto dal panel della Consensus Conference (CC). Come facilmente evincibile dal diagramma di flusso,i panelists della CC, in considerazione del fatto che il trattamento conservativo in caso di ernia e DPPCI mostra risultati insoddisfacenti,[27,28] propongono, in caso di diagnosi di certezza, direttamente la risoluzione chirurgica, bypassando l'opzione conservativa considerata inadeguata, soprattutto nel caso di sportivi professionisti.

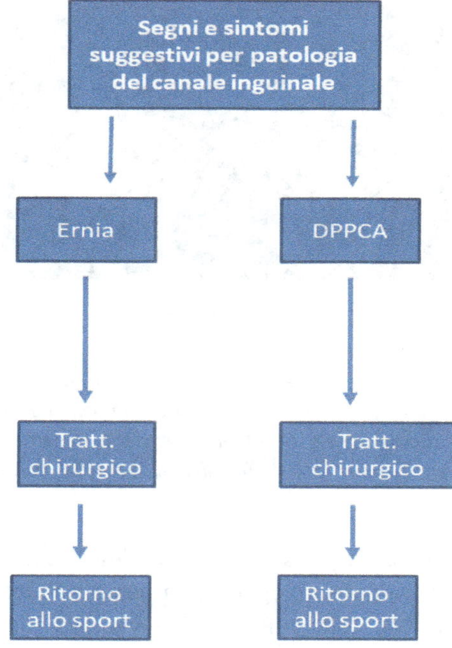

Figura 9: algoritmo di trattamento in caso di ernia e DPPCI. L'algoritmo approvato dalla CC si basa sull'insoddisfazione, in termini di outcome, del trattamento conservativo.

In caso di associazione di flattening e ballooning i panelists della CC hanno discusso ed approvato la flow-chart riportata in figura 10. Anche in questo caso, se la diagnosi è confermata dal blocco diagnostico, il trattamento conservativo è sconsigliato. Tuttavia, occorre considerare il fatto che la DPPCI così come l'associazione di ballooning e flattening, rappresentano delle "patologie funzionali", intendendo con questo termine che la sintomatologia algica si slatentizza all'aumento della richiesta funzionale (i.e. attività fisica intensa e/o attività lavorativa usurante). Diviene perciò deontologicamente fondamentale informare il paziente, soprattutto se quest'ultimo non svolge un'attività sportiva professionistica, del fatto che una sospensione, o comunque una diminuzione della richiesta funzionale, comporterebbe, già di per sé, una riduzione se non una risoluzione completa dei sintomi. Pertanto, il paziente, prima di abbracciare l'ipotesi chirurgica deve essere perfettamente edotto su questo specifico aspetto.

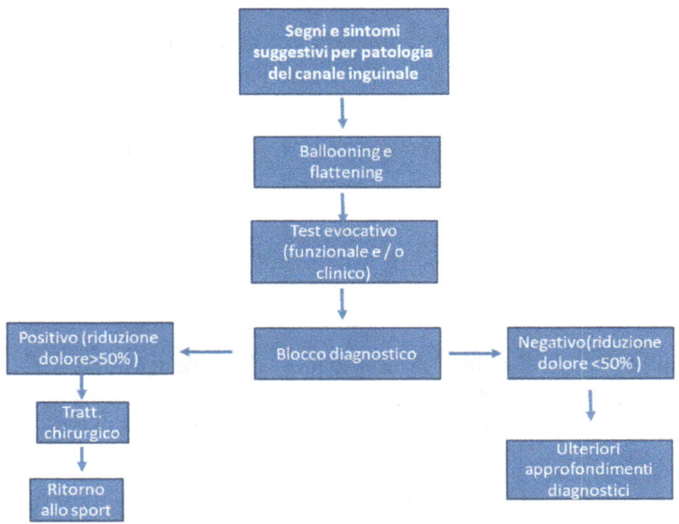

Figura 10: algoritmo di trattamento in caso di associazione di flattening e ballooning. Anche in questo caso viene escluso il trattamento conservativo in considerazione del suo outcome insoddisfacente.

Conclusioni

Gli esperti facenti parte della CC hanno convenuto sui seguenti punti:

i. Il termine "debolezza della parete posteriore del canale inguinale" (DPPCI) é preferibile al termine di "sport hernia" che non appare corretto sia da un punto di vista anatomico, che eziopatogenetico.

ii. La situazione clinica di DPPCI è diversa rispetto a quella di "occult hernia" od "hidden hernia e che come tale deve essere considerata. Inoltre, hanno stabilito una chiara definizione radiologica della SH. In funzione della definizione radiologica approvata dalla CC è in aggiunta possibile, nell'ambito dell'esame di US dinamica, effettuare una distinzione tra DPPCI ed ernia inguinale.

iii. La presenza di un ballooning e di un flattening ha un preciso significato clinico.

iv.   Dal momento che il trattamento conservativo nel caso di ernia e DPPCI
       mostra un outcome insoddisfacente, quest'ultimo non è raccomandato
       dagli esperti della CC. Il trattamento conservativo è altresì sconsigliato
       anche nel caso di flattening associato a ballooning, in presenza di
       sintomi suggestivi per patologia del canale inguinale e positività del
       blocco diagnostico

Bibliografia

1. Meyers WC, McKechnie A, Philippon MJ, Horner MA, Zoga AC, Devon
   ON. Experience with "sports hernia" spanning two decades. Ann Surg.
   2008 Oct;248(4):656-65. doi: 10.1097/SLA.0b013e318187a770. PMID:
   18936579.
2. Campanelli G. Pubic inguinal pain syndrome: the so-called sports hernia.
   Hernia. 2010 Feb;14(1):1-4. doi: 10.1007/s10029-009-0610-2. Epub 2010
   Jan 6. PMID: 20052510.
3. Cavalli M, Bombini G, Campanelli G. Pubic inguinal pain syndrome: the
   so-called sports hernia. SurgTechnol Int. 2014 Mar; 24:189-94. PMID:
   24526429.
4. Bisciotti GN, Auci A, Bona S, Bisciotti A, Bisciotti A, Cassaghi G, DI
   Marzo F, DI Pietto F, Eirale C, Panascì M, Parra F, Zini R. A
   multidisciplinary assessment of 320 athletes with long-standing groin pain
   syndrome in keeping with the Italian consensus agreement: the high
   incidence and the multiple causes of inguinal and hip pathologies and pubic
   osteopathy. J Sports MedPhys Fitness. 2021 Jul;61(7):960-970. doi:
   10.23736/S0022-4707.20.11575-5. PMID: 34296841.
5. Muschaweck U, Berger LM. Sportsmen's Groin-Diagnostic Approach and
   Treatment With the Minimal Repair Technique: A Single-Center
   Uncontrolled Clinical Review. Sports Health. 2010a May;2(3):216-21.
   doi: 10.1177/1941738110367623.   PMID: 23015941;   PMCID:
   PMC3445105.
6. Muschaweck U, Berger L. Minimal Repair technique of sportsmen's groin:
   an innovative open-suture repair to treat chronic inguinal pain. Hernia.
   2010b   Feb;14(1):27-33.   doi: 10.1007/s10029-009-0614-y.   PMID:
   20063110.

7. Minnich JM, Hanks JB, Muschaweck U, Brunt LM, Diduch DR. Sports hernia: diagnosis and treatment highlighting a minimal repair surgical technique. Am J Sports Med. 2011 Jun;39(6):1341-9.
doi: 10.1177/0363546511402807. Epub 2011 Apr 19. PMID: 21505079.

8. Rossidis G, Perry A, Abbas H, Motamarry I, Lux T, Farmer K, Moser M, Clugston J, Caban A, Ben-David K. Laparoscopic hernia repair with adductor tenotomy for athletic pubalgia: an established procedure for an obscure entity. SurgEndosc. 2015 Feb;29(2):381-6. doi: 10.1007/s00464-014-3679-3. Epub 2014 Jul 2. PMID: 24986020.

9. Hopkins JN, Brown W, Lee CA. Sports Hernia: Definition, Evaluation, and Treatment. JBJS Rev. 2017 Sep;5(9):e6.
doi: 10.2106/JBJS.RVW.17.00022. PMID: 28937419.

10. Williams P, Foster ME. 'Gilmore's groin'--or is it? Br J Sports Med. 1995 Sep;29(3):206-8. doi: 10.1136/bjsm.29.3.206. PMID: 8800859; PMCID: PMC1332317.

11. Garvey JF, Hazard H. Sports hernia or groin disruption injury? Chronic athletic groin pain: a retrospective study of 100 patients with long-term follow-up. Hernia. 2014;18(6):815-23. doi: 10.1007/s10029-013-1161-0. Epub 2013 Oct 12. PMID: 24121840.

12. Sheen AJ, Iqbal Z. Contemporary management of 'Inguinal disruption' in the sportsman's groin. BMC Sports Sci Med Rehabil. 2014 Nov 27; 6:39. doi: 10.1186/2052-1847-6-39. PMID: 25937929; PMCID: PMC4417524.

13. Clelland AD, Varsou O. A qualitative literature review exploring the role of the inguinal ligament inthe context of inguinal disruption management. SurgRadiol Anat. 2019 Mar;41(3):265-274. doi: 10.1007/s00276-018-2170-6. Epub 2018 Dec 20. PMID: 30570676; PMCID: PMC6420487.

14. Bisciotti GN, Volpi P, Zini R, Auci A, Aprato A, Belli A, Bellistri G, Benelli P, Bona S, Bonaiuti D, Carimati G, Canata GL, Cassaghi G, Cerulli S, Delle Rose G, Di Benedetto P, Di Marzo F, Di Pietto F, Felicioni L, Ferrario L, Foglia A, Galli M, Gervasi E, Gia L, Giammattei C, Guglielmi A, Marioni A, Moretti B, Niccolai R, Orgiani N, Pantalone A, Parra F, Quaglia A, Respizzi F, Ricciotti L, Pereira Ruiz MT, Russo A, Sebastiani E, Tancredi G, Tosi F, Vuckovic Z. GroinPain Syndrome Italian Consensus Conference on terminology, clinicalevaluation and imaging assessment in groinpain in athlete. BMJ Open Sport Exerc Med. 2016 Nov 29;2(1):e000142. doi: 10.1136/bmjsem-2016-000142. Erratum in: BMJ Open Sport Exerc Med. 2017 Jan 3;2(1):e000142corr1. PMID: 28890800; PMCID: PMC5566259.

15. Zuckerbraun BS, Cyr AR, Mauro CS. Groin Pain Syndrome Known as Sports Hernia: A Review. JAMA Surg. 2020 Apr 1;155(4):340-348. doi: 10.1001/jamasurg.2019.5863. PMID: 32022837.

16. Aren A, Gökçe AH, Gökçe FS, Dursun N. Roles of matrix metalloproteinases in the etiology of inguinal hernia. Hernia. 2011 Dec;15(6):667-71. doi: 10.1007/s10029-011-0846-5. Epub 2011 Jul 8. PMID: 21739234.

17. Li J, Zhang X, Sun Q, Li W, Yu A, Fu H, Chen K. Circulating matrix metalloproteinases and procollagenpropeptides in inguinal hernia. Hernia. 2018 Jun;22(3):541-547. doi: 10.1007/s10029-018-1751-y. Epub 2018 Feb 26. PMID: 29484522.

18. Revzin MV, Ersahin D, Israel GM, Kirsch JD, Mathur M, Bokhari J, Scoutt LM. US of the Inguinal Canal: Comprehensive Review of Pathologic Processes with CT and MR Imaging Correlation. Radiographics. 2016 Nov-Dec;36(7):2028-2048.
doi: 10.1148/rg.2016150181. Epub 2016 Oct 7. PMID: 27715712.

19. Bou Antoun M, Reboul G, Ronot M, Crombe A, Poussange N, Pesquer L. Imaging of inguinal-related groin pain in athletes. Br J Radiol. 2018 Dec;91(1092):20170856. doi: 10.1259/bjr.20170856. Epub 2018 Jul 25. PMID: 29947268; PMCID: PMC6319843.

20. Sheen AJ, Stephenson BM, Lloyd DM, Robinson P, Fevre D, Paajanen H, de Beaux A, Kingsnorth A, Gilmore OJ, Bennett D, Maclennan I, O'Dwyer P, Sanders D, Kurzer M. 'Treatment of the sportsman's groin': British Hernia Society's 2014 position statement based on the Manchester Consensus Conference. Br J Sports Med. 2014 Jul;48(14):1079-87. doi: 10.1136/bjsports-2013-092872. Epub 2013 Oct 22. PMID: 24149096.

21. Vasileff WK, Nekhline M, Kolowich PA, Talpos GB, Eyler WR, van Holsbeeck M. Inguinal Hernia in Athletes: Role of Dynamic Ultrasound. Sports Health. 2017 Sep/Oct;9(5):414-421.
doi: 10.1177/1941738117717009. Epub 2017 Jul 21. PMID: 28732177; PMCID: PMC5582701.

22. Hernia Surge Group. International guidelines for groin hernia management. Hernia. 2018 Feb;22(1):1-165. doi: 10.1007/s10029-017-1668-x. Epub 2018 Jan 12. PMID: 29330835; PMCID: PMC5809582.

23. vanWessem KJ, Simons MP, Plaisier PW, Lange JF. The etiology of indirect inguinal hernias: congenital and/or acquired? Hernia. 2003 Jun;7(2):76-9. doi: 10.1007/s10029-002-0108-7. Epub 2003 Mar 18. PMID: 12820028.

24. van Veen RN, van Wessem KJ, Halm JA, Simons MP, Plaisier PW, Jeekel J, Lange JF. Patent processusvaginalis in the adult as a risk factor for the occurrence of indirect inguinal hernia. SurgEndosc. 2007 Feb;21(2):202-5. doi: 10.1007/s00464-006-0012-9. Epub 2006 Nov 21. PMID: 17122977.

25. Wright R, Born DE, D'Souza N, Hurd L, Gill R, Wright D. Pain and compression neuropathy in primary inguinal hernia. Hernia. 2017 Oct;21(5):715-722. doi: 10.1007/s10029-017-1641-8. Epub 2017 Aug 17. PMID: 28819736.

26. Bisciotti GN, Zini R, Aluigi M, Aprato A, Auci A, Bellinzona E, Benelli P, Bigoni M, Bisciotti A, Bisciotti A, Bona S, Brustia M, Bruzzone M, Canata GL, Carulli C, Cassaghi G, Coli M, Corsini A, Costantini A, Dallari D, Danelli G, Danesi G, Della Rocca F, DE Nardo P, Di Benedetto P, DI Marzo F, DI Pietto F, Eirale C, Ferretti A, Fogli M, Foglia A, Guardoli A, Guglielmi A, Lama D, Maffulli N, Manunta AF, Massari L, Mazzoni G, Moretti B, Moretti L, Nanni G, Niccolai R, Occhialini M, Panascì M, Parra MF, Pigalarga G, Randelli F, Sacchini M, Salini V, Santori N, Tenconi P, Tognini G, Vegnuti M, Zanini A, Volpi P. GroinPain Syndrome Italian Consensus Conference update 2023. J Sports Med Phys Fitness. 2024 Apr;64(4):402-414. doi: 10.23736/S0022-4707.23.15517-4. Epub 2023 Dec 21. PMID: 38126972.

27. Dojčinović B, Sebečić B, Starešinić M, Janković S, Japjec M, Čuljak V. Surgical treatment of chronic groin pain in athletes. IntOrthop. 2012 Nov;36(11):2361-5. doi: 10.1007/s00264-012-1632-4. Epub 2012 Aug 10. PMID: 22878909; PMCID: PMC3479270.

28. Jørgensen SG, Öberg S, Rosenberg J. Treatment of longstanding groin pain: a systematic review. Hernia. 2019 Dec;23(6):1035-1044. doi: 10.1007/s10029-019-01919-7. Epub 2019 Feb 28. PMID: 30820781.

CAPITOLO 2. LE LESIONI DEL COMPLESSO APONEUROTICO PRE-PUBICO

Introduzione

La groin pain syndrome (GPS) rappresenta una problematica di crescente importanza soprattutto nell'ambito delle attività sportive che prevedano, nel loro modello prestativo, l'esecuzione di cambi di senso, di direzione nonché il movimento del calciare. Fanno parte di queste discipline il calcio, la pallamano, l'hockey su ghiaccio ed il rugby.[1] In alcune discipline sportive, come ad esempio il calcio, la sua incidenza si attesta all'incirca tra il 10 ed il 18% di tutte le lesioni, con un trend in continua crescita dovuto soprattutto all'aumento di fattori di rischio quali gli elevati carichi di allenamento e le inadeguate pause di recupero.[2] Alcuni autori riferiscono di un'incidenza d'insorgenza della GPS nel calcio dell'ordine di 2.1 casi ogni 1000 ore di esposizione (i.e. le ore di allenamento sommate alle ore di competizione).[3] Nell'ambito della letteratura scientifica possiamo ritrovare tre Consensus Conferences dedicate alla GPS, nelle quali vengono prese in considerazione la definizione terminologica, e la classificazione della GPS.[4-6] Nell'Italian Consensus Conference tenutasi nel 2016[6], la GPS è stata suddivisa in tre categorie basate sia sull'eziopatogenesi, che sull'esordio dei sintomi e dei segni clinici:

i. GPS di origine traumatica, nella quale l'esordio della sintomatologia algica è imputabile ad un trauma acuto.

ii. GPS da sovraccarico funzionale, caratterizzata da una sintomatologia algica progressiva ed insidiosa e comunque tale da impedire d'identificare con certezza l'inizio dei sintomi.

iii. La GPS cronica (o long-standing GPS, LSGPS), nella quale la coorte di segni e sintomi riferiti dal paziente ha una durata maggiore di 12 settimane e, fattore quest'ultimo fortemente suggestivo, recalcitrante ad ogni tipo di terapia conservativa.

Una corretta diagnosi della GPS richiede, come pre-requisito fondamentale, un'approfondita conoscenza dell'anatomia del bacino. La sinfisi pubica è formata da un disco fibrocartilagineo inserito tra due superfici articolari rappresentate dalle branche pubiche. L'articolazione sinfisaria è strutturalmente capace di resistere a forze tensive, di taglio e compressive con una limitata mobilità. Infatti, in condizioni fisiologiche, quest'ultima mostra una massima mobilità in senso cranio-caudale pari a circa 2 mm ed una massima rotazione non superiore ad 1°.[7]

Gli studi anatomici più recenti, classificano la sinfisi pubica come un' "articolazione cartilaginea secondaria"[8,9] od un' "articolazione fibrocartilaginea" [10]. Questo tipo di classificazione si presenta maggiormente corretta da un punto di vista anatomico e rappresenta un'alternativa alle precedenti classificazioni funzionali che utilizzavano termini come "anfiartrosi"[11] oppure "diartro-anfiartrosi".[12] Ad oggi, alcuni aspetti anatomici della sinfisi pubica, come l'esatta inserzione di muscoli e legamenti e l'architettura del tessuto connettivale che forma il disco intersinfisario, non sono ancora del tutto definiti. Questo non è tuttavia sorprendente più di tanto, se si considera il fatto che lo studio anatomico più recente riguardante la sinfisi pubica, è datato 1986[13]. In ogni caso, è chiaro che tutto ciò rappresenta un importante limite per quello che riguarda una piena comprensione sia dell'eziopatogenesi della GPS, che per l'analisi di alcuni particolari casi clinici riguardanti quest'ultima.

Item 1	Media ±s.d 1° round	Media ± s.d votazione CC	Mediana 1° round	Mediana votazione CC	ICC	Risultato finale
Le lesioni del PPAC rappresentano un importante quadro clinico nell'eziopatogenesi della GPS	8.24±0.78	8.48±0.85	8	9	0.76	C/A

Item 2	Media ±s.d 1° round	Media ± s.d votazione CC	Mediana 1° round	Mediana votazione CC	ICC	Risultato finale
Le lesioni del PPAC dovrebbero essere incluse nella categoria "Cause muscolo-scheletriche".	8.36±1.08	8.61±0.71	9		1	C/A

Un'importante struttura anatomica della pelvi è il complesso aponeurotico pre-pubico, o pre-sinfisario (pre-pubic aponeurotic complex, PPAC). In letteratura esiste un *consensus* sul fatto che il PPAC sia formato dall'interconnessione di numerose strutture tendinee afferenti alla sinfisi pubica, dal disco articolare inter-sinfisario, dal periostio e da tre dei quattro legamenti pubici.[14-17] Le lesioni della PPAC possono essere sia di tipo acuto, che da overuse per le quali in letteratura sono descritti trattamenti di tipo conservativo[14,18,19], medico[20] e chirurgico.[19,21-24] Nello specifico, il PPAC è formato dall'interconnessione dei tendini del lungo adduttore, dell'adduttore breve, del gracile e del pettineo, nonché dall'aponeurosi del retto addominale, del piramidale e dell'obliquo esterno; fanno altresì parte del PPAC il disco articolare inter-sinfisario, il periostio anteriore, e tre dei quattro legamenti sinfisari (i.e. i legamenti pubici superiore, inferiore ed anteriore).[14-17] Il legamento pubico anteriore rappresenta un importante punto di ancoraggio anatomico sia per gli strati aponevrotici superficiali, che per quelli muscolo-tendinei profondi.[17] Per questa ragione, il legamento pubico anteriore può essere considerato, a tutti gli effetti, come il "fulcro" del PPAC.[17] Pertanto, il PPAC forma una capsula fibrosa che riveste anteriormente la sinfisi pubica. E' importante notare che, sebbene vi sia un sostanziale *consensus* generale a riguardo delle strutture anatomiche che formano il PPAC[14-17], sussiste ancora qualche piccola controversia a questo proposito. Infatti, è opinione di alcuni autori che il tendine del m. gracile non si fonda anatomicamente con il PPAC e che l'adduttore breve sia in realtà coinvolto nella struttura del PPAC solamente in una percentuale compresa tra il 30 ed il 50% dei casi. Un ulteriore punto di discussione è rappresentato dal fatto che alcuni studi introducono il nuovo concetto di "complesso di placca del m. piramidale- legamento pubico anteriore- lungo adduttore"[17], mentre altri fanno riferimento al concetto, anatomicamente più ortodosso, di "complesso di placca del m. retto dell'addome – lungo adduttore". [21,22,29-32] A questo proposito, Schilders et al.[17,32] supportano la tesi che il m. piramidale decorra anteriormente rispetto al m. retto dell'addome e che non abbia connessioni anatomiche con il tendine del m. lungo adduttore. E' altresì necessario ricordare come alcuni studi anatomici mostrino che il m. piramidale sia presente in una percentuale compresa tra l'83%[31] ed il 93%[34] dei casi ed inoltre, come sia maggiormente frequente nella popolazione femminile rispetto a quella maschile (91.3 versus 68.0 %).[34] Inoltre, alcuni autori[35] hanno anche avanzato l'ipotesi dell'esistenza del complesso retto dell'addome- piramidale, ossia del complesso anatomico formato dal m. retto dell'addome e dal m. piramidale ricoperti da una sottile aponeurosi anteriore e posteriore. In ogni caso, queste dispute di natura anatomica non risultano fondamentali nell'ambito della diagnosi per le lesioni del PPAC. Una visione schematica del PPAC è mostrata in figura 1, mentre una visione, altrettanto schematica, della strutture anatomiche che formano quest'ultima è osservabile nelle figure 2 e 3.

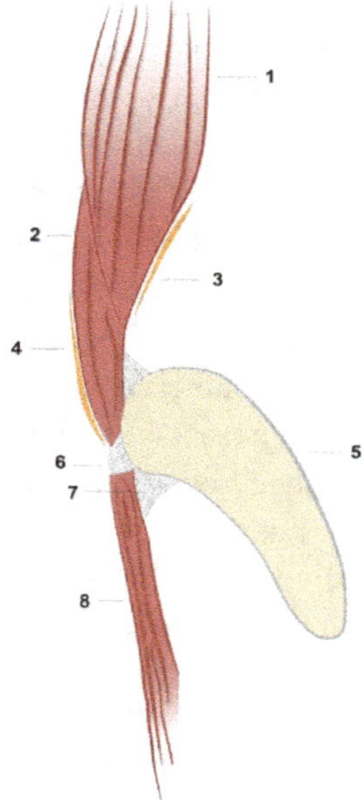

Figura 1: una visiona schematica sul piano sagittale della parte di PPAC riguardante il complesso "lungo adduttore- piramidale- retto dell'addome". La porzione cartilaginea inserzionale del lungo adduttore si salda alla superficie anteriore della sinfisi pubica, inferiormente rispetto alla cresta pubica. In media il footprint cartilagineo misura circa 1.5 X

2.5 cm ed istologicamente mostra le classiche 4 zone tipiche di tale struttura anatomica.[59] In una visione RM in taglio sagittale il footprint cartilagineo ha una forma triangolare che ricorda la pinna di uno squalo.[17,51]

Legenda: 1) m. retto dell'addome; 2)m. piramidale; 3) aponeurosi posteriore; 4) aponeurosi anteriore; 5) sinfisi pubica; 6) legamento pubico anteriore; 7) footprint cartilagineo del m. lungo adduttore; 8) adduttore lungo.

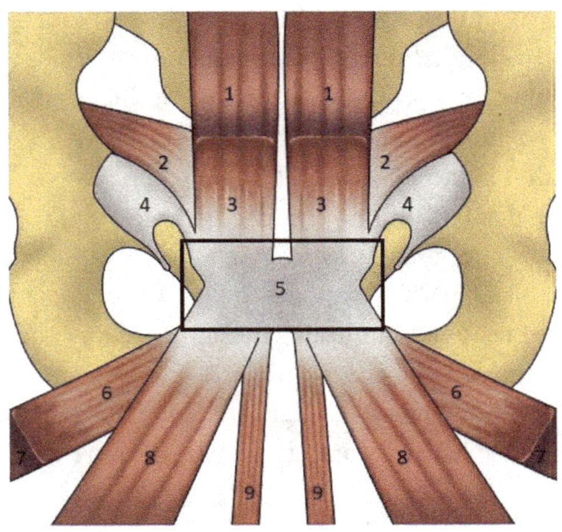

Figura 2: visione schematica sul piano coronale delle strutture anatomiche che compongono il PPAC

Legenda: 1) m. retto dell'addome; 2) m trasverso dell'addome e m. obliquo interno 3) m. piramidale. 4) m. obliquo esterno; 5) PPAC; 6) m. pettineo; 7) m. breve adduttore; 8) m. adduttore lungo; 9) m. gracile.

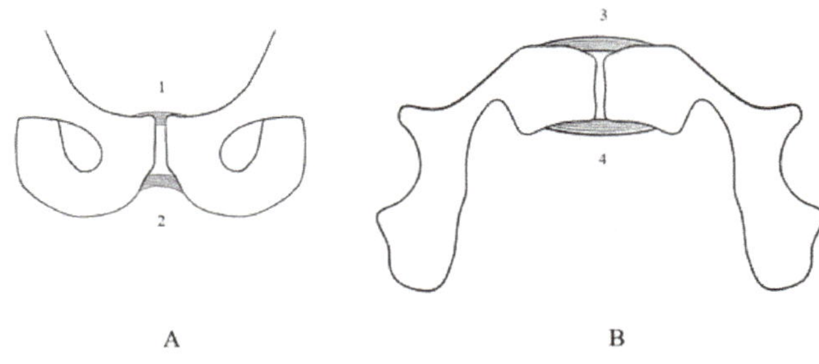

Figura 3: visione schematica dei legamenti pubici in taglio coronale (box A) ed in taglio assiale (box B). Il legamento pubico anteriore, inferiore e superiore fanno parte del PPAC.

Il PPAC rappresenta, da un punto di vista anatomico, un *locus minoris resistentiae,* nel corso di movimenti che prevedano la generazione di stress meccanici dovuti a movimenti torsionali,[29] soprattutto per il fatto che il PPAC sia formato dall'interconnessione di strutture anatomiche sottoposte a diversi, e spesso tra loro opposti, vettori di forza (figura 4). L'elasticità intrinseca del PPAC è sostanzialmente attribuibile alla modesta quota di fibre elastiche contenute nel legamento pubico superiore[7,12,36] ed inferiore,[7,10,36]; il legamento pubico anteriore sembra infatti non contenere al suo interno fibre elastiche.[7,12,37] Pertanto, data la limitata presenza di tessuto elastico, il PPAC può essere, a tutti gli effetti, considerato come una struttura intrinsecamente rigida.[7,33] Tale rigidità, unitamente all'importante stress meccanico, dovuto all'applicazione diretta di forze di taglio, al quale il PPAC è sottoposto durante alcune attività sportive, può esitare sia in una sua lesione strutturale, che in una vera propria avulsione della struttura dall'osso pubico. [17,29] Questo tipo di lesioni possono essere di tipo acuto o da overuse.[22,17,33] Le situazioni cliniche di natura traumatica maggiormente ricorrenti a livello del PPAC sono principalmente di due tipi:

i. La lesione della parte del PPAC afferente al complesso aponeurotico lungo adduttore- piramidale- retto dell'addome.[16]

ii. Le avulsioni del PPAC dalla superficie anteriore dell'osso pubico.[38]

Inoltre, occorre considerare che molti dei quadri clinici considerati come avulsione del lungo adduttore, sono spesso associati a lesione od avulsione del PPAC, per questo motivo le lesioni del PPAC sono state, e sono tuttora, sottostimate o misconosciute.[38]

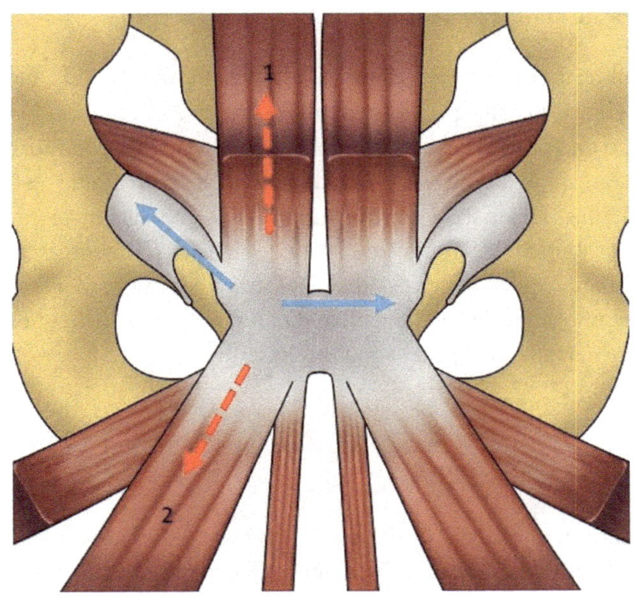

Figura 4: Visione schematica dei vettori e delle forze di taglio alle quali il PPAC è sottoposto soprattutto durante i movimenti di tipo torsionale. Le frecce tratteggiate di colore rosso, rappresentano i vettori di forza, mentre le frecce blu raffigurano le forze di taglio. Nello specifico, i vettori di forza sono costituiti dalle forze generate dal m. retto dell'addome (vettore di forza rivolto verso l'alto) e dal m. lungo adduttore (vettore di forza rivolto obliquamente verso il basso). Durante i movimenti rotazionali della pelvi, così come durante i movimenti di estensione, i vettori di forza rivolti verso l'alto creano delle forze agenti in senso postero-superiore mentre, nel contempo, i vettori di forza rivolti obliquamente verso il basso, danno origine a tensioni infero-anteriori. Le forze di taglio sono il risultato dell'applicazione di una forza tangenziale ad una superficie, nel momento in cui la sua base rimane stazionaria e sono pertanto uguali alla componente tangenziale della forza sulla superficie di contatto. Le forze di taglio tendono a causare un movimento di scivolamento parallelo ed opposto dei piani del PPAC. E' importante notare che la composizione delle forze di taglio e delle forze normali può risultare da movimenti di flessione laterale del tronco, mentre la composizione di forze di taglio multiple può risultare da movimenti di tipo torsionale[60] che rappresentano la più importante causa di lesione del PPAC.

Legenda: 1) m. retto dell'addome; 2) m. lungo adduttore

La presentazione clinica delle lesioni del PPAC

Il paziente con lesione del PPAC, lamenta un inteso dolore in tutti movimenti di adduzione degli arti inferiori; il dolore tende a divenire più intenso in movimenti che comportino una contrazione eccentrica della muscolatura adduttoria. Nel caso specifico di avulsione del PPAC, la palpazione mirata risulta estremamente dolorosa. Talvolta è palpabile un vero e proprio gap lesionale in continuità all'inserzione prossimale del lungo adduttore.[17,33] Sostanzialmente una lesione del PPAC può mimare una lesione prossimale del lungo adduttore, per questo motivo l'esame di imaging si rivela fondamentale da un punto di vista diagnostico ai fini di differenziare correttamente i due quadri clinici.[17,33]

L'imaging delle lesioni del PPAC

Il gold standard per ciò che riguarda l'imaging delle lesioni del PPAC è rappresentato dalla RM[17,29] Risulta fondamentale operare una netta distinzione tra un'iperintensità di segnale, ascrivibile ad una lesione del PPAC, osservabile nelle sequenze fluido-sensibili (T2 e STIR) da un'iperintensità di segnale indicativa di un secondary inferior clef sign (SICS). Il SICS è caratterizzato dalla presenza di una linea d'iperintensità di segnale che si estende lateralmente e verso il basso rispetto all'articolazione sinfisaria. Tale linea d'iperintensità è comunque sempre in comunicazione anatomica con la sinfisi pubica e con il primary cleft sign (se presente). Inoltre, il SICS è, nella maggior parte dei casi, unilaterale, visto che un SICS bilaterale è estremamente raro.[6,39,40] Al contrario, l'iperintensità di segnale dovuta ad una lesione del PPAC, generalmente non si mostra in continuità con la sinfisi o con l'eventuale presenza di un primary cleft sign. Infatti, il segnale di lesione del PPAC origina dalla parte mediale di quest'ultimo e si può estendere sia monolateralmente, che bilateralmente. Nel caso di una sua estensione bilaterale, nella maggior parte dei casi appare asimmetrica.[15,41] Anche la locazione anatomica di un SICS appare diversa rispetto all'iperintensità di segnale dovuta ad una lesione del PPAC. Infatti, il SICS si trova in una posizione inferiore rispetto all'articolazione sinfisaria ed infero-posteriormente rispetto all'inserzione prossimale del lungo adduttore.[39,42,43] Un SICS è il segno di una macerazione cronica, maggiore di quello che può risultare dalla sola presenza di un primary cleft sign, del disco cartilagineo intersinfisario, dovuta ad uno stress meccanico anormale, riconducibile ad un eccesso di forze tensive e compressive a tale livello.[44] Una lesione cronica del lungo adduttore, può comportare una comunicazione tra il primary clef sign (che è d'altronde un segno del tutto fisiologico dovuto alla presenza di una piccola cavità centrale del disco intersinfisario) ed il SICS.[40] Pertanto, il SICS può essere considerato alla stregua di un segno radiologico non specifico, che può infatti essere associato a diversi quadri clinici, come una lesione acuta del tendine prossimale del lungo adduttore, ad una tendinopatia cronica oppure ad un quadro di disfunzionalità del lungo adduttore, del gracile o del tendine congiunto. [42,43] Al contrario, l'iperintensità di segnale dovuta ad una lesione del PPAC è indicativa, da un punto di vista anatomico, di una ben specifica lesione (figure 5-10). Risulta pertanto fondamentale essere in grado di riconoscere questi dettagli radiologici ai fini di poter formulare una corretta diagnosi e, conseguentemente, un altrettanto corretto iter terapeutico. Infine, è importante ricordare che i segni radiologici di una severa osteopatia fanno spesso parte del quadro di una lesione del PPAC.[38,41]

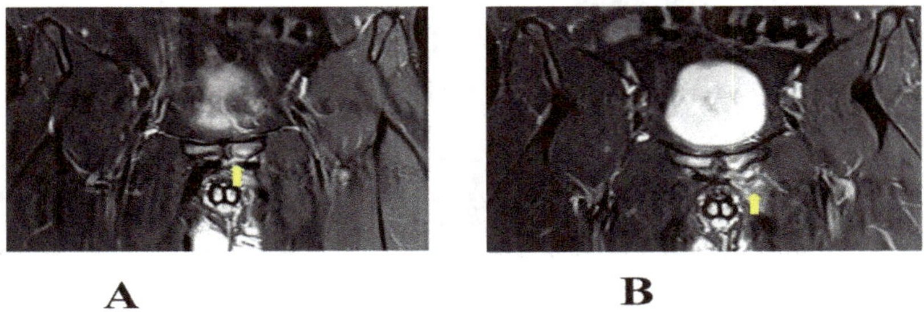

Figura 5: RM coronale STIR (box A) nella quale si può osservare una lesione del PPAC afferente al complesso lungo adduttore- piramidale- retto dell'addome di destra (freccia). L'iperintensità di segnale appare infiltrarsi a livello aponeurotico ed estendersi unilateralmente.

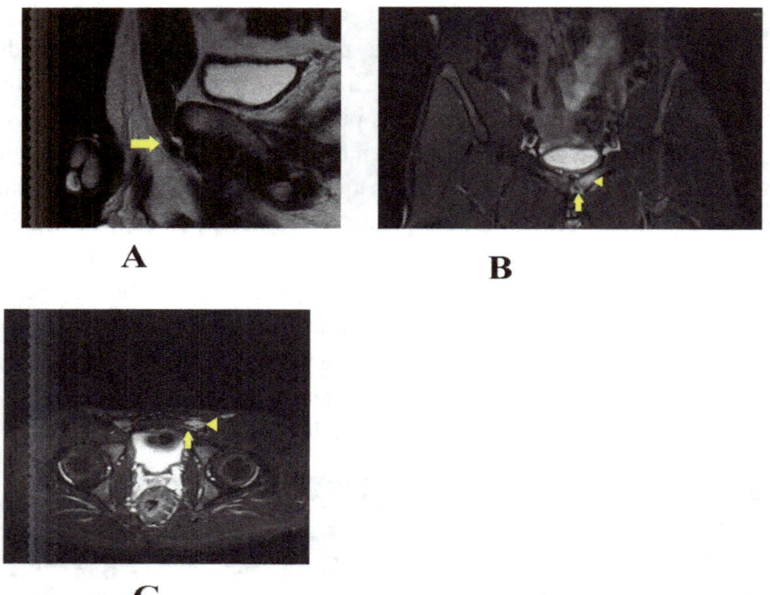

A
B
C

Figura 6: Sagittale T2 (box A) coronale STIR (box B) ed assiale STIR (box C) che mostra un'avulsione del PPAC dalla superficie anteriore dell'osso pubico (frecce). Nell'immagine sagittale (box A) è possibile osservare l'avulsione della fibrocartilagine del lungo adduttore dalla superficie sinfisaria anteriore (freccia). Collateralmente, nell'immagine coronale (box B) si può osservare la presenza di un importante bone marrw oedema a livello della branca pubica di sinistra (testa di freccia).

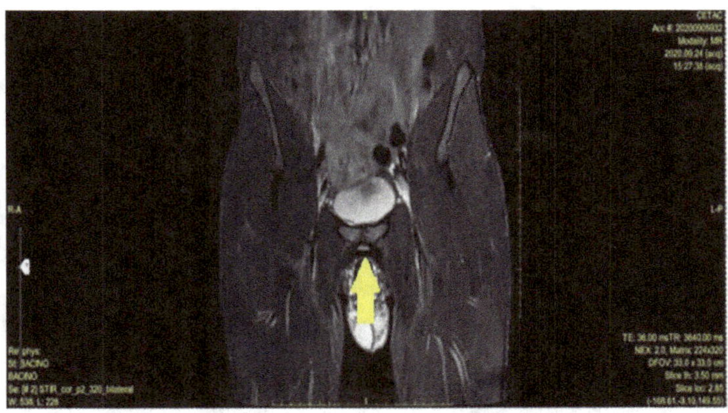

A

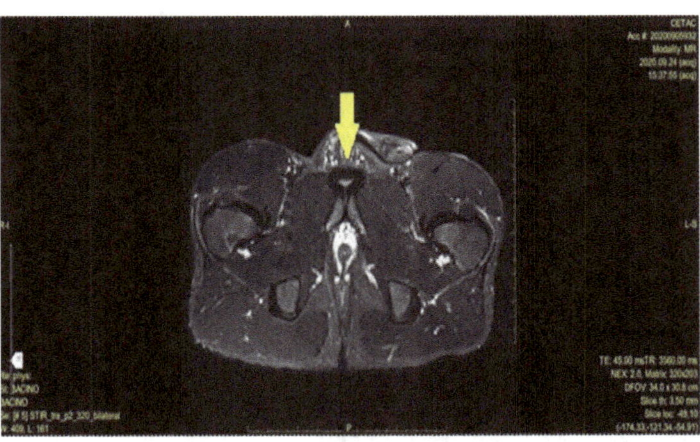

B

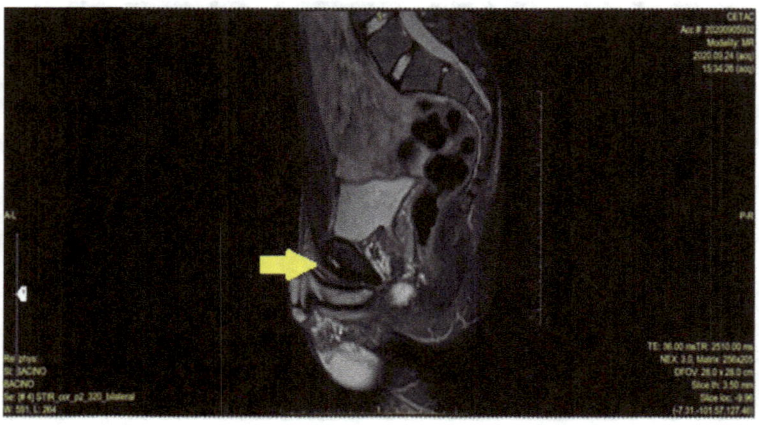

C

Figura 7: RM T2 coronale (box A), assiale (box B) e sagittale (box C) nelle quali si può osservare un'avulsione del PPAC dall'aspetto anteriore della sinfisi pubica (frecce). Sia nell'immagine coronale (box A), che in quella assiale (box B) è possibile notare come la lesione del PPAC si estenda bilateralmente in modo sostanzialmente simmetrico (frecce). Nell'immagine sagittale (box C) è invece ben osservabile l'avulsione del PPAC dalla superficie anteriore della sinfisi pubica.

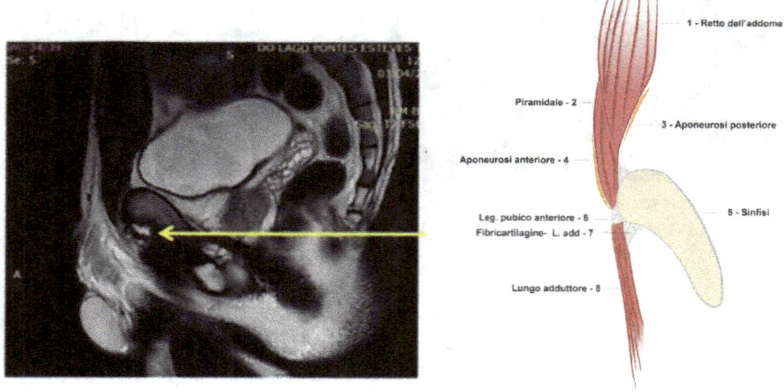

Figura 8: RM sagittale T2 che mostra un'avulsione del PPAC posta a confronto con una visione schematica sagittale del PPAC stesso per una maggior comprensione anatomica.

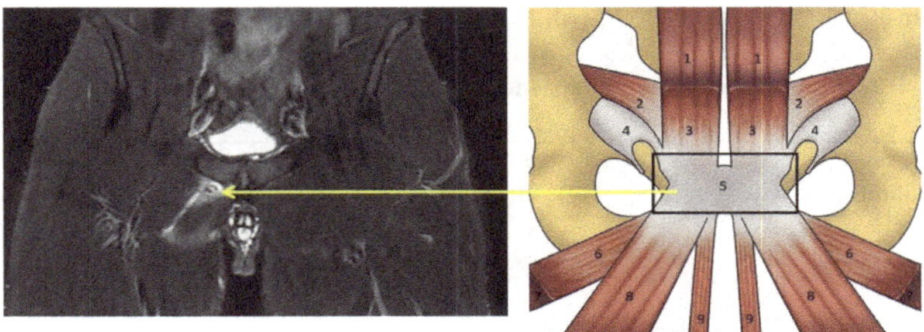

Figura 9: la stessa lesione avulsiva riportata in figura 8, in visione coronale e posta a confronto con una visione schematica coronale del PPAC.

Legenda: 1) m. retto dell'addome; 2) m trasverso dell'addome e m. obliquo interno 3) m. piramidale. 4) m. obliquo esterno; 5) PPAC; 6) m. pettineo; 7) m. breve adduttore; 8) m. adduttore lungo; 9) m. gracile.

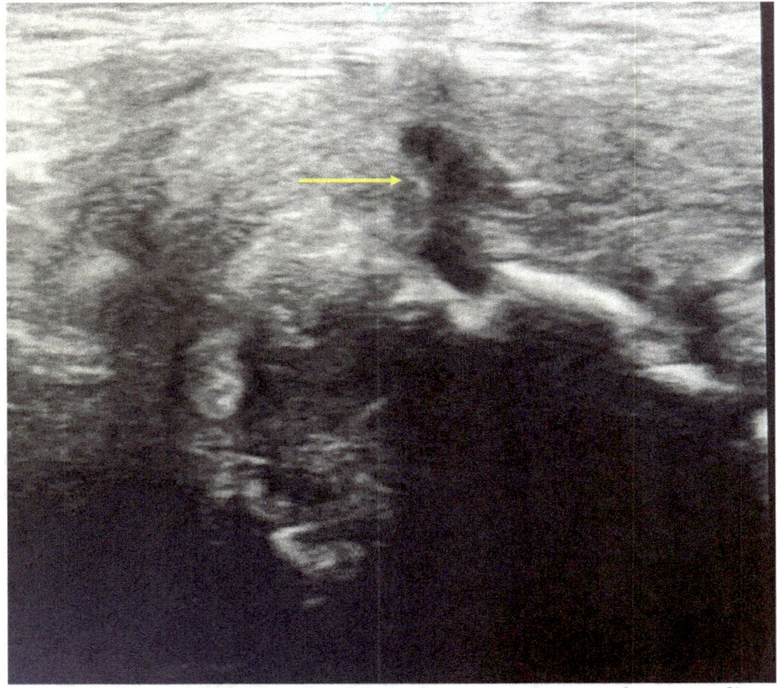

Figura 10: La lesione del PPAC è esplorabile anche, come mostrato in figura, con l'esame US (freccia) che, tuttavia, non rappresenta il golden standard.

49

Item 3	Media ±s.d 1° round	Media ± s.d votazione CC	Mediana 1° round	Mediana votazione CC	ICC	Risultato finale
La tossina botulinica e la PRPt possono rappresentare un valido trattamento medico per le lesioni del PPAC	⊗	7.61±1.58	---	8	---	C/A

Il trattamento conservativo delle lesioni del PPAC

Le lesioni del PPAC possono essere trattate sia conservativamente, che chirurgicamente. Ai fini di una chiara comprensione delle diverse linee di trattamento, è fondamentale saper differenziare, nell'ambito della letteratura, gli studi incentrati sul trattamento conservativo e chirurgico di una lesione massiva della muscolatura adduttoria, da quelli di una lesione del PPAC. Infatti, come sin'ora discusso, questi due tipi di lesione costituiscono due quadri clinici ben distinti. Gli studi che mostrano evidenza per ciò che riguarda il trattamento conservativo di una lesione del PPAC, sono tuttavia piuttosto limitati. Questo è probabilmente, per lo meno in parte, imputabile ai dubbi che si nutrono sull'efficacia terapeutica della terapia conservativa stessa.[14,18,19] Infatti, i pochi studi ritrovabili in letteratura sull'argomento riportano di come il ritorno allo sport sia di 16 settimane e come la percentuale di atleti, sottoposti in prima istanza a trattamento conservativo e che optano poi, entro un anno, per il trattamento chirurgico, sia pari al 31%.[18,19]

Il trattamento medico delle lesioni del PPAC

L'uso della tossina botulinica nell'ambito delle lesioni del PPAC può rappresentare un interessante, quanto promettente, strategia terapeutica.[20] Il termine "botulismo" deriva dal termine latino *"botulus"* che significa salciccia. Questo a causa del fatto che il botulismo fu per la prima volta descritto nel 1820 in Germania, dove all'epoca si verificarono molti casi di questo quadro clinico dovuti all'ingestione di salcicce affumicate mal conservate. La tossina botulinica (BTX) fu tuttavia isolata solamente nel 1940. La BTX è una proteina neurotossica che viene prodotta dal *Clostridium botulinum*; ad oggi ne sono stati isolati 7 sierotipi catalogati alfabeticamente dalla forma A a quella G. Molti di questi sierotipi mostrano dei sottotipi addizionali. Tutti i sierotipi, ad eccezione del sottotipo C_2, mostrano una struttura chimica molto simile e sono neurotossine.[45] La somministrazione di BTX causa una paresi od una paralisi di tipo dose-dipendente del muscolo scheletrico, dovuta al blocco del rilascio di acetilcolina a livello della giunzione neuromuscolare. Tale effetto si protrae in media per 12-16 settimane, periodo dopo il quale la placca neuromuscolare riprende pienamente il suo meccanismo di neurotrasmissione. La BTX fu per la prima volta utilizzata nella pratica clinica nel 1981, nell'ambito di un trial terapeutico effettuato su 20 pazienti affetti da strabismo.[47] Nel 1989 l'uso della BTX fu ufficialmente approvato dalla Food and Drug Administration per la cura del blefarospasmo e del nistagmo. La BTX possiede l'interessante caratteristica di raggiungere direttamente, quando inoculata, la giunzione neuromuscolare, permettendo in tal modo la sua inoculazione senza la necessità di dover necessariamente ricercare la placca motrice del muscolo interessato.[48] Il suo utilizzo comporta inoltre effetti avversi piuttosto limitati, dei quali il più importante è costituito dalla sua inintenzionale diffusione in siti anatomici adiacenti al punto di inoculazione; tale evenienza può causare nel paziente una sensazione di debolezza muscolare attorno all'area target. Altri, seppur rari, effetti sistemici avversi includono razioni allergiche, debolezza generalizzata, e sintomi para-influenzali. La BTX deve essere utilizzata con cautela in pazienti con paresi come nel caso di miasthenia gravis, sindrome di Lambert-Eaton, sclerosi laterale amiotrofica od in altri quadri di miopatie o neuropatie motorie.[45,48] . In letteratura vengono anche descritti, seppur molto raramente, effetti trombo embolici avversi a seguito di inoculazione intramuscolare di BTX.[49] Ad oggi, la BTX è ampiamente utilizzata soprattutto nella medicina estetica e nella spasticità muscolare.[48] Tuttavia, in letteratura sono presenti alcuni studi nei quali la BTX è stata utilizzata per il miglioramento dell'outcome della riparazione dei tendini flessori sia degli arti inferiori, che di quelli superiori.[50-52] In questo caso la BTX è usata per indurre il rilassamento dei m. flessori diminuendo in tal modo la tensione a livello tendineo. La diminuzione della tensione tendinea sarebbe infatti in grado di facilitare i processi di riparazione tendinei.[50-52] Un'ulteriore interessante applicazione della BTX, che si basa sullo stesso razionale di applicazione, è nell'ambito delle riparazioni delle ernie addominali e soprattutto nelle cosiddette "ernie da sventramento". In questi particolari quadri clinici, la linea alba viene riapprossimata bilateralmente con tempi di cicatrizzazione e rimodellamento necessariamente lunghi. L'utilizzo della BTX, inducendo una paralisi bilaterale della muscolatura addominale, favorisce i processi di cicatrizzazione a livello della linea alba sottraendola, per un cospicuo periodo di tempo, alle forze di trazione laterali che possono ostacolarne i processi riparativi, evitando in tal modo sia le recidive erniarie, che la recidiva di separazione della linea alba stessa. [50-52] Il razionale di utilizzo della BTX nell'ambito delle lesioni del PPAC, si basa sullo stesso principio sino ad ora illustrato.[20] Sia nel caso di avulsione del PPAC, che di lesione della sua porzione afferente al complesso aponeurotico del lungo adduttore- piramidale- retto dell'addome, l'uso della BTX è in grado di diminuire la tensione muscolare esercitata in senso opposto dalla muscolatura adduttoria ed addominale a livello del PPAC stesso, favorendone i processi riparativi. La tecnica d'inoculazione della BTX prevede una procedura eco-guidata, durante la quale, utilizzando un comune ago ipodermico da 25 o 22 gauge della lunghezza compresa tra 2,5 e 4 cm, vengono inoculati da 150 a 250 unità di BTX-A. La procedura prevede una tripla inoculazione per ogni ventre muscolare trattato in sede prossimale, mediale e distale. La dose di BTX-A deve essere ricostituita in una soluzione contenente da 50 a 100U/ml[20]. In maniera concettualmente molto simile, la BTX è stata sino ad ora utilizzata nell'ambito dell' adductor related groin pain (i.e. nella GPS causata da tendinopatia adduttoria in conformità alla classificazione del Doha agreement classification).[5] In letteratura si ritrovano solamente due studi orientati in tal senso. [20,53] Nel primo studio gli autori hanno considerato 30 soggetti con un quadro di adductor related groin pain, 14 dei quali erano stati sottoposti a tenotomia (non specificato se totale o parziale) del lungo adduttore. Ad un follow-up di 180 giorni il livello di sintomatologia algica lamentato dai pazienti era significativamente ridotto (p<0.05), l'HAGOS score mostrava un significativo miglioramento in tutte le sue sub-scales (p<0.05) ed il livello di disabilità era diminuito in maniera significativa (p<0.05). Tre soggetti (10%) non ebbero nessun tipo di beneficio dal trattamento, mentre 5 soggetti (16.6%) riferirono una recrudescenza del quadro al momento del follow-up. E' comunque degno di nota il fatto che i pazienti che riferivano un outcome negativo erano quelli che erano stati già sottoposti a tenotomia, questo farebbe riflettere su quale tipo di tecnica sia stata utilizzata per la tenotomia stessa, dato purtroppo mancante nello studio. Gli autori, basandosi sui risultati ottenuti, conclusero che la BTX rappresenta un trattamento efficace nell'ambito dell'adductor related groin pain, scevro da complicanze e con un basso rateo di recidive. Tuttavia, dal momento che lo study design adottato prendeva in considerazione non solo pazienti sottoposti a terapia infiltrativa con BTX ma anche pazienti tenotomizzati, i risultati ottenuti non permettono di ottenere informazioni precise sul solo utilizzo di BTX. Nel secondo studio, un retrospective cohort study[53], gli autori hanno considerato 50 pazienti sempre in quadro di adductor related groin pain, nei quali il classico trattamento conservativo era fallito. Lo study design prevedeva che il m. lungo adduttore e/o il m. gracile venissero inoculati, mediante eco-guida, od in guida assistita da stimolazione elettrica, con BTX-A. Il follow.up è stato effettuato a 1, 3, 6 e 12 mesi. Il criterio valutativo principale considerate era rappresentato dall'Hip and Groin Outcome Score subscales a 30 giorni; mentre gli outcome secondari includevano: l'intensità del dolore, il livello di attività sportiva consentita, l'attività lavorativa, la qualità di vita e la Blazina scale. Gli autori riferiscono un miglioramento significativo a carico della maggior parte delle subscales dell' Hip and Groin Outcome Score a 30 giorni (p < 0.05). Il livello d'intensità del dolore risultava significativamente ridotto (p<0.001). Il livello di attività sportiva consentita, l'attività lavorativa e la qualità di vita apparivano migliorati anche se ad un livello minore. La severità dei sintomi valutata attraverso la Blazina scale era significativamente ridotta (p<0.001). Tali miglioramenti erano perdurati ad un follow-up post-infiltrativo di 1 anno. Gli autori, sulla base dei risultati ottenuti, conclusero che la BTX-A rappresenti un nuovo e promettente trattamento nell'ambito dell'adductor related groin pain ma, nel contempo, auspicavano che i risultati ottenuti del loro studio, fossero confermati da ulteriori randomized controlled trials. In un nostro recente studio prospettico[54], sono stati considerati 10 pazienti con lesione del PPAC trattati con terapia infiltrativa di BTX-A a livello del lungo adduttore e del retto dell'addome. Contestualmente i pazienti hanno effettuato 2 terapie infiltrative (con una finestra terapeutica di 15 giorni) di platelet rich plasma (PRPt) a livello della zona lesionale. L'outcome si è basato su controllo RM (pre e post trattamento) e sul punteggio, pre e post trattamento, registrato su questionario HAGOS. Ad un follow-up di 6 mesi 8 pazienti (80%) ha mostrato un significativo miglioramento del punteggio HAGOS, una *restituito ad integrum* della zona lesionale. (figure 11-14) ed una piena ripresa dell'attività sportiva allo stesso livello pre-lesionale. Al contrario, 2 pazienti (20%) non ebbero beneficio dalla terapia infiltrativa e non furono in grado di ritornare all'attività sportiva. E' importante notare che, ad oggi ed a nostra conoscenza, in letteratura, per ciò che riguarda il trattamento conservativo non vi siano studi riguardanti, non solo l'uso della BTX nell'ambito delle lesioni del PPAC ma anche per ciò che concerne la PRPt. Infatti, i soli studi incentrati sulla PRPt in caso di GPS, riguardano casi di tendinopatia adduttoria [55,56], casi nei quali la PRPt era stata utilizzata come terapia adiuvante nella tenotomia distale del retto dell'addome[57] e nelle lesioni acute del tendine del lungo adduttore[58], tutti quindi quadri clinici molto diversi rispetto ad una lesione di PPAC.

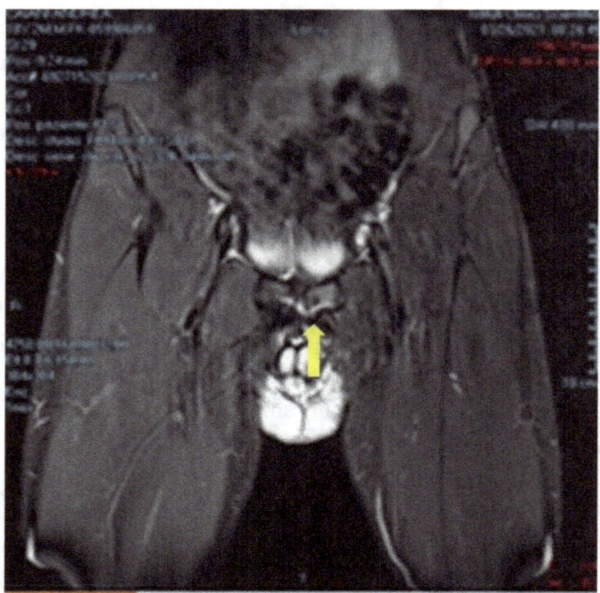

Figura 11: visione coronale STIR di una lesione del PPAC (freccia) che si estende bilateralmente sul piano frontale. Al paziente era stata proposta una terapia infiltrativa di BTX-A contestuale a PRPt che quest'ultimo rifiutava preferendo continuare un altro protocollo di tipo conservativo già intrapreso in altra sede al momento della sua valutazione clinica. Il trattamento in corso era sostanzialmente basato su stretching e rinforzo della muscolatura adduttoria.

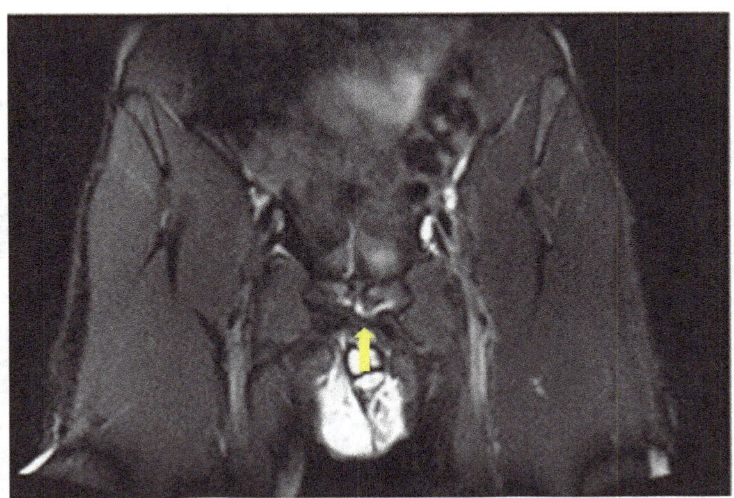

Figura 12: RM STIR coronale dello stesso paziente mostrato in figura 11, effettuata sei mesi dopo il primo controllo clinico. Il paziente lamentava la persistenza del precedente quadro clinico ed il nuovo controllo RM effettuato mostrava una situazione sostanzialmente sovrapponibile al precedente controllo (freccia), dimostrando in tal modo che la lesione di PPAC non è un quadro clinico auto-risolvente e/o responsivo ad un trattamento conservativo classico. A fronte della persistenza del quadro clinico, il paziente accettava il trattamento infiltrativo di BTX-A e PRPt.

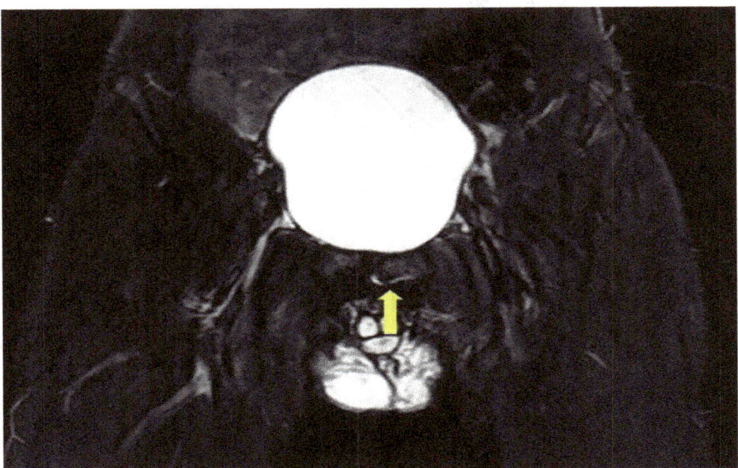

Figura 13: RM coronale STIR di controllo effettuata 6 mesi dopo il trattamento infiltrativo di BTX-A eco-guidato, effettuato a livello del lungo adduttore e del retto dell'addome, e la prima PRPt eseguita a livello della lesione. La zona lesionale (freccia) del PPAC si mostrava ridotta

rispetto al controllo precedente e la situazione clinica era in netto miglioramento. Il paziente continuava pertanto il suo programma riabilitativo post-infiltrativo.

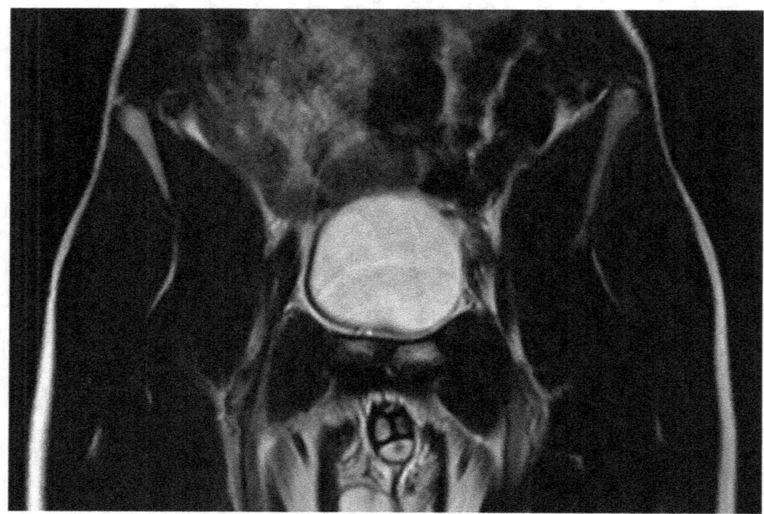

Figura 14: RM coronale STIR effettuata a distanza di tre mesi dall'infiltrazione di BTX-A ed ad 65 giorni dalla seconda PRPt. L'esame RM mostra una completa guarigione della zona lesionale, parallelamente il quadro clinico si era completamente risolto. Il paziente ad un follow-up di 12 mesi era ritornato alla sua attività sportiva (decathlon a livello nazionale) allo stesso livello prestativo pre-lesionale.

Item 4	Media ±s.d 1° round	Media ± s.d votazione CC	Mediana 1° round	Mediana votazione CC	ICC	Risultato finale
La tenotomia totale del LA rappresenta una valida soluzione per le lesioni del PPAC recalcitranti al trattamento conservativo	⊗	7.67±1.59	---	8	---	C/A

Il trattamento chirurgico delle lesioni del PPAC

Per ciò che riguarda il trattamento chirurgico, in letteratura vengono proposti, con differente successo, vari tipi di trattamento.[14,33] Alcuni autori propongono una tenotomia del lungo adduttore nella quale il flap tendineo prossimale viene ribaltato superiormente imbricandolo sul retto dell'addome e rinforzando, in tal modo, la zona lesionata del PPAC.[21,22] A fronte di tale tipo di approccio chirurgico, mediamente il 96% dei pazienti sono in grado di ritornare all'attività sportiva dopo un periodo post-chirurgico compreso tra i 2 ed i 4 mesi. Altri autori[19,23,24] propongono una re-inserzione del lungo adduttore tension-free effettuata tramite 3-6 ancorette non riassorbibili. Tale tecnica beneficerebbe del fatto che lo stump lesionale prossimale del lungo adduttore, conserverebbe una piccola porzione di peritenonio grazie alla quale è possibile effettuare in maniera idonea e sicura la re-inserzione del tendine. Negli studi di Rizio et al.[23] e di Dimitrakopoulou et al.[24] vengono descritti solo 4 casi in totale; nei quali i pazienti considerati sono stati in grado di ritornare alla pratica della loro attività sportiva dopo mediamente 12 settimane. Tansey et al.[19] hanno considerato una serie di 15 pazienti, che includeva 7 atleti di elite, nella quale tutti i pazienti erano stati in grado di ritornare alla pratica sportiva dopo un periodo compreso tra 18 e 24 settimane. Infine, per ciò che riguarda le avulsioni del PPAC, Matsuda et al.[38] hanno proposto un ancoraggio per via endoscopica del PPAC avulso dalla superficie anteriore della sinfisi pubica. Tuttavia, gli autori si limitano nel loro studio alla sola descrizione della tecnica chirurgica, omettendo sia l'outcome, che il tempo necessario al ritorno all'attività sportiva.

Conclusioni

Gli esperti facenti parte della CC hanno ritenuto che le lesioni del PPAC rappresentino un importante quadro clinico nell'ambito dell'eziopatogenesi della GPS. Pertanto queste ultime sono state incluse nella categoria "cause muscolo-scheletriche". Per ciò che riguarda il loro trattamento conservativo, l'utilizzo della tossina botulinica per via infiltrativa può rappresentare una valida opzione medica. Nel caso di fallimento del trattamento conservativo la procedura chirurgica maggiormente raccomandabile è la tenotomia totale del lungo adduttore.

Bibliografia

1. Hölmich P. Long-standing groin pain in sportspeople falls into three primary patterns, a "clinical entity" approach: a prospective study of 207 patients.Br J Sports Med. 2007 Apr;41(4):247-52.
2. Mosler AB, Weir A, Eirale C, Farooq A, Thorborg K, Whiteley RJ, Hölmich P, Crossley KM.Epidemiology of time loss groin injuries in a men's professional football league: a 2-year prospective study of 17 clubs and 606 players. Br J Sports Med. 2018 Mar;52(5):292-297.
3. Waldén M, Hägglund M, Ekstrand J. The epidemiology of groin injury in senior football: a systematic review of prospective studies. Br J Sports Med. 2015; 49:792–7.
4. Sheen AJ, Stephenson BM, Lloyd DM, Robinson P, Fevre D, Paajanen H, et al. Treatment of the sportsman's groin: British Hernia Society's 2014 position statement based on the Manchester Consensus Conference. Br J Sports Med. 2014; 48:1079–87.
5. Weir A, Brukner P, Delahunt E, Ekstrand J, Griffin D, et al. Doha agreement meeting on terminology and definitions in groin pain in athletes. Br J Sports Med. 2015; 49 (12):768-74.
6. Bisciotti GN, Volpi P, Zini R, Auci A, Aprato A et al. Groin Pain Syndrome Italian Consensus Conference on terminology, clinical evaluation and imaging assessment in groin pain in athlete. BMJ Open Sport Exerc Med. 2016; 2(1): e000142.
7. Becker I, Woodley SJ, Stringer MD. The adult human pubic symphysis: a systematic review. J Anat. 2010; 217(5):475-87.
8. McMinn RMH. Last's Anatomy. Regional and Applied, 9th edition. Edinburgh: Churchill Livingstone. 1994. p. 414.
9. Standring S. Gray's Anatomy: the Anatomical Basis of Clinical Practice, 40th edition. New York: Churchill Livingstone Elsevier. 2008; p. 1365.
10. Rosse C, Gaddum-Rosse P. Hollinshead's Textbook of Anatomy, 5th edition. New York: Lippincott-Raven, 1997. p. 313.
11. Gray H. Anatomy: Descriptive and Surgical. London: John W Parker and son (Eds) 1858; pp. 155–156.
12. Testut J, Latarjet A. Traite d'Anatomie Humaine, 8th edition. Gaston Doin& C Paris (Eds). 1928; pp. 663–669.
13. Gamble JG, Simmons SC, Freedman M. The symphysis pubis, anatomic and pathologic considerations. ClinOrthopRelat Res. 1986; 203, 261–272.

14. Mullens FE, Zoga AC, Morrison WB, Meyers WC. Review of MRI technique and imaging findings in athletic pubalgia and the "sports hernia". Eur J Radiol. 2012; 81(12):3780-92.

15. Khan W, Zoga AC, Meyers WC. Magnetic resonance imaging of athletic pubalgia and the sports hernia: current understanding and practice. MagnReson Imaging Clin N Am 2013; 21:97-110.

16. Mercouris P. Sports hernia: A pictorial review: SA Journal of Radiology. 2014; 18 (2): 1-4.

17. Schilders E, Mitchell AWM, Johnson R, Dimitrakopoulou A, Kartsonaki C, Lee JC. Proximal adductor avulsions are rarely isolated but usually involve injury to the PLAC and pectineus: descriptive MRI findings in 145 athletes. Knee Surg Sports TraumatolArthrosc. 2021 Aug;29(8):2424-2436.

18. Meyers WC, McKechnie A, Philippon MJ, et al. Experience with "sports hernia" spanning two decades. Ann Surg 2008;248(4):656–65.

19. Tansey RJ, Benjamin-Laing H, Jassim S, Liekens K, Shankar A, Haddad FS. Successful return to high-level sports following early surgical repair of combined adductor complex and rectus abdominis avulsion. Bone Joint J. 2015; 97-B(11):1488-92.

20. Fok Cheong K Ah Wai T, Creuzé A, Bordes P, De Seze M. Interest of the botulinum toxin in adductor related groin pain. Ann Phys Rehab Med.2018; 61S e103–e308.

21. Akermark C, Johansson C. Tenotomy of the adductor longus tendon in the treatment of chronic groin pain in athletes. Am J Sports Med. 1992; 20(6):640-643.

22. Emblom BA, Mathis T, Aune K. Athletic Pubalgia Secondary to Rectus Abdominis-Adductor Longus Aponeurotic Plate Injury: Diagnosis, Management, and Operative Treatment of 100 Competitive Athletes. Orthop J Sports Med. 2018; 6(9):2325967118798333.

23. Rizio L 3rd, Salvo JP, Schurhoff MR, Uribe JW. Adductor longus rupture in professional football players: acute repair with suture anchors: a report of two cases. Am J Sports Med. 2004; 32:243–245.

24. Dimitrakopoulou A, Schilders EM, Talbot JC, Bismil Q. Acute avulsion of the fibrocartilage origin of the adductor longus in professional soccer players: a report of two cases. Clin J Sport Med. 2008; 18(2):167-9.

25. Arksey H, O'Malley L. Scoping studies: towards a methodological framework. Int J Soc Res Methodol 2005; 8:19–32.

26. Badger D, Nursten J, Williams P, Woodward M. Should all literature reviews be systematic? Eval Research in Education. 2000; 14, 220–230.

27. Anderson C, Yeung E, Toong T, Tong T, Reed N. A narrative review on cervical interventions in adults with chronic whiplash-associated disorder. BMJ Open Sport Exerc Med 2018;4:e000299.

28. Morgan DL. Qualitative content analysis: a guide to paths not taken. Qual Health Res 1993; 3:112–21.

29. Robinson P, Salehi F, Grainger A, Clemence M, Schilders E, O'Connor P, Agur A. Cadaveric and MRI study of the musculotendinous contributions to the capsule of the symphysis pubis. AJR Am J Roentgenol. 2007; 188(5):W440-5.

30. Murphy G, Foran P, Murphy D, Tobin O, Moynagh M, Eustace S. "Superior cleft sign" as a marker of rectus abdominus/adductor longus tear in patients with suspected sportsman's hernia. Skeletal Radiol. 2013; 42(6):819-25.

31. Hojaij FC, Kogima RO, Moyses RA, Akamatsu FE, Jacomo AL. Morphometry and Frequency of the Pyramidalis Muscle in Adult Humans: A Pyramidalis Muscle's Anatomical Analysis. Clinics (Sao Paulo). 2020;75:e1623. doi: 10.6061/clinics/2020/e1623. Epub 2020 Jul 10.

32. Schneider R, Kaye J, Ghelman B. Adductor avulsive injuries near the symphisis pubis. Radiology. 1976; 120(3):567-9.

33. Schilders E, Bharam S, Golan E, Dimitrakopoulou A, Mitchell A, Spaepen M, Beggs C, Cooke C, Holmich P. The pyramidalis-anterior pubic ligament-adductor longus complex (PLAC) and its role with adductor injuries: a new anatomical concept. Knee Surg Sports TraumatolArthrosc. 2017; 25(12):3969-3977.

34. Natsis K, Piagkou M, Repousi E, Apostolidis S, Kotsiomitis E, Apostolou K, Skandalakis P. Morphometric variability of pyramidalis muscle and its clinical significance. SurgRadiol Anat. 2016; 38(3):285-92.

35. De Maeseneer M, Forsyth R, Provyn S, Milants A, Lenchik L, De Smet A, Marcelis S, Shahabpour M. MR imaging-anatomical-histological evaluation of the abdominal muscles, aponeurosis, and adductor tendon insertions on the pubic symphysis: a cadaver study. Eur J Radiol. 2019; 118:107-113.

36. Knox R A System of Human Anatomy: On the Basis of the ''Traited'anatomie descriptive'' of M.H. Cloquet, 2nd edn. Edinburgh: MacLachlan and Stewart (ed). 1831. pp 196-198.

37. Fick R. Handbuch der Anatomie und Mechanik der GelenkeunterBerü̈cksichtigung der bewegendenMuskeln. ErsterTeil: Anatomie derGelenk. Jena: Verlag von Gustav Fischer (Ed.). 1904. pp 303-311.

38. Matsuda DK, Matsuda NA, Head R, Tivorsak T. Endoscopic Rectus Abdominis and Prepubic Aponeurosis Repairs for Treatment of Athletic Pubalgia. Arthrosc Tech. 2017; 6(1):e183-e188.

39. Brennan D, O'Connell MJ, Ryan M, Cunningham P, Taylor D, Cronin C, O'Neill P, Eustace S. Secondary cleft sign as a marker of injury in athletes with groin pain: MR image appearance and interpretation. Radiology. 2005; 235(1):162-7.

40. Bisciotti GN, Auci A, Bona S, Bisciotti AL, Bisciotti AN, et al. A multidisciplinary assessment of 320 athletes with long-standing groin pain syndrome in keeping with the Italian consensus agreement: the high incidence and the multiple causes of inguinal and hip pathologies and pubic osteopathy. J Sports Med Phys Fitness. 2021 Jul;61(7):960-970.

41. Palisch A, Zoga AC, Meyers WC. Imaging of athletic pubalgia and core muscle injuries: clinical and therapeutic correlations. Clin Sports Med. 2013; 32(3):427-47.

42. Cunningham PM, Brennan D, O'Connell M, MacMahon P, O'Neill P, Eustace S. Patterns of bone and soft-tissue injury at the symphysis pubis in soccer players: observations at MRI. AJR Am J Roentgenol. 2007; 188(3): W291-6.

43. Bisciotti GN, Auci A, Cena E, Corsini, Bisciotti A et al. Potential MRI findings associated with inguinal hernia and inguinal canal posterior wall weakness in athletes. MLTJ.2018;8 (2):290-304.

44. Cunningham P, Taylor D, Cronin C, O'Neill P, Eustace S. Secondary cleft sign as a marker of injury in athletes with groin pain: MR image appearance and interpretation. Radiology. 2005; 235(1):162-7.

45. Henkel JS, Jacobson M, Tepp W, et al. Catalytic properties of botulinum neurotoxin subtypes A3 and A4. Biochemistry 2009;48(11):2522–8.

46. Brin MF, Aoki KR. Botulinum toxin type A: Pharmacology. In: Mayer NH, Simpson DM, eds. Spasticity: Etiology, Evaluation, Management and the Role of Botulinum Toxin. New York: We Move Publications; 2002. pp 110–124.

47. Scott AB. Botulinum toxin injection of eye muscles to correct strabismus. Trans Am OphthalmolSoc 1981; 79:734–70.

48. Cartee TV, Monheit GD. An overview of botulinum toxins: past, present, and future. ClinPlast Surg. 2011; 38(3):409-26, vi.

49. Mines ML, Pacheco T, Castel-Lacana E, de Boissezon X, Marque P, Montastruc F. Venous thrombosis after botulinum therapy in lower limb: A case report and literature review. Ann Phys Rehabil Med. 2019 Nov;62(6):457-458. doi: 10.1016/j.rehab.2019.11.002. Epub 2019 Nov 7. PMID: 31707008.

50. Tüzüner S, Balci N, Ozkaynak S. Results of zone II flexor tendon repair in children younger than age 6 years: botulinum toxin type A administration eased cooperation during the rehabilitation and improved outcome. J PediatrOrthop. 2004; 24(6):629-33.

51. De Aguiar G, Chait LA, Schultz D, Bleloch S, Theron A, Snijman CN, Ching V. Chemoprotection of flexor tendon repairs using botulinum toxin. PlastReconstr Surg. 2009; 124(1):201-209.

52. Khalil LS, Keller RA, Mehran N, Marshall NE, Okoroha K, Frisch NB, DeSilva SP. The utility of botulinum toxin A in the repair of distal biceps tendon ruptures. Musculoskelet Surg. 2018; 102(2):159-163.

53. Creuzé A, Fok-Cheong T, Weir A, Bordes P, Reboul G, Glize B, de Seze M. Novel Use of Botulinum Toxin in Long-Standing Adductor-Related Groin Pain: A Case Series. Clin J Sport Med. 2022 Nov 1;32(6):567-573. doi: 10.1097/JSM.0000000000001066. Epub 2022 Sep 5. PMID: 36070357.

54. Bisciotti GN, Auci A, Bisciotti AN; Bisciotti AL. The use of botulinum toxin in the pre-aponeurotic complex injuries: a case series. (submitted).

55. Dallaudière B, Pesquer L, Meyer P, Silvestre A, Perozziello A, Peuchant A, Durieux MH, Loriaut P, Hummel V, Boyer P, Schouman-Claeys E, Serfaty JM. Intratendinous injection of platelet-rich plasma under US guidance to treat tendinopathy: a long-term pilot study. J VascIntervRadiol. 2014; 25(5):717–23.

56. Bisciotti GN, Chamari K, Cena E, Garcia GR, Vuckovic Z, Bisciotti A, Bisciotti A, Zini R, Corsini A, Volpi P. The conservative treatment of longstanding adductor-related groin pain syndrome: a critical and systematic review. Biol Sport. 2021;38(1):45-63.

57. Scholten PM, Massimi S, Dahmen N, Diamond J, Wyss J. Successful treatment of athletic pubalgia in a lacrosse player with ultrasound-guided needle tenotomy and platelet-rich plasma injection: a case report. PM R. 2015;7(1):79-83.

58. Singh JR, Roza R, Bartolozzi AR. Platelet rich plasma therapy in an athlete with adductor longus tendon tear. University of Pennsylvania Orthopedic Journal 2010; 20.

CAPITOLO 3. L' ANTERIOR CUTANEOUS NERVE ENTRAPMENT SYNDROME (ACNES)

Introduzione

Nell'anterior cutaneous nerve entrapment syndrome (ACNES) il dolore, molto spesso severo, a livello della parete addominale, è causato dall'intrappolamento, e dalla conseguente neuropatia, dei nervi intercostali.[1] Generalmente, il paziente affetto da ACNES riferisce un dolore lancinante od urente localizzato superficialmente a livello della parete addominale anteriore.[2] Il dolore è spesso localizzato in un punto ben identificabile e frequentemente diventa più intenso in seguito all'attività fisica.[2] Il quadro algico peggiora con i cambiamenti di posizione (come sollevarsi, piegarsi, ridere o torcersi) o con l'aumento della tensione dei muscoli addominali.[3] Nell'ACNES, le branche nervose terminali dei nervi toracici intercostali inferiori (T6-T12) sono intrappolate nei muscoli addominali e causano un dolore neuropatico severo e localizzato che è usualmente percepito, come già detto poc'anzi, a livello della parete addominale anteriore.[4] Due randomized controlled trials hanno chiarito gli aspetti peculiari di questa sindrome.[5,6] Oltre a questi due studi, che possiamo considerare come fondamentali, in letteratura sono reperibili anche alcuni follow-up reports, che hanno avuto il merito di focalizzare l'attenzione del mondo scientifico sul fatto che l'ACNES sia una reale entità clinica.[7-11] Il picco d'insorgenza dell'ACNES si registra tra la terza e la quinta decade di vita, anche se il suo riscontro è possibile in ogni fascia di età.[12] Negli adulti, si ritiene che l'incidenza dell'ACNES sia superiore a 1:2000[8] e che invece sia presente nel 13% dei pazienti pediatrici che lamentino dolore addominale cronico.[13] Altri autori stimano che il 30% dei pazienti che lamentino un quadro di dolore addominale cronico, soffrano in realtà di ACNES.[14-17] Sembra quindi che l'ACNES sia in età adulta, che infantile sia un quadro clinico ampiamente sotto-diagnosticato. Infine, è bene ricordare che l'ACNES è correlato al genere, con prevalenza nella popolazione femminile.[7,10,18.19]

Item 1	Media ±s.d 1° round	Media ± s.d votazione CC	Median a 1° round	Median avotazio neCC	ICC	Risultato finale
L'ACNES è un possibile quadro clinico nell'ambito dell'eziopatog enesi della GPS	7.0±2.58	7.93±1.31	8	8	0.79	C/A

Eziopatogenesi

Precedenti interventi chirurgici, gravidanza, attività sportive e traumi possono spiegare meno della metà dei casi di ACNES nell'ambito della popolazione adulta, nella percentuale restante dei casi la sintomatologia algica insorge spontaneamente.[7] E' interessante notare che 2 studi indicano che le procedure endoscopiche sia del tratto gastrointestinale superiore, che di quello inferiore possono causare ACNES.[20,21] Nei pazienti con sviluppo spontaneo dei sintomi, è possibile ipotizzare che un entrapment di tipo intermittente delle terminazioni nervose sia il responsabile dell'insorgenza di un quadro di ipersensibilizzazione.[22] Per ciò che riguarda invece i precedenti interventi chirurgici, l'ACNES rimane sostanzialmente correlato ad una storia di chirurgia addominale ed in particolare di erniorrafia inguinale, appendicectomia e, più in generale, di tutte le procedure che prevedano un'incisione di Pfannenstiel.[7,23] L'ACNES negli adolescenti può essere causata dall'entrapment nervoso causato da un drastico aumento di peso e/o dall'obesità conseguente ai cambiamenti dei caratteri sessuali secondari legati all'aumento degli steroidi sessuali endogeni.[24,25] Infine, occorre ricordare che alcuni autori riferiscono di quadri di ACNES insorti a fronte dell'assunzione di contraccettivi orali.[26,27] Tale tipo d'insorgenza può essere spiegato dal fatto che gli estrogeni promuovono l'accumulo di tessuto adiposo sottocutaneo.[28] A tal proposito, in letteratura esistono studi che documentano come la somministrazione di estradiolo a ratti sottoposti ad ovariectomia, aumenti i depositi di grasso sottocutaneo;[29] per tale ragione alcuni autori hanno avanzato l'ipotesi che un quadro di ACNES possa insorgere anche a causa della compressione nervosa dovuta all'aumento del grasso sottocutaneo a livello addominale. Questa ipotesi potrebbe essere supportata dal fatto che i cambiamenti a livello della cute addominale, nonché l'insorgenza di edema sottocutaneo dovuti all'aumento dei livelli di estrogeni e progesterone durante la gravidanza, potrebbero causare l'insorgenza di ACNES.[30] Tuttavia, sono necessari ulteriori studi per chiarire il meccanismo attraverso il quale i contraccettivi orali possono influenzare il tessuto adiposo in un'area specifica del tessuto sottocutaneo.

La classificazione eziopatogenetica dell'ACNES

Item 2	Media ±s.d 1° round	Media ± s.d votazione CC	Mediana 1° round	Mediana votazione CC	ICC	Risultato finale
L'ACNES è suddividibile in: 1) ACNES dovuto a gravidanza; 2) ACNES di origine non traumatica; 3) ACNES di origine traumatica; 4) ACNES causato del modello prestativo; 5) ACNES di origine iatrogena. 6) ACNES idiopatico	⊗	8.37±0.72	---	8.5	---	C/A

L'ACNES può essere suddiviso in 5 categorie principali:
1) ACNES dovuto alla gravidanza
2) ACNES di origine non-traumatica;
3) ACNES di origine traumatica
4) ACNES causato dal modello prestativo della disciplina sportiva praticata
5) ACNES di origine iatrogena
6) ACNES idiopatico

Valutazione clinica

La combinazione di sintomi e segni clinici, unitamente alla storia anamnestica del paziente, soprattutto se confermati dalla positività di un rectus sheath block (esame fortemente consigliato), possono condurre alla diagnosi di ACNES in un paziente che lamenti dolore a livello della parete addominale anteriore.[12] In un quadro di ACNES l'esame clinico dovrebbe rivelare la presenza di uno, o più, tender points ben localizzati, che generano una viva sensazione algica alla pressione digitale mirata (Carnett's sign). Il quadro clinico è caratterizzato da un dolore addominale più o meno continuo, talvolta altalenante, limitato ad una piccola area ben localizzata ($< 2\ cm^2$), principalmente posta ai margini laterali del muscolo retto dell'addome. L'area di massima dolorabilità dovrebbe essere concordante con il territorio di innervazione dei nervi intercostali. Il Carnett's sign è tipicamente positivo (in circa l'87% dei casi); anche se quest'ultimo non è sufficientemente specifico per diagnosticare un quadro di ACNES.[12] Per questa ragione, la diagnosi clinica dovrebbe essere confermata da un blocco diagnostico (i.e. rectus sheath block)[10]. La positività del blocco diagnostico è legata al fatto che il paziente, a fronte di quest'ultimo, riferisca una diminuzione del dolore pari ad almeno il 50% su scala VAS. In aggiunta, od in alternativa, al Carnett test, può essere eseguito anche il pincher test.[2] Il dolore è per lo più localizzato ai dermatomeri della parete addominale compresi tra i territori T9 e T12 (88%).[12] Per una corretta diagnosi di ACNES, è importante che durante l'anamnesi il sintomo algico del paziente venga attentamente valutato e che venga identificato con precisione il punto di localizzazione anatomica del massimo dolore percepito (<2 cm di diametro) che dovrebbe in generale trovarsi tra la linea mediana e il bordo laterale del muscolo retto dell'addome.[1] La diagnosi differenziale comprende: eziologia viscerale intra-addominale, ernia inguinale, disturbi miofasciali, neoplasia, nevralgia,[2,17] lesione muscolare dei muscoli della parete addominale ed ernia di Spigelio.[31] Ulteriori diagnosi differenziali, sebbene di più raro riscontro, possono essere: slipping rib syndrome, ematoma della guaina del retto, infezione della parete addominale, patologie intra-addominali che comportano aderenze alla parete addominale stessa, poliradicolopatia toracica diabetica, herpes zoster, xifodinia e adiposi dolorosa.[32-37] I segni clinici che differenziano l'ACNES dal dolore viscerale intra-addominale sono mostrati nella tabella 1.

Imaging

Dal momento che l'ACNES si verifica a causa dell'intrappolamento di piccoli rami terminali dei nervi intercostali, è importante ricordare che questi ultimi sono puramente sensoriali a livello del muscolo retto e, soprattutto, che spesso hanno un diametro inferiore ad 1 mm. Per questo motivo è purtroppo preclusa qualsiasi indagine di imaging adeguata.[22] Inoltre, i nervi cutanei hanno distribuzioni anatomiche molto più variabili rispetto ai nervi principali degli arti, situazione che rende ancor più difficile confermare la diagnosi di entrapment nervoso mediante esami di imaging.[38] Infatti, rispetto ai nervi principali delle estremità, esistono meno punti di riferimento anatomici per la scansione dei nervi cutanei, sebbene questi ultimi siano localizzati più superficialmente.[39,40] Inoltre, i nervi cutanei sono di piccole dimensioni e comprendoni solo pochi fasci nervosi; per tal motivo la tipica presentazione a nido d'ape dei nervi periferici profondi visibile all'esame ecografico è di difficile, se non impossibile, riscontro nei nervi cutanei.[38] Pertanto, poiché l'esame di imaging è quasi sempre normale, l'ACNES è stata a lungo considerata come una condizione clinica "illusoria" e, conseguentemente, ha suscitato un forte scetticismo.

Trattamento

Le opzioni terapeutiche dell'ACNES si basano sull'assunto che il quadro sia causato dall'intrappolamento, e dal conseguente processo irritativo, dei nervi intercostali.

Trattamento conservativo

Modalità come la terapia riabilitativa e la terapia fisica che comprende, il massaggio del tessuto connettivo ed altre forme di terapia fisica e strumentale sono, ad oggi, oggetto di dibattito per ciò che riguarda la loro efficacia.[41]

Trattamento medico

Le infiltrazioni locali con un anestetico e/o corticosteroidi rappresentano un trattamento efficace per l'ACNES, con una percentuale di outcome positivo compreso tra il 70% ed il 99%.[3,5,6,41-45] Le alternative all'infiltrazione locale di anestetici e corticosteroidi comprendono il transversus abdominis plane block (TAP block), il rectus sheath block e la neurolisi con fenolo; tuttavia, l'efficacia e la sicurezza di queste modalità non sono ben documentate.[3] La radiofrequenza pulsata (PRF) sembra essere un'opzione di trattamento efficace e minimamente invasiva e può pertanto essere presa in considerazione nei pazienti che hanno fallito le opzioni di trattamento conservativo, prima di procedere ad una procedura di neurectomia.[46] La neurectomia per via anteriore potrebbe risultare un trattamento maggiormente efficace rispetto alla PRF nei pazienti con ACNES; tuttavia, non debbono essere dimenticate le potenziali complicanze associate alla procedura chirurgica.[46] In ogni caso, la PRF, in un follow-up a breve termine di 6-8 settimane, ha un out come positivo compreso tra il 38% e il 50%.[46,47]

Trattamento chirurgico

Per i casi refrattari sia alla terapia conservativa, che a quella medica, la neurectomia si mostra generalmente in grado di risolvere il quadro algico.[22] L'intervento chirurgico è riservato ai pazienti che hanno ottenuto un sollievo,perlomeno temporaneo, mediante due blocchi eco guidati distinti; il secondo blocco viene eseguito per ridurre la possibilità di effetto placebo a fronte del primo.[48] La procedura di neurectomia prevede che i rami nervosi terminali dei nervi intercostali vengano identificati e rimossi nel punto di massimo dolore a livello del muscolo retto dell'addome.[22] Il successo del trattamento chirurgico varia dall'86% al 100%.[10,22,48-50] Un certo numero di pazienti (~15%) richiede un re-intervento per persistenti o ricorrenti dolori nella stessa locazione anatomica.[48] La revisione chirurgica prevede una procedura di neurectomia per via laparoscopica ed ottiene successo in circa i due terzi dei pazienti affetti da ACNES con dolore persistente o recidivante dopo neurectomia anteriore. Le complicanze postoperatorie comprendono la formazione di ematomi/sieromi e l'infezione della ferita chirurgica.[7,8,51]

Item 3	Media ±s.d 1° round	Media ± s.d votazione CC	Mediana 1° round	Mediana votazione CC	ICC	Risultato finale
I trattamenti medici che godono di qualche evidenza sono: 1) Infiltrazioni locali di anestetici e corticosteroidi 2) Radiofrequenza pulsata (PRF)	⊗	7.93±1.14	---	8	---	C/A

Item 4	Media ±s.d 1° round	Media ± s.d votazione CC	Mediana 1° round	Mediana votazione CC	ICC	Risultato finale
Per i casi refrattari al trattamento conservativo è indicata la neurectomia	⊗	7.73±1.78	---	8	---	C/A

Quadro clinico, radiologico e laboratoristico	Dolore viscerale intra-addominale	ACNES
Imaging avanzata	Spesso	Solitamente negativa
Carnett's sign	Negativo	Positivo
Sintomi costituzionali	Anoressia, brividi, febbre, perdita di peso	Tipicamente assenti
Sintomi gastrointerstinali e/o genito-urinari	Alterazioni dell'alvo, disuria, minzione frequente, sanguinamento gastrointestinale, ittero, nausea, sanguinamento o secrezione vaginale, vomito	Tipicamente assenti
Esami di laboratorio	Leucocitosi, presenza di marker infiammatori, alterazione dei valori di LDH	Usualmente entro i limiti
Caratteristiche del dolore	Aggravato/diminuito dall'assunzione di cibo o	Non correlato ai pasti od alla funzione intestinale, costante o fluttuante, non peristaltico

	dalla defecazione, dolore peristaltico	
Predominanza di genere	Nessuna	Femminile
Tender points	La localizzazione dipende dalla patologia; relativamente vago	Area dolente superficiale chiaramente identificabile < 2 cm, tipicamente vicino al retto dell'addome

Tabella 1: I risultati clinici, radiologici e laboratoristici che differenziano l'ACNES dal dolore viscerale intra-addominale.

Conclusioni

Gli esperti facenti parte della CC hanno ritenuto che l'ACNES rappresenti un possibile quadro clinico nell'ambito dell'eziopatogenesi della GPS e sia suddivisibile in 6 categorie. Pertanto è stato incluso nella categoria "Cause neurologiche". I trattamenti medici che, ad oggi in letteratura, godono di qualche evidenza sono le infiltrazioni locali di anestetici e corticosteroidi e la PRF. Infine, per i casi refrattari al trattamento conservativo è indicata la neurectomia

Item 5	Media ±s.d 1° round	Media ± s.d votazione CC	Mediana 1° round	Mediana votazione CC	ICC	Risultato finale
L'ACNES dovrebbe essere incluso nella categoria "Cause neurologiche"	8.08±1.82	8.23±0.77	9	8	0.85	C/A

Bibliografia

1. Scheltinga MR, Roumen RM. Anterior cutaneous nerve entrapment syndrome (ACNES). Hernia. 2018 Jun;22(3):507-516. doi: 10.1007/s10029-017-1710-z. Epub 2017 Dec 21. PMID: 29270882.
2. Siawash M, Roumen R, Ten WTA, van Heurn E, Scheltinga M. Diagnostic characteristics of anterior cutaneous nerve entrapment syndrome in childhood. Eur J Pediatr. 2018 Jun;177(6):835-839. doi: 10.1007/s00431-018-3125-y. Epub 2018 Mar 7. PMID: 29516161.
3. Shian B, Larson ST. Abdominal Wall Pain: Clinical Evaluation, Differential Diagnosis, and Treatment. Am Fam Physician. 2018 Oct 1;98(7):429-436. PMID: 30252418.
4. Applegate WV. Abdominal cutaneous nerve entrapment syndrome. Surgery. 1972 Jan;71(1):118-24. PMID: 4332389.
5. Boelens OB, Scheltinga MR, Houterman S, Roumen RM. Randomized clinical trial of trigger point infiltration with lidocaine to diagnose anterior cutaneous nerve entrapment syndrome. Br J Surg. 2013 Jan;100(2):217-21. doi: 10.1002/bjs.8958. Epub 2012 Nov 23. PMID: 23180371.
6. Boelens OB, van Assen T, Houterman S, Scheltinga MR, Roumen RM. A double-blind, randomized, controlled trial on surgery for chronic abdominal pain due to anterior cutaneous nerve entrapment syndrome. Ann Surg. 2013 May;257(5):845-9
doi: 10.1097/SLA.0b013e318285f930. PMID: 23470571.
7. Boelens OB, Scheltinga MR, Houterman S, Roumen RM. Management of anterior cutaneous nerve entrapment syndrome in a cohort of 139 patients. Ann Surg. 2011 Dec;254(6):1054-8.
doi: 10.1097/SLA.0b013e31822d78b8. PMID: 21881494.
8. vanAssen T, Brouns JA, Scheltinga MR, Roumen RM. Incidence of abdominal pain due to the anterior cutaneous nerve entrapment syndrome in an emergency department. Scand J Trauma ResuscEmerg Med. 2015 Feb 8;23:19. doi: 10.1186/s13049-015-0096-0. PMID: 25887961; PMCID: PMC4327965.
9. vanAssen T, Boelens OB, van Eerten PV, Perquin C, Scheltinga MR, Roumen RM. Long-term success rates after an anterior neurectomy in patients with an abdominal cutaneous nerve entrapment syndrome. Surgery. 2015 Jan;157(1):137-43. doi: 10.1016/j.surg.2014.05.022. Epub 2014 Oct 14. PMID: 25444218.
10. Siawash M, Maatman R, TjonA Ten W, van Heurn E, Roumen R, Scheltinga M. Anterior neurectomy in children with a recalcitrant anterior

cutaneous nerve entrapment syndrome is safe and successful. J Pediatr Surg. 2017 Mar;52(3):478-480. doi: 10.1016/j.jpedsurg.2016.08.020. Epub 2016 Sep 1. PMID: 27622587.

11. Siawash M, Mol F, Tjon-A-Ten W, Perquin C, van Eerten P, van Heurn E, Roumen R, Scheltinga M. Anterior rectus sheath blocks in children with abdominal wall pain due to anterior cutaneous nerve entrapment syndrome: a prospective case series of 85 children. PaediatrAnaesth. 2017 May;27(5):545-550. doi: 10.1111/pan.13084. Epub 2017 Mar 10. PMID: 28295822.

12. Watari T, Tokuda Y. Anterior cutaneous nerve entrapment syndrome. BMJ Case Rep. 2019 Dec 2;12(12):e232765. doi: 10.1136/bcr-2019-232765. PMID: 31796444; PMCID: PMC7001699.

13. Siawash M, de Jager-Kievit JW, Ten WT, Roumen RM, Scheltinga MR. Prevalence of Anterior Cutaneous Nerve Entrapment Syndrome in a Pediatric Population With Chronic Abdominal Pain. J PediatrGastroenterolNutr. 2016 Mar;62(3):399-402.
doi: 10.1097/MPG.0000000000000966. PMID: 26327211.

14. Gray DW, Dixon JM, Seabrook G, Collin J. Is abdominal wall tenderness a useful sign in the diagnosis of non-specific abdominal pain? Ann R CollSurg Engl. 1988 Jul;70(4):233-4. PMID: 2970820; PMCID: PMC2498809.

15. Srinivasan R, Greenbaum DS. Chronic abdominal wall pain: a frequently overlooked problem. Practical approach to diagnosis and management. Am J Gastroenterol. 2002 Apr;97(4):824-30. doi: 10.1111/j.1572-0241.2002.05662.x. PMID: 12003414.

16. McGarrity TJ, Peters DJ, Thompson C, McGarrity SJ. Outcome of patients with chronic abdominal pain referred to chronic pain clinic. Am J Gastroenterol. 2000 Jul;95(7):1812-6.
doi:10.1111/j.1572-0241.2000.02170.x. PMID: 10925989.Am J Gastroenterol. 2000; 95:1812–1816

17. Lindsetmo RO, Stulberg J. Chronic abdominal wall pain -a diagnostic challenge for the surgeon. Am J Surg. 2009 Jul;198(1):129-34. doi: 10.1016/j.amjsurg.2008.10.027. PMID: 19555786.

18. Skinner AV, Lauder GR. Rectus sheath block: successful use in the chronic pain management of pediatric abdominal wall pain. PaediatrAnaesth. 2007 Dec;17(12):1203-11.
doi: 10.1111/j.1460-9592.2007.02345.x. PMID: 17986041.

19. Bairdain S, Dinakar P, Mooney DP. Anterior Cutaneous Nerve Entrapment Syndrome in Children. J Pediatr Surg. 2015 Jul;50(7):1177-9. doi: 10.1016/j.jpedsurg.2015.01.006. Epub 2015 Jan 16. PMID: 25783401.

20. Okamoto T, Fukuda K. Anterior Cutaneous Nerve Entrapment Syndrome Occurring after Endoscopy. Case Rep Gastroenterol. 2020 Jul 28;14(2):377-382. doi: 10.1159/000508440. PMID: 32884514; PMCID: PMC7443681.

21. Wolfhagen FHJ. Endoscopy-induced anterior cutaneous nerve entrapment syndrome: a case series. EndoscInt Open. 2022 Apr 14;10(4):E544-E548. doi: 10.1055/a-1784-0504. PMID: 35433229; PMCID: PMC9010097.

22. Eerten P, Scheltinga MR, Roumen R. Characteristics of 1116 Consecutive Patients Diagnosed With Anterior Cutaneous Nerve Entrapment Syndrome (ACNES). Ann Surg. 2021 Feb 1;273(2):373-378. doi: 10.1097/SLA.0000000000003224. PMID: 30817351.

23. Sippo WC, Gomez AC. Nerve-entrapment syndromes from lower abdominal surgery. J FamPract. 1987 Dec;25(6):585-7. PMID: 3681220.

24. Koop H, Koprdova S, Schürmann C. Chronic Abdominal Wall Pain. DtschArztebl Int. 2016 Jan 29;113(4):51-7.
doi: 10.3238/arztebl.2016.0051.
PMID: 26883414; PMCID: PMC4760149.

25. Akhnikh S, de Korte N, de Winter P. Anterior cutaneous nerve entrapment syndrome (ACNES): the forgotten diagnosis. Eur J Pediatr. 2014 Apr;173(4):445-9. doi: 10.1007/s00431-013-2140-2. Epub 2013 Nov 7. PMID: 24197667.

26. Peleg R. Abdominal wall pain caused by cutaneous nerve entrapment in an adolescent girl taking oral contraceptive pills. J AdolescHealth. 1999 Jan;24(1):45-7. doi: 10.1016/s1054-139x(98)00034-2. PMID: 9890364.

27. Omura D, Obika M, Iwamuro M, Nagao S, Nada T, Matsuzaki T, Kondo Y, Otsuka F. Anterior Cutaneous Nerve Entrapment Syndrome Possibly Triggered by Oral Contraceptives. Intern Med. 2019 May 15;58(10):1507-1509. doi: 10.2169/internalmedicine.1361-18. Epub 2019 Feb 1. PMID: 30713291; PMCID: PMC6548911.

28. Lee CG, Carr MC, Murdoch SJ, Mitchell E, Woods NF, Wener MH, Chandler WL, Boyko EJ, Brunzell JD. Adipokines, inflammation, and visceral adiposity across the menopausal transition: a prospective study. J ClinEndocrinolMetab. 2009 Apr;94(4):1104-10. doi: 10.1210/jc.2008-0701. Epub 2009 Jan 6. PMID: 19126626; PMCID: PMC2682462.. J ClinEndocrinolMetab. 2009; 94: 1104-1110.

29.Clegg DJ, Brown LM, Woods SC, Benoit SC. Gonadal hormones determine sensitivity to central leptin and insulin. Diabetes. 2006 Apr;55(4):978-87. doi: 10.2337/diabetes.55.04.06.db05-1339. Erratum in: Diabetes. 2007 Oct;56(10):2649. Dosage error in article text. PMID: 16567519.

30.Peleg R, Gohar J, Koretz M, Peleg A. Abdominal wall pain in pregnant women caused by thoracic lateral cutaneous nerve entrapment. Eur J ObstetGynecolReprod Biol. 1997 Aug;74(2):169-71. doi: 10.1016/s0301-2115(97)00114-0. PMID: 9306112.Eur J ObstetGynecolReprod Biol. 1997;74: 169-171.

31.Towfigh S, Anderson S, Walker A. When it is not a Spigelian hernia: abdominal cutaneous nerve entrapment syndrome. Am Surg. 2013 Oct;79(10):1111-4. PMID: 24160810.

32.Howell JM. Xiphodynia: a report of three cases. J Emerg Med. 1992 Jul-Aug;10(4):435-8. doi: 10.1016/0736-4679(92)90272-u. PMID: 1430980.

33.Meuwly JY, Wicky S, Schnyder P, Lepori D. Slipping rib syndrome: a place for sonography in the diagnosis of a frequently overlooked cause of abdominal or low thoracic pain. J Ultrasound Med. 2002 Mar;21(3):339-43. doi: 10.7863/jum.2002.21.3.339. PMID: 11883545.

34.Longstreth GF. Diabetic thoracic polyradiculopathy. Best Pract Res ClinGastroenterol. 2005 Apr;19(2):275-81.
doi: 10.1016/j.bpg.2004.09.003. PMID: 15833693.

35.Cherry WB, Mueller PS. Rectus sheath hematoma: review of 126 cases at a single institution. Medicine (Baltimore). 2006 Mar;85(2):105-110. doi: 10.1097/01.md.0000216818.13067.5a. PMID: 16609349.

36.Ding Y, Zhu J. A retrospective review of abdominal wall endometriosis in Shanghai, China. Int J Gynaecol Obstet. 2013 Apr;121(1):41-4. doi: 10.1016/j.ijgo.2012.11.011. Epub 2013 Jan 23. PMID: 23352735.

37.Karaca B, Tarakci H, Tumer E, Calik S, Sen N, Sivrikoz ON. Primary abdominal wall actinomycosis. Hernia. 2015 Dec;19(6):1015-8. doi: 10.1007/s10029-013-1208-2. Epub 2014 Jan 4. PMID: 24389631.

38.Chang KV, Mezian K, Naňka O, Wu WT, Lou YM, Wang JC, Martinoli C, Özçakar L. Ultrasound Imaging for the Cutaneous Nerves of the Extremities and Relevant Entrapment Syndromes: From Anatomy to Clinical Implications. J Clin Med. 2018 Nov 21;7(11):457. doi: 10.3390/jcm7110457. PMID: 30469370; PMCID: PMC6262579.

39.Hung CY, Hsiao MY, Özçakar L, Chang KV, Wu CH, Wang TG, Chen WS. Sonographic Tracking of the Lower Limb Peripheral Nerves: A Pictorial Essay and Video Demonstration. Am J Phys Med Rehabil. 2016

Sep;95(9):698-708. doi: 10.1097/PHM.0000000000000463. PMID: 26945217.

40. Wu CH, Chang KV, Özçakar L, Hsiao MY, Hung CY, Shyu SG, Wang TG, Chen WS. Sonographic tracking of the upper limb peripheral nerves: a pictorial essay and video demonstration. Am J PhysMedRehabil. 2015 Sep;94(9):740-7.
doi: 10.1097/PHM.0000000000000344. PMID: 26135374.

41. Chrona E, Kostopanagiotou G, Damigos D, Batistaki C. Anteriorcutaneous nerve entrapment syndrome: management challenges. J Pain Res. 2017 Jan 13; 10:145-156.
doi:10.2147/JPR.S99337. PMID: 28144159; PMCID: PMC5245914.

42. Bourne IH. Treatment of painful conditions of the abdominal wall with local injections. Practitioner. 1980 Sep;224(1347):921-5. PMID: 6449697.

43. Shute WB. Abdominal wall pain--the primary diagnosis. ZentralblGynakol. 1984;106(5):309-13. PMID: 6232783.

44. Kuan LC, Li YT, Chen FM, Tseng CJ, Wu SF, Kuo TC. Efficacy of treating abdominal wall pain by local injection. Taiwan J Obstet Gynecol. 2006 Sep;45(3):239-43. doi: 10.1016/S1028-4559(09)60232-1. PMID: 17175471.Taiwan J Obstet Gynecol. 2006; 45(3): 239-243.

45. Alnahhas MF, Oxentenko SC, Locke GR III, et al. Outcomes of ultrasound-guided trigger point injection for abdominal wall pain. Dig Dis Sci. 2016; 61(2): 572-577.

46. Maatman RC, van Kuijk SMJ, Steegers MAH, Boelens OBA, Lim TC, Scheltinga MRM, Roumen RMH. A Randomized Controlled Trial to Evaluate the Effect of Pulsed Radiofrequency as a Treatment for Anterior Cutaneous Nerve Entrapment Syndrome in Comparison to Anterior Neurectomy. Pain Pract. 2019 Sep;19(7):751-761.
doi: 10.1111/papr.12806. Epub 2019 Jul 19. PMID: 31188514.

47. Maatman RC, Steegers MAH, Kallewaard JW, Scheltinga MRM, Roumen RMH. Pulsed Radiofrequency as a Minimally Invasive Treatment Option in Anterior Cutaneous Nerve Entrapment Syndrome: A Retrospective Analysis of 26 Patients. J Clin Med Res. 2018 Jun;10(6):508-515. doi: 10.14740/jocmr3354w. Epub 2018 Apr 13. PMID: 29707093; PMCID: PMC5916540.

48. Mooney DP. The technique of cutaneous neurectomy for anterior cutaneous nerve entrapment syndrome. J Pediatr Surg. 2020 Jun;55(6):1142-1144. doi: 10.1016/j.jpedsurg.2020.02.013. Epub 2020 Feb 20. PMID: 32151399.

49. Scheltinga MR, Boelens OB, Tjon A Ten WE, Roumen RM. Surgery for refractory anterior cutaneous nerve entrapment syndrome (ACNES) in children. J Pediatr Surg. 2011 Apr;46(4):699-703. doi: 10.1016/j.jpedsurg.2010.08.054. PMID: 21496540.

50. Armstrong LB, Dinakar P, Mooney DP. Neurectomy for anterior cutaneous nerve entrapment syndrome in children. J Pediatr Surg. 2018 Aug;53(8):1547-1549. doi: 10.1016/j.jpedsurg.2017.11.062. Epub 2017 Dec 8. PMID: 29321104.

51. vanAssen T, Boelens OB, van Eerten PV, Scheltinga MR, Roumen RM. Surgical options after a failed neurectomy in anterior cutaneous nerve entrapment syndrome. World J Surg. 2014 Dec;38(12):3105-11. doi: 10.1007/s00268-014-2737-2. PMID: 25189442.

CAPITOLO 4. ANTERIOR INFERIOR ILIAC SPINE IMPINGEMENT E SUBSPINE IMPINGEMENT

L'anterior inferior iliac spine impingement

Introduzione

Un'anormale morfologia sia della spina iliaca antero-inferiore (AIIS), che della regione sotto-spinale della rima acetabolare (subspine region), rappresentano una ben conosciuta causa di GPS.[1-4] L'AIIS è una prominenza ossea dalla quale originano sia il tendine diretto del muscolo retto femorale, che il muscolo ileo-capsulare. L'AIIS è situata superiormente ed antero-medialmente rispetto al punto più laterale della rima acetabolare. In un'AIIS di morfologia normale è possibile osservare una parete iliaca liscia e di forma concava che si estende dal bordo dell'acetabolo sino al bordo inferiore dell'AIIS stessa. Questa piccola concavità fornisce l'inserzione alla capsula articolare, al legamento ilio femorale (antero lateralmente) ed al tendine riflesso del retto femorale (lateralmente).[1] Questa porzione concava dell'ileo rappresenta anche un recesso anatomico per i tessuti molli durante i movimenti di flessione, adduzione e rotazione interna dell'anca [5-7]

L' AIIS è composta da due distinte faccette:

i. La faccetta superiore dalla quale prende origine il tendine diretto del m. retto femorale.
ii. La faccetta inferiore che fornisce l'inserzione al muscolo ileo-capsulare.

Le due faccette sono separate in modo chiaramente definito dalla cresta dell'AIIS.[8]

In letteratura sono descritte tre diverse variazioni morfologiche dell'AIIS[2]:

i. Tipo I, nel quale è presente una parete iliaca liscia tra il livello più caudale dell'AIIS ed il bordo antero-superiore.
ii. Tipo II, in cui la prominenza dell'AIIS si estende a livello, od al di sopra, del bordo acetabolare.

iii. Tipo III, in cui l'AIIS si estende distalmente rispetto al bordo acetabolare.

In conformità a questa classificazione è possibile stabilire una media della flessione massimale dell'articolazione dell'anca, che risulterebbe pari a 120°, 107° e 93°, rispettivamente per un AIIS di tipo I, II e III. Parimenti, è possibile anche stabilire, sempre in base alla morfologia dell'AIIS, un valore medio di rotazione interna dell'anca che sarebbe pari a 21°, 11° ed 8°, sempre rispettivamente per una morfologia di tipo I, II e III.[2] Lo studio di Hetsroni et al.[2] al di là delle limitazioni dovute al suo study design, comunque ben descrive le variabili morfologiche dell'AIIS e l'influenza esercitata da queste ultime nell'ambito dei movimenti dell'articolazione coxo-femorale.

Morales-Avalos et al.[7] propongono, a loro volta, una diversa classificazione, in ogni caso pur sempre basata sulle differenze morfologiche, dell'AIIS:

i. Tipo I, in cui è presente un incavo od una superficie concava tra l'AIIS e il bordo acetabolare.
ii. Tipo IIA, in cui si osserva una superficie piana.
iii. Tipo IIB in cui è presente una superficie convessa che prosegue direttamente con il bordo.
iv. Tipo III, in cui l'AIIS sporge nell'acetabolo, invadendo inferiormente il bordo acetabolare stesso, oppure nel quale è visibile una grossolana prominenza ossea anteriore con la presenza di più spicole e/o di un osso sporgente.

In entrambe le classificazioni[2,7] un'AIIS di morfologia normale, viene descritta di dimensione regolare e con una parete liscia e concava tra il bordo acetabolare e la regione caudale. Al contrario, un'anormalità morfologica dell'AIIS viene, in entrambe le classificazioni, descritta come un appiattimento od una prominenza nella regione compresa tra il bordo caudale dell'AIIS ed il bordo acetabolare con un AIIS morfologicamente normale, oppure un'AIIS di forma anomala che si estende distalmente al bordo mostrando un conflitto diretto con il collo femorale.

E' importante ricordare che la locazione anatomica dell'AIIS è extra-capsulare. Infatti, l'AIIS non mostra nessuna connessione anatomica diretta con l'articolazione dell'anca, fatta eccezione per l'inserzione del muscolo ileo-capsulare ed il tendine riflesso del muscolo retto femorale.[8,9] Al contrario, la "subspine region" è essenzialmente intra-capsulare.[5] Un'anormalità morfologica della AIIS può causare un anormale contatto con la testa od il collo femorale, anche se il punto d'impingement è generalmente più distale a quello riscontrabile il un Cam-FAI, in un Pincer-FAI od in una forma mista.[1]

Eziopatogenesi

L'ipertrofia dell'AIIS causata dalla trazione cronica operata su quest'ultima principalmente da parte del tendine diretto del muscolo retto femorale ed, in grado minore, dal muscolo ileo-capsulare, rappresenta la causa principale di impingement dell'AIIS. Oltre a questo, un'anormalità morfologica dell'AIIS può essere la conseguenza di un mal consolidamento di un'avulsione apofisaria o di un ossificazione eterotopica di una lesione, generalmente indiretta, del tendine diretto del retto femorale.[1,2,10,11] Infine, un'ipertrofia dell'AIIS può rappresentare l'esito di un'anormalità dello sviluppo o di una chirurgia pelvica.[10-13] Il paziente con un quadro di AIIS impingement, spesso riferisce, in anamnesi remota, episodi di avulsione del tendine diretto od indiretto del muscolo retto femorale durante il periodo adolescenziale.[5] Tuttavia, un'ipertrofia dell'AIIS può rappresentare anche l'esito di ripetute lesioni indirette del tendine diretto del muscolo retto femorale, occorse durante attività sportive e gesti tecnici quali lo sprint, i cambi di direzione od il movimento del calciare, soprattutto se tali episodi si sono verificati nel periodo dell'adolescenza.[1,14] In letteratura vengono descritte anche delle anomalie congenite o legate ad alterazioni dello sviluppo, come il "pelvic digit o "pelvic rib".[15] La "pelvic rib" consiste in una formazione ossea cortico-midollare istologicamente simile ad un osso costale. Alcuni autori hanno proposto l'ipotesi che una "pelvic rib" possa originarsi da un centro di ossificazione costale o sternale, oppure dallo spostamento di un centro di ossificazione iliaco.[16] Più recentemente, altri autori hanno considerato l'ipotesi che la "pelvic rib" possa originarsi dal mesoderma embrionale con la potenziale formazione di una costola che in seguito fallisce per un processo di apoptosi.[17] Sempre nel contesto clinico dell' AIIS impingement congenito, occorre ricordare che alcuni autori hanno, in tempi più recenti, evocato una sua possibile associazione con la retroversione acetabolare, situazione che potrebbe comportare un rotazione eccessivamente anteriore dell'AIIS ed un suo conseguente spostamento distale.[1]

Presentazione clinica dell'AIIS impingement

Il paziente con AIIS impingement mostra, all'esame clinico, una limitazione nella flessione dell'articolazione dell'anca ed una limitazione algica nei movimenti di adduzione ed intra-rotazione della stessa con anca flessa a 90°. La sintomatologia algica può essere evocata anche con la palpazione mirata dall'AIIS.[5] La presentazione clinica di un AISS impingement, risulta molto simile a quella di un Cam-FAI e di un Pincer-FAI, la differenza maggiore tra questi quadri è rappresentata dal fatto che in un AIIS impingement un attento esame clinico può rivelare un'algia elettiva a livello dell'AIIS stessa.[14] I test clinici che un quadro di FAI ed uno di AIIS impingement hanno in comune sono il test di flessione-adduzione-rotazione interna (FADIR) ed il test di massima flessione.[2] Alcuni autori indicano proprio quest'ultimo test come quello di maggior specificità e sensibilità in caso di AIIS impingement.[18] Infine, è opportuno ricordare che, nel caso di un paziente che lamenti la persistenza di sintomatologia algica residua dopo intervento per FAI, dovrebbe essere presa in considerazione la coesistenza di un quadro di AIIS impingement o di SSI misconosciuto e quindi non trattato chirurgicamente.[4,19,20]

Imaging dell'AIIS impingement

L'esame di imaging nel caso di AIIS impingement consiste in una RX del bacino nelle proiezioni AP e falso profilo (figura 1). Nel caso di positività, si può osservare una AIIS prominente nella proiezione AP. Talvolta, è presente il cosiddetto "double cross-over sign". L'esame di TAC con ricostruzione 3D si rivela utile nell'acquisizione di informazioni aggiuntive, a scopo pre-operatorio, inerenti l' orientamento spaziale dell'impingement, mentre l'esame di RM m.d.c può risultare utile ai fini di determinare la presenza di altre patologie intra-articolari.[4,5] Alcuni autori hanno avanzato l'ipotesi che un decremento dell'antiversione acetabolare possa rappresentare un criterio diagnostico utile per AIIS impingement, anche nel caso di pazienti che presentino una AIIS di tipo I (i.e. di morfologia normale).[18] Nello specifico, gli stessi autori hanno proposto un valore di antiversione acetabolare pari a 18° come cutoff suggestivo per AIIS impingement (sensibilità 69.6%; specificità 67.6%).

Il trattamento conservativo dell'AIIS impingement

Il trattamento conservativo rappresenta la prima linea di trattamento da adottare nel caso di AIIS impingement e consiste sostanzialmente nella modificazione dell'attività, fisioterapia, e terapie infiltrative a base di anestetici e cortisonici. Tuttavia, l'efficacia di tale approccio non è, ad oggi, completamente chiarita.[21]

Il trattamento chirurgico dell'AIIS impingement

La tecnica chirurgica di scelta per l'AIIS impingement dipende dalla tipologia e dall'estensione dell'anomalia morfologica e dall'associazione di altre eventuali patologie intra-articolari. Per ciò che riguarda un AIIS impingement caratterizzato da un'importante estensione caudale, viene privilegiato un approccio artroscopico. L'artroscopia presenta anche l'indubbio vantaggio di poter contestualmente trattare le eventuali patologie intra-articolari concomitanti.[3] Tuttavia, nel caso di AIIS impingement isolato, senza patologie intra-articolari associate, nulla osta l'adozione di un approccio endoscopico extra-articolare. Alcuni autori, suggeriscono infatti una procedura open nel caso in cui vi sia un coinvolgimento del tendine diretto del muscolo retto femorale, situazione nella quale spesso si rende necessaria una disinserzione di quest'ultimo che viene poi re-inserito una volta ultimata la procedura di resezione della AIIIS.[3]

Il sub-spine impingement

Introduzione

Il sub-spine impingement (SSI) dovrebbe essere considerato alla stregua di un diverso quadro clinico rispetto al AIIS impingement, anche se le due situazioni possono tra loro coesistere. Infatti, l'ipertrofia della "sub-spine region", rappresenta un aspetto importante nell'ambito dell'impingement intra-articolare dell'articolazione dell'anca.[5] Lo SSI consiste nella presenza di una morfologia ossea anormale nella zona compresa tra la rima acetabolare ed il bordo caudale di un' AIIS altrimenti normale. Tale situazione anatomica può comportare un impingement dei tessuti molli e /o ossei.

Etiopatogenesi

L'ipertrofia della "sub-spine region" può essere causata da un eccessivo e cronico stress meccanico del legamento ileo-femorale e della capsula articolare anteriore, causati da ripetuti movimenti di estensione e rotazione dell'anca. Tale situazione esita in una riduzione dello spazio che accoglie i tessuti molli durante i movimenti di flessione, adduzione e rotazione interna dell'anca aumentando, in tal modo, il rischio di impingement di questi ultimi.[22,23]

La presentazione clinica del SSI

Il paziente che lamenti SSI, presenta una sintomatologia simile a quella del FAI. E'comunque interessante notare che l'ipertrofia della "sub-spine region" è più frequentemente associata al Pincer-FAI piuttosto che al Cam-FAI.[24,25] Durante la valutazione clinica sono evidenziabili una riduzione della flessione, della rotazione interna e dell'adduzione dell'anca.

L'imaging del SSI

Il SSI è valutabile radiologicamente tramite RX del bacino nelle proiezioni AP, Dunn 45° e falso profilo. Gli esami di TAC ed RM permettono un ulteriore approfondimento diagnostico, in particolar modo la RM permette di valutare la sofferenza dei tessuti molli dovuta all'impingement.

Il trattamento conservativo del SSI

Anche nel caso di SSI, il trattamento conservativo rappresenta la prima sceltam e consiste, come nel caso dell'AIIS impingement, nella modificazione dell'attività, nel trattamento fisiochinesiterapico e nella terapia infiltrativa a base di anestetici locali e corticosteroidi. Tuttavia, anche in questo caso, l'effettiva efficacia di tali terapie non è, ad oggi, completamente conosciuta.[21]

Il trattamento chirurgico del SSI

Alcuni i autori hanno descritto una tecnica di decompressione artroscopica dello SSI, nella quale la sub-spine region viene opportunamente sagomata.[5] Questa tecnica chirurgica prevede la rimozione di una certa quota di tessuto osseo anormale, allo scopo di ottenere una decompressione ottimale della sub-spine region.

L'outcome a seguito di decompressione chirurgica dell'AIIS e del SSI

Ad oggi, in letteratura sono presenti solamente un limitato numero di case reports che mostrano un buon outcome a seguito di decompressione chirurgica dell'AIIS impingement e del SSI. Oltre al limitato numero di studi specifici, occorre anche purtroppo riconoscere il fatto che la riabilitazione post-chirurgica di entrambi i tipi d'impingement non è stata, sino ad ora, studiata in modo sufficientemente obiettivo.[21] Pan et al.[14] sono stati i primi autori a descrivere un caso di un calciatore trentenne sottoposto a resezione della parte ipertrofica della AIIS con un approccio chirurgico in open. L'outcome ha evidenziato una completa risoluzione dei sintomi. Pochi anni più tardi, Larson et al.[1] descrivono 3 casi di pazienti, che mostravano anche un quadro associato di Cam-FAI, trattati con chirurgia artroscopia. Anche in questo caso l'outcome è stato positivo per tutti i pazienti.

Benedict et al.[26] in un case series (Livello di evidenza IV) hanno considerato 33 pazienti di sesso femminile trattati tramite decompressione artroscopia dell'AIIS impingement. L'outcome è stato basato sulla minimal clinically important difference (MCID). Ad un follow-up di 1 anno il MCID si mostrava migliorato nella maggioranza delle pazienti. Tuttavia, occorre notare che in tutte le pazienti era stata riscontrata anche una lesione del labbro acetabolare e che in 31 pazienti fu effettuato, nello stesso tempo chirurgico, una riparazione del labbro stesso, mentre una paziente era stata sottoposta ad un debridement labrale. Per tale ragione, questo studio non può essere, a tutti gli effetti, considerato come rivolto all'indagine dell'outcome post-chirurgico della decompressione isolata dell'AIIS impingement. A tale proposito occorre sottolineare il, fatto che la maggior parte degli studi, ad oggi ritrovabili in letteratura, che descrivono una decompressione chirurgica dell'AIIS impingement e del SSI, comportano un concomitante trattamento chirurgico del Cam-FAI del Pincer-FAI o della forme di FAI miste. Pertanto, l'outcome registrato non può essere obiettivamente attribuito alla sola chirurgia decompressiva dell'impingement.[1,14] In conclusione, allo scopo di poter valutare obiettivamente gli esiti di una chirurgia decompressiva delle due forme d'impingement sino ad ora descritte, sarebbero necessari ulteriori studi che prendano in considerazione esclusivamente chirurgie decompressive isolate.

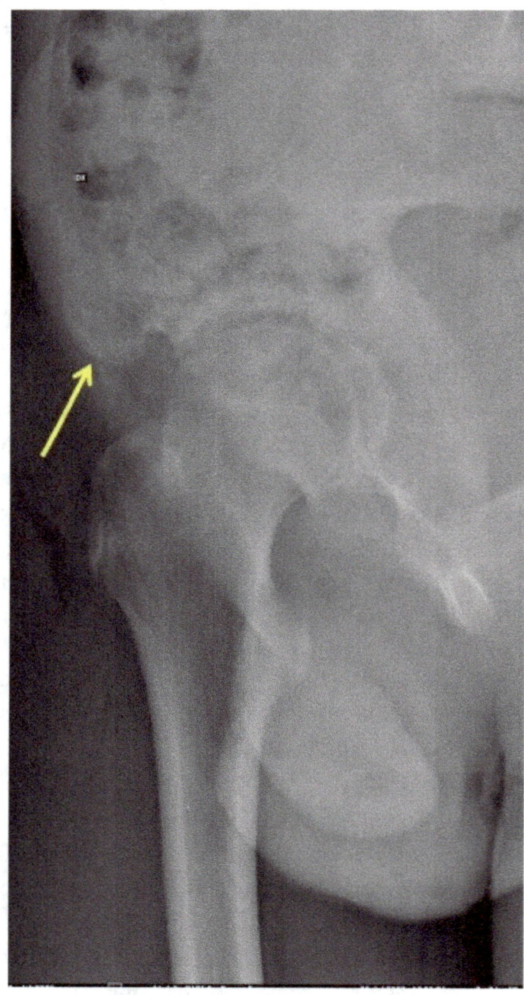

Figura 1: RX in proiezione antero-posteriore obliqua, dalla quale si evince un aspetto ipertrofico della spina iliaca antero-inferiore in esiti mal consolidati di pregresso distacco post-traumatico.

Conclusioni

Gli esperti facenti parte della CC hanno ritenuto che l'AIISI rappresenti una possibile, e relativamente frequente, situazione clinica nell'ambito dell'eziopatogenesi della GPS. Pertanto, tale quadro clinico è stato incluso in una nuova categoria denominata "Cause extra-articolari". Inoltre, nell'ambito della CC, si è convenuto che sia l'AIISI, che il SSI siano quadri clinici funzionali che possono risultare dalla combinazione di diverse morfologie.

Item 1	Media ±s.d 1° round	Media ± s.d votazione CC	Mediana 1° round	Mediana votazione CC	ICC	Risultato finale
L'AIISI è una possibile, e relativamente frequente, situazione clinica nell'ambito dell'eziopatogene si della GPS	9.0±2.24	8.33±1.06	9	9	0.81	C/A

Item 2	Media ±s.d 1° round	Media ± s.d votazione CC	Mediana 1° round	Mediana votazione CC	ICC	Risultato finale
L'AIISI potrebbe essere incluso nella categoria "Cause articolari". Tuttavia, andrebbe specificato che essendo una patologia extra-articolare viene incluso nella categoria "Cause articolari" per una ragione di semplificazione classificativa	1.0±1.58	1.86±1.07	1	1.5	0.57	I/D

Item 3	Media ±s.d 1° round	Media ± s.d votazione CC	Mediana 1° round	Mediana votazione CC	ICC	Risultato finale
L'AIISI dovrebbe essere incluso in una nuova categoria denominata "Cause extra-articolari". Tale categoria non era presente nella precedente Groin Pain Syndrome Italian Consensus Conference	9.0±2.11	8.16±1.72	9	9	0.59	C/A

Item 4	Media ±s.d 1° round	Media ± s.d votazione CC	Mediana 1° round	Mediana votazione CC	ICC	Risultato finale
Sia l'AIISI, che il SSI sono quadri clinici funzionali che possono risultare dalla combinazione di diverse morfologie.	⊗	8.43±0.72	9	---	---	C/A

Bibliografia

1. Larson CM, Kelly BT, Stone RM. Making a case for anterior inferior iliac spine/subspine hip impingement: three representative case reports and proposed concept. Arthroscopy. 2011 Dec;27(12):1732-7.
doi: 10.1016/j.arthro.2011.10.004. PMID: 22137327.

2. Hetsroni I, Poultsides L, Bedi A, Larson CM, Kelly BT. Anterior inferior iliac spine morphology correlates with hip range of motion: a classification system and dynamic model. Clin Orthop Relat Res. 2013 Aug;471(8):2497-503.
doi: 10.1007/s11999-013-2847-4. PMID: 23412732; PMCID: PMC3705064.

3. Carton P, Filan D. Anterior Inferior Iliac Spine (AIIS) and Subspine Hip Impingement. Muscles Ligaments Tendons J. 2016 Dec 21;6(3):324-336. doi: 10.11138/mltj/2016.6.3.324.
PMID: 28066737; PMCID: PMC5193522.

4. Nakano N, Yip G, Khanduja V. Current concepts in the diagnosis and management of extra-articular hip impingement syndromes. Int Orthop. 2017 Jul;41(7):1321-1328. doi: 10.1007/s00264-017-3431-4. Epub 2017 Apr 11. PMID: 28401279.

5. Carton P, Foley M, Patterson K. The Arthroscopic Classification of Sub-Spine Morphology in the Hip. Arthroscopy. Elsevier; 2013 Jan 31;29(12):e195-6.

6. Carton P. Anterior Inferior Iliac Spine Tubular Exostosis. Annual Conference for the International Society for Hip Arthroscopy. Cambridge, UK; 2015.

7. Morales-Avalos R, Leyva-Villegas J, Sanchez-Mejorada G, Mendez-Aguirre O. A New Morphological Classification of the Anterior Inferior Iliac Spine. Relevance in Subspine Impingement. Int J Morphol. 2015;33(2):626-31.

8. Philippon MJ, Michalski MP, Campbell KJ, Goldsmith MT, Devitt BM, Wijdicks CA, LaPrade RF. An anatomical study of the acetabulum with clinical applications to hip arthroscopy. J Bone Joint Surg Am. 2014 Oct 15;96(20):1673-82. doi: 10.2106/JBJS.M.01502. PMID: 25320193.

9. Ryan JM, Harris JD, Graham WC, Virk SS, Ellis TJ. Origin of the direct and reflected head of the rectus femoris: an anatomic study. Arthroscopy. 2014 Jul;30(7):796-802. doi: 10.1016/j.arthro.2014.03.003.

10. Rajasekhar C, Kumar KS, Bhamra MS. Avulsion fractures of the anterior inferior iliac spine: the case for surgical intervention. Int Orthop.

2001;24(6):364-5. doi: 10.1007/s002640000184. PMID: 11294433; PMCID: PMC3619920.

11. Matsuda DK, Calipusan CP. Adolescent femoroacetabular impingement from malunion of the anteroinferior iliac spine apophysis treated with arthroscopic spinoplasty. Orthopedics. 2012 Mar 7;35(3):e460-3. doi: 10.3928/01477447-20120222-44. PMID: 22385466.

12. Resnick JM, Carrasco CH, Edeiken J, Yasko AW, Ro JY, Ayala AG. Avulsion fracture of the anterior inferior iliac spine with abundant reactive ossification in the soft tissue. Skeletal Radiol. 1996 Aug;25(6):580-4. doi: 10.1007/s002560050140. PMID: 8865496.

13. Pointinger H, Munk P, Poeschl GP. Avulsion fracture of the anterior superior iliac spine following apophysitis. Br J Sports Med. 2003 Aug;37(4):361-2. doi: 10.1136/bjsm.37.4.361. PMID: 12893727; PMCID: PMC1724687.

14. Pan H, Kawanabe K, Akiyama H, Goto K, Onishi E, Nakamura T. Operative treatment of hip impingement caused by hypertrophy of the anterior inferior iliac spine. J Bone Joint Surg Br. 2008 May;90(5):677-9. doi: 10.1302/0301-620X.90B5.20005. PMID: 18450640.

15. Goyen M, Barkhausen J, Markschies NA, Debatin JF. The pelvic digit--a rare developmental anomaly. A case report with CT correlation and review of the literature. Acta Radiol. 2000 Jul;41(4):317-9. doi: 10.1080/028418500127345569. PMID: 10937749.

16. Sullivan D, Cornwell WS. Pelvic rib. Report of a case. Radiology. 1974 Feb;110(2):355-7. doi: 10.1148/110.2.355. PMID: 4810148.

17. Greenspan A, Norman A. The "pelvic digit"--an unusual developmental anomaly. Skeletal Radiol. 1982;9(2):118-22. doi: 10.1007/BF00360495. PMID: 7163821.

18. Aguilera-Bohorquez B, Brugiatti M, Coaquira R, Cantor E. Frequency of Subspine Impingement in Patients With Femoroacetabular Impingement Evaluated With a 3-Dimensional Dynamic Study. Arthroscopy. 2019 Jan;35(1):91-96. doi: 10.1016/j.arthro.2018.08.035. PMID: 30611374.

19. Ward JP, Rogers P, Youm T. Failed hip arthroscopy: causes and treatment options. Orthopedics. 2012 Jul 1;35(7):612-7. doi: 10.3928/01477447-20120621-11. PMID: 22784891.

20. Larson CM, Giveans MR, Samuelson KM, Stone RM, Bedi A. Arthroscopic Hip Revision Surgery for Residual Femoroacetabular Impingement (FAI): Surgical Outcomes Compared With a Matched Cohort After Primary Arthroscopic FAI Correction. Am J Sports Med. 2014

Aug;42(8):1785-90. doi: 10.1177/0363546514534181. Epub 2014 May 29. PMID: 24875469.

21. De Sa D, Alradwan H, Cargnelli S, Thawer Z, Simunovic N, Cadet E, Bonin N, Larson C, Ayeni OR. Extra-articular hip impingement: a systematic review examining operative treatment of psoas, subspine, ischiofemoral, and greater trochanteric/pelvic impingement. Arthroscopy. 2014 Aug;30(8):1026-41. doi: 10.1016/j.arthro.2014.02.042. Epub 2014 May 2. PMID: 24793209.

22. Martin HD, Savage A, Braly BA, Palmer IJ, Beall DP, Kelly B. The function of the hip capsular ligaments: a quantitative report. Arthroscopy. 2008 Feb;24(2):188-95. doi: 10.1016/j.arthro.2007.08.024. Epub 2007 Nov 26. PMID: 18237703.

23. Myers CA, Register BC, Lertwanich P, Ejnisman L, Pennington WW, Giphart JE, LaPrade RF, Philippon MJ. Role of the acetabular labrum and the iliofemoral ligament in hip stability: an in vitro biplane fluoroscopy study. Am J Sports Med. 2011 Jul;39 Suppl:85S-91S. doi: 10.1177/0363546511412161. PMID: 21709037.

24. Lewis CL, Sahrmann SA, Moran DW. Anterior hip joint force increases with hip extension, decreased gluteal force, or decreased iliopsoas force. J Biomech. 2007;40(16):3725-31. doi: 10.1016/j.jbiomech.2007.06.024. Epub 2007 Aug 17. PMID: 17707385; PMCID: PMC2580726.

25. Hidaka E, Aoki M, Izumi T, Suzuki D, Fujimiya M. Ligament strain on the iliofemoral, pubofemoral, and ischiofemoral ligaments in cadaver specimens: biomechanical measurement and anatomical observation. Clin Anat. 2014 Oct;27(7):1068-75. doi: 10.1002/ca.22425. Epub 2014 Jun 10. PMID: 24913440.

26. Benedict U. Nwachukwu, Brenda Chang, Kara Fields, Jeremy Rinzler, Danyal H. Nawabi, Anil S. Ranawat, Bryan T. Kelly Outcomes forArthroscopic Treatment of AnteriorInferiorIliacSpine (Subspine) HipImpingementOrthop J Sports Med. 2017 Aug; 5(8): 2325967117723109. Published online 2017 Aug 10. doi:10.1177/2325967117723109.

CAPITOLO 5. L' ISCHIOFEMORAL IMPINGEMENTSYNDROME (IFIS)

Introduzione

L' ischiofemoral impingement syndrome (IFIS) è una condizione clinica nella quale la sensazione algica lamentata dal paziente è ascrivibile ad una diminuzione, rispetto alla normalità anatomica, dello spazio compreso tra la tuberosità ischiatica ed il piccolo trocantere, ossia il cosiddetto spazio ischio-femorale (IFS). Tale situazione anatomica comporta l'insorgenza di un meccanismo di entrapment dei tessuti molli contenuti nell' IFS, ed in particolare del muscolo quadrato del femore.[1,2] Johnson[3] fu il primo autore che descrisse l'IFIS ed il suo trattamento chirurgico. Il suo studio considerò 3 pazienti con riduzione dell'IFS, associato ad un quadro clinico di dolore persistente in esiti chirurgici (2 pazienti erano stati sottoposti ad artroplastica d'anca ed uno ad osteotomia femorale prossimale). I pazienti furono sottoposti con successo a resezione chirurgica del piccolo trocantere, con completa risolvenza dei sintomi. Più recentemente, un quadro algico dovuto a restringimento dell'IFS, è stato descritto anche in pazienti che non avevano una pregressa storia chirurgica o traumatica.[4,5] Questo supporterebbe il concetto che l'IFIS sia un quadro clinico che dovrebbe essere considerato anche in assenza anamnestica di pregressi interventi chirurgici od eventi traumatici. La diagnosi di IFIS si basa sia sull'esame clinico, che su quello di imaging, quest'ultimo specificatamente di RM.

Anatomia

Il quadrato del femore (QFM), è un muscolo di forma piatta e quadrata che si trova nella zona posteriore dell'articolazione dell'anca. Il muscolo origina dal bordo laterale della tuberosità ischiatica; a tale livello è separato dal margine superiore dei muscolo adduttori dai rami terminali dei vasi femorali circonflessi mediali. Distalmente s'inserisce sul tubercolo quadrato della cresta intertrocanterica. Spesso è osservabile una borsa tra la parte anteriore del QFM ed il piccolo trocantere. Il muscolo è innervato dal nervo del quadrato del femore (un collaterale del plesso sacrale, S1ed S2). La sua funzione è quella di extrarotatore dell'anca ed adduttore accessorio (a coscia flessa). Anatomicamente, è importante ricordare che il nervo sciatico (SN), dopo essere fuoruscito dalla pelvi, anteriormente rispetto al muscolo piriforme, decorre posteriormente ai muscoli otturatore interno, gemello superiore ed inferiore e QFM. All'interno dell'IFS il SN è separato dal piccolo trocantere dal QFM[6,7]; per questa ragione un restringimento dell'IFS può causare sia una sofferenza da entrapment del QFM, che una compressione patologica del SN.[8-12] Infatti, dato che il SN è localizzato tra la superficie anteriore del muscolo grande gluteo e quella posteriore del QFM, ogni quadro patologico del QFM stesso è in grado di causare neuropatia del SN.[11,12]

Eziopatogenesi

Il restringimento dell'IFS può essere di tre tipi: 1) posizionale, 2) congenito, 3) acquisito

Restringimento posizionale dell'IFS

I fattori posizionali che possono dare origine ad un restringimento dell'IFS sono: rotazione interna ed esterna, adduzione ed abduzione e flessione ed estensione degli arti inferiori.[9,10]

Restringimento congenito dell'IFS

Un restringimento congenito dell'IFS può essere causato da[9,10]:

i)   Una larga cross-section del femore a livello del piccolo trocantere.
ii)   Una posizione congenita postero-mediale del femore.
iii)   Un ramo ischio-pubico basso con un angolo chiuso sul piano coronale.
iv)   Una prominenza del piccolo trocantere.
v)   Una coxa profunda.
vi)   Una coxa valga.
vii)   Per ciò che riguarda la popolazione femminile, una configurazione della pelvi che mostra maggiore larghezza e minori dimensioni antero-posteriori rispetto alla popolazione maschile.

i.   Un restringimento acquisito dell'IFS può essere causato da[3,4,11,12]:
ii. Fratture coinvolgenti il piccolo trocantere
iii. Un valgo causato da un'osteotomia intertrocanterica
iv. Un'artrosi che comporti una migrazione superiore e mediale del femore nel paziente anziano.
v.   Un'entesopatia degli hamstring.
vi. Malattia di Legg–Calve–Perthes.
vii. Una lesione dei muscoli abduttori che causino un'adduzione dell'anca non compensata durante la meccanica del passo
viii. Una lesione ossea espansiva.
ix. Un'esostosi isolata od esostosi multiple.

E' interessante notare che, sempre a proposito del restringimento acquisito dell'IFS, Hayat et al.[13] descrivono un'IFIS dovuta ad un'avulsione prossimale degli hamstring che aveva comportato un'eccessiva formazione di tessuto cicatriziale che, a sua volta, aveva provocato un restringimento dell'IFS. Inoltre, occorre ricordare che circa il 40% dei pazienti possono mostrare un impingement bilaterale.[11]

La presentazione clinica

Il paziente affetto da IFIS lamenta un dolore inguinale o gluteo profondo, senza peraltro avere memoria di trauma.[14] La sintomatologia algica può irradiarsi distalmente a causa di un possibile coinvolgimento del nervo sciatico causato della pressione esercitata su quest'ultimo dal QFM.[4,9] Il quadro clinico può essere correlato anche ad altri sintomi come sensazione di scatto, crepitio o blocco.[10,15] La gait analysis può evidenziare come il paziente possa accusare maggior dolore comminando con una falcata lunga e come, nel contempo, un passo più breve possa portare ad una diminuzione dei sintomi.[11] Non esiste uno specifico test diagnostico per l'IFIS, in ogni caso la sintomatologia algica può essere riprodotta forzando l'articolazione dell'anca in estensione, adduzione e rotazione esterna.[14] Pertanto, il criterio clinico per la diagnosi di IFIS è quello di provocare la sintomatologia algica forzando l'anca nelle posizioni sopracitate ed ottenere una risoluzione del sintomo algico ritornando ad una posizione neutra.[16]

i. La diagnosi differenziale include[17,18]:
ii. Lesione indiretta del QFM senza riduzione dell'IFS.

iii. Denervazione del QFM.
iv. Tendinopatia dell'ileopsoas.
v. Tendinopatia inserzionale degli hamstring/ hamstring syndrome.
vi. Borsite dell'ileopsoas
vii. Delayed-onset muscle soreness (DOMS)
viii. Lesioni espansive.

Imaging

In un quadro di IFIS la routine radiologica convenzionale è generalmente normale, fatta eccezione per il fatto che, talvolta, siano visibili alcuni segni cronici di alterazione del tessuto osseo, come sclerosi o formazioni cistiche a livello del piccolo trocantere e dell'ischio. In ogni caso, in un quadro clinico di sospetto di IFIS, la routine radiologica dovrebbe comunque comprendere una proiezione AP ed una frog- view.[4,5] La RM rappresenta il gold standard nell'ambito della diagnostica per immagini dell'IFIS; un protocollo di RM standard di bacino, effettuata con macchinari da 1.5 o 3 T, si rivela infatti sufficiente per la diagnosi di IFIS. Durante l'acquisizione delle immagini è importante che il paziente mantenga i piedi in intra-rotazione, eventualmente assicurando la posizione di questi ultimi con un bloccaggio. Le sequenze da acquisire durante l'esame sono: coronale T1, assiale fast spin echo (FSE) proton density-weighted, assiale FSE fat-suppressed T2-weighted, coronale FSE short-tau inversion recovery e sagittale FSE fat-suppressed T2-weighted. La RM con m.d.c. non è necessaria ai fini diagnostici. Le sequenze assiali sono quelle che meglio si prestano alla valutazione dell'IFIS, mentre le sequenze coronali e sagittali possono fornire informazioni addizionali per ciò che concerne il QFM e le strutture anatomiche adiacenti.[1] Radiologicamente l'IFIS è caratterizzato da un ridotto IFS e/o da una riduzione dello spazio del quadrato del femore (QFS), con un contestuale edema del QFM, riconoscibile nel ventre muscolare di quest'ultimo a livello della massima zona di impingement.[9] L'IFIS può essere sia monolaterale, che bilaterale.[1] Un restringimento dell'IFS e del QFS può essere valutato dalle misurazioni effettuate sulle sequenze RM assiali T1 e nello specifico[9]:

i. L'IFS è la minor distanza misurabile intercorrente tra la corticale laterale della tuberosità ischiatica e la parte mediale della corticale del piccolo trocantere.

ii. Il QFS è il minor spazio misurabile per il passaggio del QFM, tale spazio è delimitato dalla superficie supero-laterale del tendine comune del bicipite femorale e del semitendinoso e dalla superficie postero-mediale del tendine dell'ileopsoas o dal piccolo trocantere.

Da un punto di vista biomeccanico dobbiamo ricordare che, quando l'anca è in flessione-estensione/abduzione-adduzione neutre, il piccolo trocantere è più vicino all'ischio nella rotazione laterale ed è più lontano nella rotazione mediale. Il piccolo trocantere si avvicina all'ischio quando l'anca viene ruotata lateralmente in estensione e adduzione di 10°.[19] L'IFS (con l'anca in adduzione, rotazione esterna ed estensione) è di circa 20-28 mm.[3,19] Alcuni studi mostrano che l'IFS è mediamente di 18.6 mm nella popolazione femminile e di 23 mm in quella maschile ed aumenta di 1.06 mm per ogni mm di femoral offset e diminuisce in funzione dell'età.[11] Altri autori riferiscono che in pazienti con un quadro di IFIS, l'IFS ed il QFS (misurato con arti inferiori in rotazione interna) erano rispettivamente pari a 13±5 mm and 7±3 mm[9], mentre con gli arti inferiori in posizione neutra l'IFS ed il QFS erano rispettivamente pari a 12.9 mm and 6.71 mm.[15] In letteratura si trova un certo *consensus* sul fatto che, da un punto di vista radiologico, la diagnosi di IFIS possa essere posta quando all'esame RM l'IFS sia < 15 mm con contestuale riscontro di edema del QFM (figura 1).[28] In un quadro di IFIS, ulteriori reperti radiologici addizionali evidenziabili dall'esame di RM possono essere[10,15,17]:

I. Edema inserzionale del tendine dell'ileopsoas.
II. Edema inserzionale del tendine comune del bicipite femorale e semitendinoso.
III. Formazione pseudo-borsitica
IV. Riduzione del volume ed infiltrazione adiposa del QFM in pazienti con IFIS cronica

Nel caso di edema del QFM, è fondamentale differenziare una situazione edematosa dovuta ad un effettivo restringimento dell'IFS da quella dovuta ad una lesione indiretta dello stesso. Una lesione indiretta del QFM, può essere causata da una contrazione eccentrica nel momento in cui il muscolo cerca di contrastare una rotazione interna dell'articolazione dell'anca.[14,17] Inoltre, dobbiamo ricordare come alcuni studi mostrino che, all'esame di RM, la presenza di un lipoma possa mimare un quadro di edema del QFM e che la presenza di quest'ultimo possa, a sua volta, mimare un quadro di IFIS.[20] Lo stesso dicasi per la presenza di esostosi.[21,22]

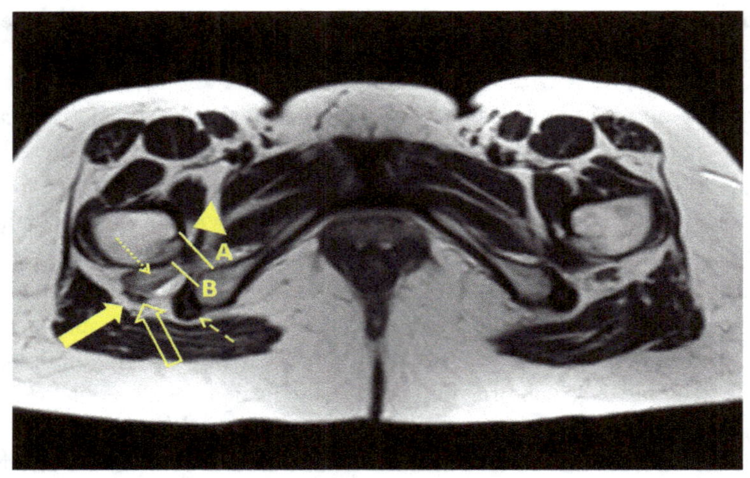

1: RM assiale T2 dell'anca destra che mostra MRI muscolo quadrato del femore (freccia piena); spazio ischio-femorale (linea A); spazio del quadrato del femore (linea B); nervo sciatico (freccia vuota); tendine dell'ileopsoas (testa di freccia) e tendine comune del bicipite femorale e del semitendinoso (linea tratteggiata). A fronte del restringimento dello spazio del quadrato del femore e dello spazio ischio-femorale rispetto al controlaterale, si evince una edema a carico del muscolo quadrato del femore (zona d'iperintensità di segnale indicata con la freccia punteggiata)

Trattamento conservativo

Ad oggi, in letteratura non esiste un *consensus* a riguardo del trattamento ottimale per l'IFIS; in ogni caso il paziente che lamenta un quadro di IFIS può beneficiare di un trattamento conservativo basato sul riposo, sulla limitazione dell'attività sportiva o lavorativa, sull'utilizzo di FANS, Gabapentin e terapia fisica.[4,10,15,23] Alcuni studi riportano di come l'infiltrazione sotto guida TAC di anestetici e cortisonici a livello del QFM, possa rappresentare una valida alternativa alla risoluzione chirurgica in pazienti selezionati. Tuttavia, quest'ultima, rappresenta una terapia palliativa in grado di fornire solamente un beneficio di tipo temporaneo dei sintomi.[9,24] In un case report Chen and Jenkins[25] riportano un outcome positivo, in termini di risoluzione dei sintomi, grazie l'uso della tossina botulinica per via infiltrativa in una paziente donna di 34 anni affetta da IFIS. In un ulteriore case report Kim et al.[26] riportano, su due pazienti con un quadro di IFIS, un outcome positivo a seguito di proloterapia con polydeoxyribonucleotide di sodio. In linea generale, i trattamenti conservativi dell'IFIS mostrano dei buoni risultati scevri da complicazioni sul breve termine, ossia in un follow-up compreso tra 2 settimane ed 1 anno

Trattamento chirurgico

Nel caso in cui il quadro clinico non migliori con il trattamento conservativo puo' rendersi necessaria l'ipotesi chirurgica.[27] L'escissione del piccolo trocantere (LT) può rappresentare una valida soluzione per ottenere un'efficace decompressione dell'IFS. Sebbene l'escissione del LT sia un opzione raccomandabile nel caso di fallimento del trattamento conservativo, occorre comunque ricordare che tale tipo di tecnica non è ancora standardizzata.[27,28] In letteratura, Johnson[3] descrive per primo un'escissione del LT effettuata con tecnica open in una coorte di pazienti con un quadro di IFIS a seguito di artroplastica d'anca. Da questa prima descrizione, il costante affinamento delle tecniche artroscopiche ed il conseguente miglioramento dello strumentario dedicato, ha reso possibile l'accesso endoscopico al LT. Safran and Ryu[29] descrivono una procedura artroscopica per via anteriore che prevede il distacco del tendine dell'ileopsoas dal LT durante o prima la procedura di osteoplastica del LT stesso. La chirurgia endoscopica è da considerarsi come una tecnica di decompressione minimamente invasiva e con poche complicanze se comparata alla tecnica open.[27,29-33] Inoltre, la tecnica endoscopica mostrerebbe molteplici vantaggi rispetto alla procedura open, specialmente in termini di entità del danno a carico dei tessuti molli.[29] La procedura endoscopica può prevedere un approccio sia anteriore, che posteriore. Hatem et al.[30] hanno descritto un approccio posteriore utilizzando un accesso endoscopico allo spazio gluteo profondo con visualizzazione del QFM e del nervo sciatico, seguito da plastica endoscopica del terzo posteriore del LT, ottenendo in tal modo un IFS di almeno 17 mm e lasciando, nel contempo, la maggior parte dell'inserzione del tendine dello psoas intatta. In ogni caso, dobbiamo ricordare che il tendine dello psoas mostra un buon potenziale rigenerativo a fronte di un suo release chirurgico a seguito di chirurgia endoscopica.[34] La procedura endoscopica per via posteriore, mostrerebbe quindi il vantaggio di una minor compromissione del tendine dello psoas, mostrando tuttavia lo svantaggio di un maggior potenziale rischio di danno a carico del nervo sciatico.[28] Per questa ragione, Jo ed O'Donnell[27] descrivono una decompressione endoscopica per via anteriore, grazie alla quale è possibile ridurre il rischio di danno iatrogeno del nervo sciatico. Ancor più recentemente, Corrales et al.[28] hanno illustrato una procedura durante la quale il tendine dello psoas viene re-inserito, tramite due ancorette, a livello del suo footprint dopo l'esecuzione della plastica trocanterica. Dobbiamo comunque riconoscere il fatto che, ad oggi, in letteratura vi sia una sostanziale mancanza di *"evidence-based recommendations"* per ciò che concerne la chirurgia per l'IFIS; infatti nessuna systematic review sull'argomento è, a nostra conoscenza, attualmente presente in letteratura.[12] Tuttavia, nonostante ciò, tutti gli studi dedicati alla decompressione artroscopica dell'IFIS riferiscono di outcome positivi con follow-up a medio-lungo termine.[27,29-33] Per contro, i risultati di tali procedure ad un follow-up a lungo termine, restano piuttosto incerti.[27] Alcuni autori suggeriscono anche il distacco chirurgico del QFM; tuttavia, dal momento che l'arteria circonflessa mediale del femore decorre lungo il bordo superiore del QFM, in tale tipo di procedura è estremamente importante considerare il rischio di necrosi avascolare della testa del femore come conseguenza di danno iatrogeno dei soprammenzionati vasi.[29] In ultimo, dobbiamo ricordare che in letteratura esiste, a nostra conoscenza, un solo studio che riporti dei dati riguardanti il ritorno all'attività sportiva dopo trattamento chirurgico decompressivo dell'IFIS.[30] In questo studio gli autori riportano, dopo trattamento di decompressione endoscopica, una durata media per il return to play pari a 4.4 mesi (range: 1 -7 mesi).

Conclusioni

Dal momento che l'IFIS può causare sia dolore gluteo profondo (i.e. deep gluteal syndrome), che GPS, il gruppo di esperti facente parte della CC, ha considerato corretto includere tale quadro clinico come possibile causa eziopatogenetica di GPS. Pertanto, l'IFIS è stata inclusa in una nuova categoria tassonomica denominata "Cause extra-articolari".

Item	Media ±s.d 1° round	Media ± s.d votazione CC	Mediana 1° round	Median votazione CC	ICC	Risultato finale
L'IFIS rappresenta una possibile situazione clinica nell'eziopatogenesi del GPS	7.28±2.34	7.83±1.72	8	8	0.63	C/A
L'IFIS dovrebbe essere inclusa nella categoria "Cause muscolo-scheletriche"	6.56±2.83	4.86±3.31	7	6	0.57	C/N
L'IFIS dovrebbe essere inclusa nella categoria "Cause extra-articolari". Tale categoria non era presente nella precedente Groin Pain Syndrome Italian Consensus Conference.	⊗	8.20±1.37	---	8.5	----	C/A

Bibliografia

1. Taneja AK, Bredella MA, Torriani M. Ischiofemoral impingement. MagnReson Imaging Clin N Am. 2013 Feb;21(1):65-73. doi: 10.1016/j.mric.2012.08.005. Epub 2012 Oct 13. PMID: 23168183.
2. Gollwitzer H, Banke IJ, Schauwecker J, Gerdesmeyer L, Suren C. How to address ischiofemoral impingement? Treatment algorithm and review of the literature. J Hip Preserv Surg. 2017 Aug 31;4(4):289-298. doi: 10.1093/jhps/hnx035. PMID: 29250337; PMCID: PMC5721376.
3. Johnson KA. Impingement of the lesser trochanter on the ischial ramus after total hip arthroplasty. Report of three cases. J Bone Joint Surg Am. 1977 Mar;59(2):268-9. PMID: 845219.
4. Kassarjian A, Tomas X, Cerezal L, Canga A, Llopis E. MRI of the quadratus femoris muscle: anatomic considerations and pathologic lesions. AJR Am J Roentgenol. 2011 Jul;197(1):170-4. doi: 10.2214/AJR.10.5898. PMID: 21701027.
5. Patti JW, Ouellette H, Bredella MA, Torriani M. Impingement of lesser trochanter on ischium as a potential cause for hip pain. Skeletal Radiol. 2008 Oct;37(10):939-41. doi: 10.1007/s00256-008-
6. Miller SL, Webb GR. The proximal origin of the hamstrings and surrounding anatomy encountered during repair. Surgical technique. J Bone Joint Surg Am. 2008 Mar;90Suppl 2 Pt 1:108-16. doi: 10.2106/JBJS.G.01281. PMID: 18310690.
7. Martin HD, Reddy M, Gómez-Hoyos J. Deep gluteal syndrome. J Hip Preserv Surg. 2015 Jul;2(2):99-107. doi: 10.1093/jhps/hnv029. Epub 2015 Jun 6. PMID: 27011826; PMCID: PMC4718497.
8. Martin HD, Khoury A, Schröder R, Palmer IJ. Ischiofemoral Impingement and Hamstring Syndrome as Causes of Posterior Hip Pain: Where Do We Go Next? Clin Sports Med. 2016 Jul;35(3):469-486. doi: 10.1016/j.csm.2016.02.010. Epub 2016 Apr 5. PMID: 27343397
9. Torriani M, Souto SC, Thomas BJ, Ouellette H, Bredella MA. Ischiofemoral impingement syndrome: an entity with hip pain and abnormalities of the quadratus femoris muscle. AJR Am J Roentgenol. 2009 Jul;193(1):186-90. doi: 10.2214/AJR.08.2090. PMID. 19542413.
10. Tosun O, Algin O, Yalcin N, Cay N, Ocakoglu G, Karaoglanoglu M. Ischiofemoral impingement: evaluation with new MRI parameters and assessment of their reliability. Skeletal Radiol. 2012 May;41(5):575-87. doi: 10.1007/s00256-011-1257-5. Epub 2011 Aug 29. PMID: 21874607.

11. Nakano N, Yip G, Khanduja V. Current concepts in the diagnosis and management of extra-articular hip impingement syndromes. IntOrthop. 2017 Jul;41(7):1321-1328. doi: 10.1007/s00264-017-3431-4. Epub 2017 Apr 11. PMID: 28401279.

12. Nakano N, Shoman H, Khanduja V. Treatment strategies for ischiofemoral impingement: a systematic review. Knee Surg Sports TraumatolArthrosc. 2020 Sep;28(9):2772-2787. doi: 10.1007/s00167-018-5251-5. Epub 2018 Nov 13. PMID: 30426139; PMCID: PMC7471170.

13. Hayat Z, Konan S, Pollock R. Ischiofemoral impingement resulting from a chronic avulsion injury of the hamstrings. BMJ Case Rep. 2014 Jun 25;2014:bcr2014204017. doi: 10.1136/bcr-2014-204017. PMID: 24966262; PMCID: PMC4078463.

14. Stafford GH, Villar RN. Ischiofemoral impingement. J Bone Joint Surg Br. 2011 Oct;93(10):1300-2. doi: 10.1302/0301-620X.93B10.26714. PMID: 21969425.

15. Tosun Ö, Çay N, Bozkurt M, Arslan H. Ischiofemoral impingement in an 11-year-old girl. DiagnIntervRadiol. 2012 Nov-Dec;18(6):571-3. doi: 10.4261/1305-3825.DIR.5728-12.1. Epub 2012 Jun 8. PMID: 22684486.

16. Gómez-Hoyos J, Martin RL, Schröder R, Palmer IJ, Martin HD. Accuracy of 2 Clinical Tests for Ischiofemoral Impingement in Patients With Posterior Hip Pain and Endoscopically Confirmed Diagnosis. Arthroscopy. 2016 Jul;32(7):1279-84. doi: 10.1016/j.arthro.2016.01.024. Epub 2016 Mar 25. PMID: 27020393.

17. O'Brien SD, Bui-Mansfield LT. MRI of quadratus femoris muscle tear: another cause of hip pain. AJR Am J Roentgenol. 2007 Nov;189(5):1185-9. doi: 10.2214/AJR.07.2408. PMID: 17954659.

18. Kassarjian A. Signal abnormalities in the quadratus femoris muscle: tear or impingement? AJR Am J Roentgenol. 2008 Jun;190(6):W379; author reply W380-1. doi: 10.2214/AJR.07.3540. PMID: 18492883.

19. Kivlan BR, Martin RL, Martin HD. Ischiofemoral impingement: defining the lesser trochanter-ischial space. Knee Surg Sports TraumatolArthrosc. 2017 Jan;25(1):72-76. doi: 10.1007/s00167-016-4036-y. Epub 2016 Feb 11. PMID: 26869034.

20. Papoutsi D, Daniels J, Mistry A, Chandraseker C. Ischiofemoral impingement due to a lipoma of the ischiofemoral space. BMJ Case Rep. 2016 Jan 8;2016:bcr2015213210. doi: 10.1136/bcr-2015-213210. PMID: 26746832; PMCID: PMC4716374.

21. Viala P, Vanel D, Larbi A, Cyteval C, Laredo JD. Bilateral ischiofemoral impingement in a patient with hereditary multiple exostoses. Skeletal Radiol. 2012 Dec;41(12):1637-40. doi: 10.1007/s00256-012-1488-0. Epub 2012 Aug 5. PMID: 22865159.

22. Schatteman J, Vanhoenacker FM, Somville J, Verstraete KL. Ischiofemoral impingement due to a solitary exostosis. JBR-BTR. 2015 Jan-Feb;98(1):39-42. doi: 10.5334/jbr-btr.752. PMID: 26223065.

23. Lee S, Kim I, Lee SM, Lee J. Ischiofemoral impingement syndrome. Ann Rehabil Med. 2013 Feb;37(1):143-6. doi: 10.5535/arm.2013.37.1.143. Epub 2013 Feb 28. PMID: 23526578; PMCID: PMC3604226.

24. Ali AM, Whitwell D, Ostlere SJ. Case report: imaging and surgical treatment of a snapping hip due to ischiofemoral impingement. Skeletal Radiol. 2011 May;40(5):653-6. doi: 10.1007/s00256-010-1085-z. Epub 2011 Jan 5. PMID: 21207021.

25. Chen YT, Jenkins KM. Ultrasound Finding of Ischiofemoral Impingement Syndrome and Novel Treatment WithBotulinum Toxin Chemodenervation: A Case Report. PM R. 2018 Jun;10(6):665-670. doi: 10.1016/j.pmrj.2017.11.010. Epub 2017 Nov 11. PMID: 29138040.

26. Kim WJ, Shin HY, Koo GH, Park HG, Ha YC, Park YH. Ultrasound-guided Prolotherapy with Polydeoxyribonucleotide Sodium in Ischiofemoral Impingement Syndrome. Pain Pract. 2014 Sep;14(7):649-55. doi: 10.1111/papr.12215. Epub 2014 Apr 16. PMID: 24734999.

27. Jo S, O'Donnell JM. Endoscopic lesser trochanter resection for treatment of ischiofemoral impingement. J Hip Preserv Surg. 2015 Jul;2(2):184-9. doi: 10.1093/jhps/hnv019. Epub 2015 Mar 30. PMID: 27011837; PMCID: PMC4718495.

28. Corrales R, Mediavilla I, Margalet E, Aramberri M, Murillo-González JA, Matsuda D. Endoscopic Lesser Trochanter Resection With Refixation of the Iliopsoas Tendon for Treatment of Ischiofemoral Impingement. Arthrosc Tech. 2018 Mar 5;7(4):e321-e325.
doi: 10.1016/j.eats.2017.09.010. PMID: 29868398; PMCID: PMC5981835.

29. Safran M, Ryu J. Ischiofemoral impingement of the hip: a novel approach to treatment. Knee Surg Sports TraumatolArthrosc. 2014 Apr;22(4):781-5. doi: 10.1007/s00167-013-2801-8. Epub 2013 Dec 18. PMID: 24346740.

30. Hatem MA, Palmer IJ, Martin HD. Diagnosis and 2-year outcomes of endoscopic treatment for ischiofemoral impingement. Arthroscopy. 2015

Feb;31(2):239-46. doi: 10.1016/j.arthro.2014.07.031. Epub 2014 Sep 30. PMID: 25278353.

31. Howse EA, Mannava S, Tamam C, Martin HD, Bredella MA, Stubbs AJ. Ischiofemoral space decompression through posterolateral approach: cutting block technique. Arthrosc Tech. 2014 Nov 10;3(6):e661-5. doi: 10.1016/j.eats.2014.08.003. PMID: 25685670; PMCID: PMC4314550.

32. Wilson MD, Keene JS. Treatment of ischiofemoral impingement: results of diagnostic injections and arthroscopic resection of the lesser trochanter. J Hip Preserv Surg. 2016 Feb 26;3(2):146-53. doi: 10.1093/jhps/hnw006. PMID: 27583151; PMCID: PMC5005049.

33. Hernandez A, Haddad S, Nuñez JH, Gargallo-Margarit A, Sallent A, Barro V. Ischiofemoral Impingement Syndrome: Outcomes of Endoscopic Resection of the Lesser Trochanter. ClinOrthop Surg. 2017 Dec;9(4):529-533. doi: 10.4055/cios.2017.9.4.529. Epub 2017 Nov 10. PMID: 29201307; PMCID: PMC5705313.

34. Ilizaliturri VM Jr, Camacho-Galindo J. Endoscopic treatment of snapping hips, iliotibial band, and iliopsoas tendon. Sports Med Arthrosc Rev. 2010 Jun;18(2):120-7. doi: 10.1097/JSA.0b013e3181dc57a5. PMID: 20473131.

CAPITOLO 6. IL PECTINEO-FOVEAL IMPINGEMENT

Introduzione

Il pectineo-foveal impingement (PFI) rappresenta un condizione rara e poco descritta in letteratura. Infatti, a nostra conoscenza, solamente 4 studi dedicati al PFI sono ad oggi presenti in letteratura.[1-4] Oltre a questi, sono reperibili alcune comunicazioni nell'ambito degli annual meeting dell'International Society of Hip Arthroscopy.[5,6] Il PFI consiste in un impingement tra la plica sinoviale mediale (plica di Amantini) ed i tessuti molli sovrastanti, principalmente con la zona orbicolare e con il tendine dell'ileopsoas.[7] Il PFI, è stato descritto per la prima volta da May et al. nel 2004[8] in una serie di 10 giovani pazienti, di età media pari a 26.8 anni, sottoposti ad artroscopia diagnostica d'anca per una non ben diagnosticata sintomatologia algica a livello della zona dell'anca e dell'inguine.

Etiopatogenesi del PFI

Nell'anca sono state descritte 5 pliche sinoviali o retinacoli[9-14]:

I. La plica del collo femorale o retinacolo di Weitbrecht.[10,11]
II. La plica pettineo -foveale o plica di Amantini.[9-13]
III. Il retinacolo laterale.[14]
IV. La plica legamentosa.[14]
V. La plica labrale.[14]

La piega pettineo-foveale origina dalla base superiore del piccolo trocantere, dalla capsula articolare (nel ~75% dei casi) o dal femore (nel ~25% dei casi). Decorre inferiormente al collo del femore e si inserisce distalmente sulla capsula, attraversando la zona orbicolare ed il tendine dell'ileopsoas. Questa plica è una banda fibrosa che viene normalmente utilizzata come punto di riferimento nel release transcapsulare artroscopico dell'ileopsoas. Durante i movimenti rotatori, la plica pettineo-foveale è in prossimità della zona orbicolare, mentre nel corso di un movimento di flessione completa dell'anca e di rotazione esterna, può entrare in contatto con il labbro acetabolare.[15] Il quadro di PFI si verifica quando una plica pettineo-foveale di forma anomala entra in conflitto con i tessuti molli sovrastanti che, come già detto, sono nella maggior parte dei casi rappresentati dalla zona orbicolare e/o dal tendine dell'ileopsoas.[1,2,4,15] Tuttavia, l'eziopatogenesi del PFI non è ancora del tutto chiarita.[2] È comunque interessante, seppur aneddotico, notare come alcuni autori abbiano riportato un caso di PFI in una ragazza di 13 anni causato da una cisti della plica pettineo-foveale che entrava a contatto con la zona orbicolare.[4]

Presentazione clinica del PFI

In un quadro di PFI i segni ed i sintomi sono spesso non specifici. Il paziente lamenta un dolore non ben definito all'articolazione dell'anca ed all'inguine, che viene esacerbato dai movimenti rotazionali del bacino; inoltre, talvolta il paziente riferisce di sensazioni di blocco dell'articolazione coxo-femorale. Generalmente le sensazioni di scatto dell'anca sono assenti.[2] Il paziente sportivo, di solito lamenta un dolore profondo a livello inguinale, che si esacerba dopo l'attività. Molto spesso, allo scopo di chiarire se il dolore sia di origine intra o extra articolare, si rende necessario un blocco diagnostico.[3]

Imaging

L'esame di imaging specifico per il PFI è la RM con mdc (artro-RM) nel quale la plica pettineo-foveale risulta chiaramente visibile (figura 1). Inoltre, durante artro-RM è possibile rilevare eventuali danni al labbro e/o alla cartilagine, secondari ad altre patologie intra-articolari.[10,16]

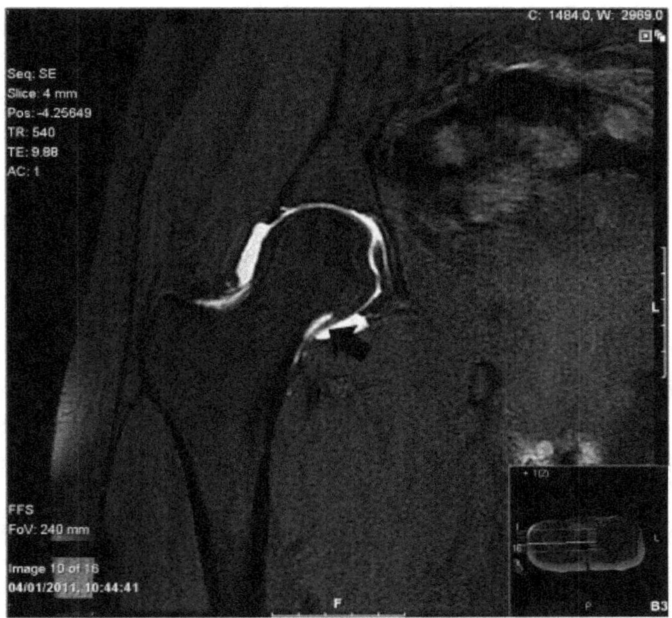

Figura 1: sequenza Artro- MRI T2-weighted fat-suppressed sul piano coronale, che mostra la piega pettineo-foveale (freccia) adiacente al collo femorale antero-mediale. Da Bardakos, 2015[2].

Il trattamento conservativo del PFI

Il trattamento conservativo rappresenta la prima linea di scelta terapeutica e consiste nella modificazione dell'attività, nella fisioterapia e nelle terapie infiltrative a base di anestetici e steroidi.[2,4] Tuttavia, l'efficacia di tali terapie non è ancora stata definitivamente confermata

Il trattamento chirurgico del PFI

In caso di quadri refrattari al trattamento conservativo, il PFI può essere trattato mediante resezione artroscopica della plica pettineo-foveale. L'intervento chirurgico viene solitamente eseguito mediante ablazione con radiofrequenza. Durante la procedura artroscopia è possibile osservare come l'aspetto tipico del PFI, sia quello di una sinovite attorno all'origine della plica pettineo-foveale.[2] Per quanto possa risultare a nostra conoscenza, ad oggi, in letteratura, sono presenti solo due case report che descrivono, con un esito positivo, il trattamento artroscopico del PFI[3,10] ed una case series di 10 pazienti, anch'essi trattati ortoscopicamente per PFI, 5 dei quali hanno fatto registrare un outcome positivo, mentre per i restanti non si rilevava nessun cambiamento dei sintomi.[1]

Conclusioni

Le attuali evidenze relative al PFI, come probabile fonte di GPS, non sono particolarmente forti. Ciò deriva principalmente dalla scarsità di studi anatomici sull'argomento. Pertanto, gli esperti della CC hanno concordato di non includere, per il momento, la PFI tra le cause della GPS, finché non compariranno in letteratura maggiori evidenze in merito.

Item	Media ±s.d 1° round	Media ± s.d votazione CC	Mediana 1° round	Mediana votazione CC	ICC	Risultato finale
Il PFI rappresenta una possibile situazione clinica nell'eziopatogenesi del GPS	6.52±3.06	6.50±2.52	8	7	0.59	C/N
PFI dovrebbe essere incluso nella categoria "Cause articolari".	6.67±2.57	6.90±2.17	7	8	0.60	C/N

Bibliografia

1. May O, Boyer T, Dorfmann H. Pathologie du repli pectinéo fovéal et traitement arthroscopique. Rev Chir Orthop Reparatrice Appar Mot 2004; 90: 178.
2. Bardakos NV. Hip impingement: beyond femoroacetabular. J Hip Preserv Surg. 2015 Jul 16;2(3):206-23. doi: 10.1093/jhps/hnv049. PMID: 27011843; PMCID: PMC4765300.
3. Nakano N, Khanduja V. Medial synovial fold cyst in the hip leading to pectineofoveal impingement. J Hip Preserv Surg. 2016 Dec 9;4(1):93-96. doi: 10.1093/jhps/hnw043. PMID: 28630727; PMCID: PMC5467409.
4. Nakano N, Yip G, Khanduja V. Current concepts in the diagnosis and management of extra-articular hip impingement syndromes. Int Orthop. 2017 Jul;41(7):1321-1328. doi: 10.1007/s00264-017-3431-4. Epub 2017 Apr 11. PMID: 28401279.
5. May O, Boyer T. Pectineofoveal and soft tissue impingement - Does it exist? International Society of Hip Arthroscopy (ISHA) annual meeting, 2013.
6. May O. Pectineofoveal Impingement - Etiology and Treatment. International Society of Hip Arthroscopy (ISHA) annual meeting, 2014.
7. Dienst M, Gödde S, Seil R, Hammer D, Kohn D. Hip arthroscopy without traction: In vivo anatomy of the peripheral hip joint cavity. Arthroscopy. 2001 Nov-Dec;17(9):924-31. doi: 10.1053/jars.2001.25342. PMID: 11694923.
8. May O, Boyer T, Dorfmann H. Pectineofoveal pathology and arthroscopic treatment. Rev Chir Orthop Reparatrice Appar Mot. 2004; 90: 182.
9. Bencardino JT. Kassarjian A, Vieira RL, Schwartz R, Mellado JM, Kocher M. Synovial plicae of the hip: evaluation using MR arthrography in patients with hip pain. Skeletal Radiol. 2011 Apr;40(4):415-21. doi: 10.1007/s00256-010-1024-z. Epub 2010 Sep 5. PMID: 20820773
10. Blankenbaker DG, Davis KW, De Smet AA, Keene JS. MRI appearance of the pectinofoveal fold. AJR Am J Roentgenol. 2009 Jan;192(1):93-5. doi: 10.2214/AJR.08.1363. PMID: 19098185.
11. Gojda J, Bartoníček J. The retinacula of Weitbrecht in the adult hip. Surg Radiol Anat. 2012 Jan;34(1):31-8. doi: 10.1007/s00276-011-0829-3. Epub 2011 May 27. PMID: 21618013.
12. Nguyen MS, Kheyfits V, Giordano BD, Dieudonne G, Monu JU. Hip anatomic variants that may mimic pathologic entities on MRI: nonlabral

variants. AJR Am J Roentgenol. 2013 Sep;201(3):W401-8. doi: 10.2214/AJR.12.9861. PMID: 23971471.

13. Wong JS, Lalam R. Plicae: Where Do They Come from and When Are They Relevant? Semin Musculoskelet Radiol. 2019 Oct;23(5):547-568. doi: 10.1055/s-0039-1693979. Epub 2019 Sep 25. PMID: 31556089.

14. Feger, J. Synovial folds of the hip. Reference article, Radiopaedia.org. (accessed on 08 Dec 2021) https://doi.org/10.53347/rID-89766.

15. Boyer T, May O. Pektineofoveales impingement. Arthroskopie 2009; 22: 290–92.

16. Anderson SE, Siebenrock KA, Tannast M. Femoroacetabular impingement: evidence of an established hip abnormality. Radiology. 2010 Oct;257(1):8-13. doi: 10.1148/radiol.10091480. PMID: 20851934.

CAPITOLO 7. IL RUOLO DELLA RM NELLA GROIN PAIN SYNDROME DELL'ATLETA

Introduzione

In accordo con la definizione approvata durante la Groin Pain Syndrome Italian Consensus Conference sulla terminologia, valutazione clinica e valutazione per immagini della Groin Pain Syndrome GPS) nell'atleta[1], la GPS può essere definita come segue:

"Qualsiasi sintomo clinico localizzato nella zona inguinale-pubico-adduttoria che influenzi negativamente l'attività sportiva e/o interferisca con le attività della vita quotidiana e richieda attenzione medica."

La GPS rappresenta un problema d'importanza sempre più crescente in molti sport che comportano improvvisi cambiamenti di direzione, sprint, importanti movimenti torsionali del busto od il gesto del calciare; tra questi possiamo annoverare il football, l'hockey su ghiaccio, la pallamano ed il rugby.[2] Infatti, a causa di numerosi fattori di rischio, come l'elevata richiesta funzionale associata a periodi di recupero eccessivamente brevi tra gli impegni agonistici, la GPS è in aumento in diversi sport, come appunto il football, dove rappresenta già il 10-18% di tutti gli infortuni che comportino un'assenza dalle sessioni di allenamento e/o dalle competizioni (in gergo tecnico tale periodo viene denominato *"time loss injury"*).[3] Recenti studi, basati sul concetto di *time loss injury*, riferiscono come l' incidenza della GPS nel calcio sia pari a 2.1 casi ogni 1000 ore di esposizione totale (i.e. ore di allenamento e di competizione).[4] Tuttavia, occorre sottolineare il fatto che in tali studi, gli infortuni vengono appunto registrati solamente se un giocatore non è in grado di partecipare all'allenamento e/o ad una competizione.[5-9]. Per questo motivo, il solo utilizzo del concetto di *time loss injury* è in grado di rilevare solamente circa un terzo di tutti gli infortuni causati dalla GPS nei giocatori di calcio professionisti di sesso maschile.[10] Infatti, un giocatore affetto da GPS -soprattutto nel primo periodo di esordio del quadro clinico, nel quale quest'ultimo è generalmente ancora moderato- riesce attraverso l'utilizzo di FANS, ed antidolorifici a partecipare comunque alle sessioni di allenamento ed alle competizioni, seppur fornendo una performance al di sotto delle sue potenziali capacità.[11,12] Pertanto, l'approccio basato sull'utilizzo del *time loss injury* risulterebbe inappropriato ai fini di valutare l'epidemiologia della GPS, poiché i dati registrati potrebbero rappresentare solo la punta dell'iceberg di un problema molto più ampio e diffuso.[10]

La GPS, può essere classificata in tre categorie principali basate sia sulla sua eziopatogenesi, che sull'insorgenza dei sintomi[1]:

i. GPS di origine traumatica: l'insorgenza del dolore avviene a seguito di un trauma acuto, del quale l'atleta ha memoria anamnestica ben precisa e che viene in seguito confermato da valutazione clinica ed imaging.

ii. GPS da sovraccarico funzionale: l'insorgenza è insidiosa e non causata da un trauma acuto, e comunque non può essere attribuita con certezza ad una causa nota.

iii. GPS cronica (long standing groin pain syndrome, LSGPS): il paziente lamenta una coorte di sintomi che si protraggono da un periodo superiore alle 12 settimane e che non rispondono alla terapia conservativa.

La GPS può essere causata da numerose condizioni cliniche articolari, extra-articolari, muscolari, tendinee. Dato che la risonanza magnetica (RM) è particolarmente adatta per lo studio dei tessuti molli come tendini, muscoli e articolazioni, tra cui la sinfisi e l'anca, ne consegue che questa particolare tecnica di imaging svolge un ruolo chiave nella diagnosi della GPS.[13-15] È comunque importante ricordare che non esiste una singola tecnica di esame di imaging per studiare in modo esaustivo il complesso coxo-lombo-pelvico.[2] In effetti, ogni metodo diagnostico (ecografia, radiologia convenzionale, TAC ed RM) presenta i propri limiti specifici nello studio delle varie componenti anatomiche del bacino[2,13,14], tuttavia, ogni metodo, di per sé, è importante ai fini diagnostici.[2,13,14] Nondimeno, la RM è il metodo di imaging che, non solo ha una sensibilità sufficiente per valutare le componenti ossee ed articolari ma possiede nel contempo anche un'ottima specificità per le lesioni muscolo-tendinee e le rotture del labbro acetabolare dell'anca quando utilizzata con mezzo di contrasto (i.e. artro- RM od RM m.d.c).[2,3,14] Poiché uno studio ottimale dell'anatomia del bacino rappresenta un elemento diagnostico essenziale nell'ambito della GPS, la RM deve essere riconosciuta come uno dei principali metodi di imaging che contribuiscono all'iter diagnostico.[13-15] Lo scopo di questo capitolo è quello di presentare le principali anomalie muscolo-scheletriche in grado di causare GPS e che possono essere indagate tramite RM. Per comprendere appieno le cause della

GPS, è comunque essenziale una descrizione dell'anatomia muscolo-scheletrica della regione inguinale.

Anatomia e biomeccanica della sinfisi pubica

Il bacino è composto da diverse strutture ossee, ossia l'ileo, l'ischio, il pube, il sacro e il coccige. Tali strutture ossee s'incontrano anteriormente sulla linea mediana per formare la sinfisi pubica. La sinfisi pubica è un'articolazione il cui compito principale è quello di distribuire le forze di taglio durante la deambulazione. L'articolazione è in grado di resistere a forze di trazione, taglio e compressione con una mobilità molto limitata. Infatti, in condizioni fisiologiche, mostra uno spostamento massimo pari a 2 mm ed una rotazione massima di 1°.[16] Gli studi anatomici maggiormente recenti classificano la sinfisi pubica come articolazione cartilaginea secondaria[17,18] o articolazione fibrocartilaginea.[19] Questo tipo di classificazione ha una connotazione anatomica più precisa rispetto alla precedente classificazione funzionale, nella quale i termini adottati per descrivere la sinfisi pubica erano quelli di articolazione anfiartrodiale[20] o diartrodiale/anfiartrodiale.[21] Purtroppo, ancora oggi, diversi aspetti anatomici della sinfisi pubica non sono pienamente compresi. È importante, infatti, a questo proposito ricordare come l'ultimo studio anatomico sulla sinfisi pubica sia stato pubblicato nel 1986.[22] Ovviamente, questa mancanza di studi anatomici recenti rappresenta un limite importante alla piena comprensione dell'eziopatogenesi di alcune situazioni cliniche responsabili dell'insorgenza della GPS. Un'importante struttura anatomica del bacino è il complesso aponeurotico pre-pubico o pre-sinfisario (PPAC), di cui è mostrata una visione schematica in figura 1. Il PPAC è formato dall'interconnessione dei tendini dei muscoli adduttore lungo, adduttore breve, gracile e pettineo; l'aponeurosi dei muscoli retto addominale, piramidale e obliquo esterno; il disco articolare (o inter-sinfisario); il periostio pubico anteriore e dai legamenti pubici superiore (SPL), inferiore (IPL) ed anteriore (APL), mentre il legamento pubico posteriore (PPL) non fa parte del PPAC.[23,24] SPL, IPL e APL sono tutti in connessione con il disco articolare.[16,25] Il nuovo concetto anatomico di PPAC sostituisce il concetto accettato da tempo della fusione entesica del retto addominale con l'adduttore lungo tramite la placca aponeurotica.[23-26] Numerosi studi anatomici si sono concentrati sull'APL a causa sia della sua connessione con i muscoli circostanti, sia per il fatto che quest'ultimo unisca il legamento inguinale ed i muscoli adduttore lungo e retto dell'addome.[16,23-26] Inoltre, è anatomicamente degno di nota ricordare che il muscolo adduttore breve ha origine sia dal APL, che dal IPL.[25] Pertanto, da un punto di vista biomeccanico, l'APL rappresenta il punto di ancoraggio sia per gli strati aponeurotici superficiali, che per gli strati muscolo-tendinei profondi della regione sinfisaria e può quindi essere considerato come il fulcro del PPAC.[23,24] Nel contempo, l'IPL è considerato il principale stabilizzatore della sinfisi a causa del suo spessore, delle sue connessioni muscolari e del diverso orientamento delle sue fibre rispetto all'APL.[16,26] Sempre, da un punto di vista biomeccanico, la sinfisi è stabilizzata orizzontalmente dall'APL e verticalmente dall'azione contestuale dell'IPL e del SPL, come riportato dai dati morfometrici registrati da Pieroh et al..[25] È importante notare che l'APL non è spesso quanto l'SPL o l'IPL[25] e che questi dati potrebbero spiegare la maggiore forza necessaria per indurre uno spostamento verticale rispetto ad uno spostamento orizzontale della sinfisi.[27] Per quanto riguarda le proprietà elastiche dei legamenti sinfisari, l'unico legamento con possibile presenza di fibre elastiche è l'SPL.[16] Di conseguenza, dal punto di vista biomeccanico, il PPAC è una struttura anatomica che presenta una rigidità intrinseca[24] e, poiché è sottoposto ad importanti forze di stress meccanico durante i movimenti atletici che coinvolgono i movimenti torsionali della pelvi, rappresenta anche un'area di debolezza biomeccanica.[23,24] In ogni caso, finora ed a nostra conoscenza, non ci sono dati affidabili sui valori di cedimento biomeccanico (i.e. failure points) dei legamenti sinfisari. A questo proposito è importante ricordare che in alcune patologie, come l'impingement femoro-acetabolare (FAI), la ridotta mobilità delle articolazioni dell'anca viene compensata dall'iper-mobilizzazione della sinfisi.[28-30] Per questo motivo, il FAI comporta un elevato livello di stress per l'APL, soprattutto sul piano trasversale[25,28] e probabilmente non è una coincidenza che il FAI compaia frequentemente abbinato alla lesioni, soprattutto da overuse, del PPAC nell'eziopatogenesi della GPS.[2,13,29] Inoltre, bisogna ricordare che il PPAC è soggetto sia a forze di trazione verso l'alto da parte dei muscoli retti dell'addome, che a forze di trazione verso il basso da parte dei muscoli adduttori.[24] Questa coppia di forze, a sua volta, genera notevoli forze di taglio[24,30] che possono causare danni anatomici a livello del PPAC[13,24] e potenzialmente innescare l'insorgenza di un quadro di GPS. Una visione schematica delle forze a cui è sottoposta la sinfisi è mostrata nella figura 2.

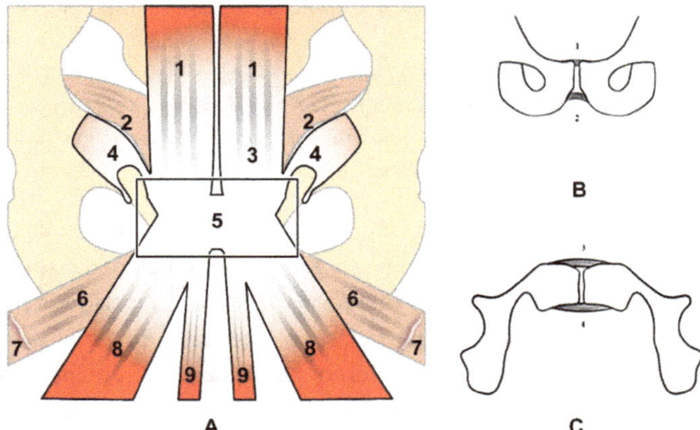

Figura 1. Visione schematica delle strutture tendinee che formano il complesso aponeurotico pre-pubico (A) e visione schematica dei legamenti pubici in proiezione coronale (B) e proiezione assiale (C). Il complesso aponeurotico pre-pubico è formato dai legamenti pubici anteriore, inferiore e superiore. Legenda (A): (1) retto addominale; (2) trasverso dell'addome ed obliquo interno; (3) piramidale; (4) obliquo esterno; (5) complesso aponeurotico pre-pubico; (6) pettineo; (7) adduttore breve; (8) adduttore lungo;(9) gracile. Legenda (B e C): (1) legamento pubico superiore; (2) legamento pubico inferiore; (3) legamento pubico anteriore; (4) legamento pubico posteriore.

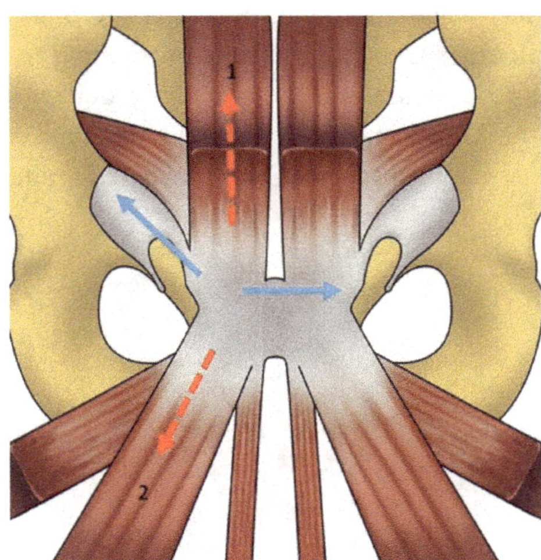

Figura 2. Vettori e forze di taglio a cui è soggetto il complesso aponeurotico pre-pubico. Le frecce tratteggiate rosse rappresentano le forze vettoriali, mentre le frecce blu rappresentano le forze di taglio. In particolare, le forze vettoriali sono rappresentate dalla forza generata dal muscolo retto dell'addome (vettore rivolto verso l'alto) e dai muscoli adduttori (vettore rivolto verso il basso). Durante la rotazione e l'estensione del bacino, il vettore rivolto verso l'alto

Un'altra importante struttura anatomica del bacino è il canale inguinale (CI). Il CI è attraversato dal funicolo spermatico negli uomini e dal legamento rotondo nelle donne ed è formato da quattro pareti (anteriore, inferiore, superiore e posteriore) e due orifizi od anelli (uno superficiale od esterno ed uno profondo).[31] L'aponeurosi del muscolo obliquo esterno rappresenta l'elemento anatomico principale della parete anteriore. Il bordo inferiore del muscolo obliquo interno e del muscolo trasverso formano invece la parete superiore del canale inguinale. La parete posteriore è formata dalla *fascia trasversalis*, che è rinforzata lateralmente dal legamento interfoveolare di Hesselbach e medialmente dal legamento di Henle, dal legamento di Colles e dal tendine congiunto.[32] Infine la parete inferiore è formata dal legamento inguinale e dal legamento lacunare.[32] L'anello inguinale superficiale, od esterno, è delimitato dalle fibre dell'aponeurosi del muscolo obliquo esterno che originano dalla spina iliaca antero-superiore[33]. Le fibre che afferiscono al tubercolo pubico formano il pilastro infero-laterale o pilastro esterno, mentre le fibre afferenti alla sinfisi pubica formano il pilastro supero-mediale o pilastro interno.[32] L'anello inguinale profondo è rivolto verso la cavità addominale ed è perpendicolare alla parte centrale del legamento inguinale; è posto a circa 15–20 mm di distanza dal legamento inguinale ed a circa 50 mm dal tubercolo pubico[31,33]. Una vista schematica del canale inguinale è mostrata nella figura 3.

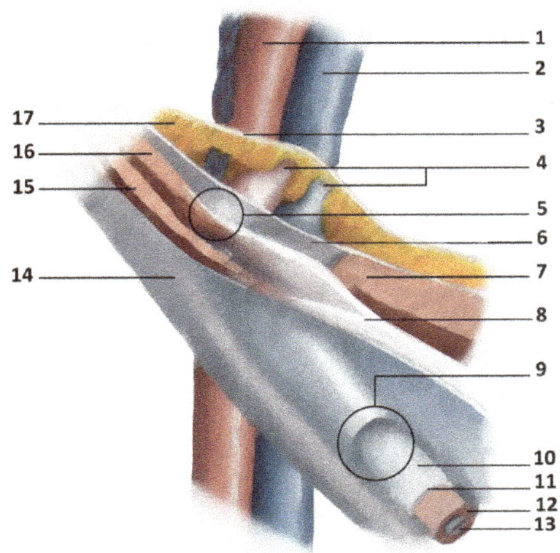

Figura 3. Vista schematica del canale inguinale. Legende: (1) arteria iliaca esterna; (2) vena iliaca esterna; (3) peritoneo parietale; (4) vasi epigastrici inferiori; (5) anello inguinale interno; (6) fascia trasversalis; (7) muscolo retto addominale; (8) tendine congiunto; (9) anello inguinale esterno; (10) cordone spermatico; (11) fascia spermatica esterna; (12) muscolo cremasterico e fascia cremasterico; (13) fascia spermatica interna; (14) aponeurosi del muscolo obliquo esterno; (15) muscolo obliquo interno; (16) muscolo trasverso; (17) tessuto extraperitoneale.

L'utilizzo della RM nella GPS

La RM e l'ecografia dinamica (DUS) sono attualmente i metodi di imaging più efficaci per la diagnosi della GPS. La RM rappresenta l'opzione migliore per valutare simultaneamente sia le strutture ossee, che i tessuti molli. Per la valutazione della GPS, si raccomanda l'uso di uno scanner di almeno 1,5 T ed un protocollo senza contrasto. I piani standard raccomandati sono coronale, sagittale ed assiale; tuttavia, le sequenze coronale ed assiale e oblique risultano fondamentali per la valutazione della PPAC.[13] In particolare, la sequenza assiale obliqua è indispensabile per lo studio dell'inserzione del muscolo retto dell'addome e l'origine prossimale dei muscoli adduttori.[14,34]

117

Un'esemplificazione grafica del piano di acquisizione della sequenza assiale obliqua è mostrata nella figura 4, mentre in tabella 1 è indicato il protocollo RM consigliato per la valutazione della GPS

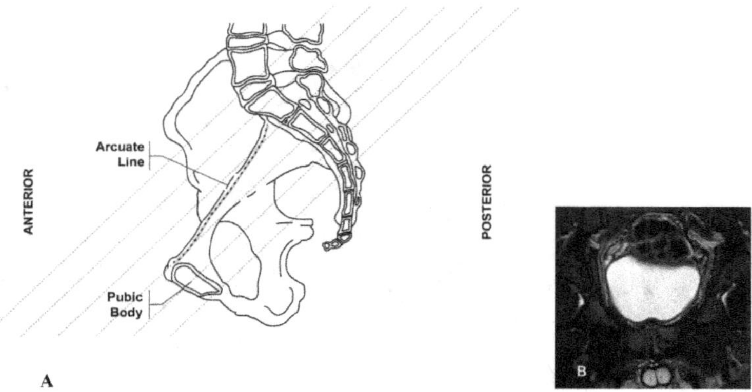

Figura 4. La sezione assiale obliqua è una sequenza orientata nel piano sagittale parallelamente alla linea arcuata pelvica lungo la superficie mediale dell'emipelvi (A). Questo tipo di sequenza dimostra correttamente l'inserzione del muscolo retto dell'addome e l'origine prossimale dei muscoli adduttori (B).

Piano di acquisizione	Sequenze	Slice (max)	FOV (max)
Bacino intero in taglio coronale	STIR	5 mm	32 – 40 cm
Coronale	T1	3mm	14-18 cm
Assiale	T2	3 mm	14-18cm
Assiale obliquo	PD FS od Intermediate FS	3 mm	14-18 cm
Coronale obliquo	PD FS od Intermediate FS	3 mm	14-18cm

Tabella 1: protocollo RM senza contrasto raccomandato per la valutazione della GPS.

Legenda: STIR: Short Time Inversion Recovery. PD-FS: Proton density fat-saturated. Intermediate FS: Intermediate fat-saturated. FOV: Field-of-view.

Nel prosieguo del capito descriveremo i principali quadri clinici che possono causare GPS attraverso l'utilizzo della RM. E' tuttavia opportuno ricordare che la GPS può essere causata da 67 diverse condizioni cliniche che possono essere suddivise in 12 categorie nosologiche secondo la classificazione tassonomica proposta dalla Groin Pain Syndrome Italian Consensus Conference update 2023[13]che è mostrata nella tabella 2. Di conseguenza, la sola valutazione RM potrebbe non essere sempre sufficiente per formulare una diagnosi definitiva, ed è pertanto necessario un approccio multidisciplinare, che si basi anche su varie tecniche di imaging. In ogni caso, il contributo che la RM può apportare a questo approccio multidisciplinare è comunque di grande rilevo.

1. Cause articolari	**2. Cause viscerali**	**3. Cause ossee**
1. Lesione del labbro acetabolare	1. Ernia inguinale	1. Fratture e loro esiti
2. Femoroacetabular impingement (FAI)[I]	2. Altri tipi di ernia addominale	2. Fratture da stress[II]
3. Coxartrosi	3. Patologie intestinali	3. Fratture da avulsione[III]
4. Corpi liberi intra-articolari (anca) 5. Instabilità di anca		4. Contusion della cresta iliaca (hip pointers)[IV]
6. Capsulite adesiva (anca)		
7. Legg-Calvé-Perthes disease e suoi esiti		
8. Displasia d'anca e suoi esiti		
9. Epifisiolisi e suoi esiti		
10. Necrosi avascolare della testa femorale		
11. Patologie dell'articolazione sacro-iliaca		
12. Patologie del tratto lombare		
13. Sinovite (anca)		
4. Cause muscolo tendinee	**5. Cause sinfisarie**	**6. Cause neurologiche**
1. Lesioni del retto addominale	1. Osteopatia pubica	1. Nerve entrapment syndrome[VI]
2. Tendinopatia del retto addominale	2. Instabilità sinfisaria	2. Anterior c utaneous nerve entrapment (ACNES)
3. Lesioni degli adduttori	3. Artropatia degenerativa sinfisaria	
4. Tendinopatia degli adduttori		

5. Lesioni dell'aponeurosi comune retto addominale.-lungo adduttore 6.Lesioni dell'ileopsoas 7. Tendinopatia dell'ileopsoas 8. Altri tipi di lesioni muscolari indirette e loro esiti 9. Lesioni muscolari dirette 10.Impingement dell'ileopsoas 11. Anca a scatto interna 12. Anca a scatto esterna 13. Borsiti[V] 14. Debolezza della parete posteriore del canale inguinale 15. Lesioni del complesso aponeurotico pre-pubico		
7 Cause correlate allo sviluppo 1. Apofisiti[VII] 2. Nuclei di ossificazione secondaria attivi a livello pubico[VIII]	**8. Patologie dell'apparato genito-urinario (infiammatorie e non infiammatorie)** 1. Prostatite 2. Epididimite 3.Funicolite 4. Orchite 5. Varicocele 6. Idrocele 7. Uretrite 8. Altri processi infettivi del tratto urinario 9. Cistite 10. Cisti ovaricje 11. Endometriosi	**9. Cause neoplastiche** 1. Carcinima testicolare 2.Osteoma osteoide 3. Altri tipi di carcinoma

10. Cause infettive	**11.Cause sistemiche**	**12.Cause extra-articolari**
12. Gravidanza ectopica 13. Entrapment del legamento rotondo 14. Torsione testicolare/ovarica 15. Litiasi ureterale		
10. Cause infettive 1. Oteomielite 2. Artrite settica	**11.Cause sistemiche** 1. Linfoadenopatia inguinale 2. Patologie reumatiche	**12.Cause extra-articolari** 1. Lesioni del labbro antero-superiore associate ad avulsione del retto femorale (HALTAR lesions) 2.AIIS impingement 3. Ischio-femoral impingement

Tabella 2: le diverse possibili cause eziologiche della GPS suddivise in 12 differenti categorie nosologiche che comprendono 67 diversi quadri clinici.[13]

Note:

(I): CAM-FAI, Pincer FAI, FAI nelle sue forme miste (Pincer e CAM) e Subspine impingement

(II): Sostanzialmente a carico del pube o del collo femorale.

(III): Principalmente le fratture da avulsione pediatriche a carico della spina iliaca antero-superiore (SIAS), della spina iliaca antero-inferiore (SIAI) e della tuberosità ischiatica.

(IV): Contusioni della cresta iliaca conseguenti a trauma diretto con conseguente formazione di ematoma periostale che può comprimere il nervo femoro-cutaneo laterale, causando parestesia.

(V): Specificatamente a carico della borsa ileo-pettinea e della borsa sero-mucosa del gran trocantere.

(VI): Specificatamente a carico del nervo femoro-cutaneo laterale, della branca genitale del nervo genitofemorale, del nervo ileo inguinale, del nervo ileoipogastrico, del nervo femorale, del nervo otturatorio, e del nervo pudendo.

(VII): A carico del ramo pubico inferiore, della SIAS, della SIAI e della tuberosità ischiatica.

(VIII): Presenza di nuclei di ossificazione secondaria a livello sinfisario. Ancora in fase proliferativa. L'ossificazione completa dei nuclei di ossificazione secondari sinfisari avviene tra i 20 ed i 23 anni.

Le lesioni del complesso aponeurotico pre-pubico

Il complesso aponeurotico prepubico (PPAC) forma una capsula fibrosa che riveste la parte anteriore della sinfisi pubica. Il PPAC rappresenta un'area di debolezza biomeccanica che sopporta notevoli forze di stress durante i movimenti atletici che comportino movimenti torsionali della palvi e /o situazioni monopodaliche.[13,16,23] Le situazioni cliniche più frequenti che determinano le lesioni del PPAC sono rappresentate dai due seguenti diversi danni anatomici[2,13,24]:

i. Lesione della porzione del PPAC afferente al complesso aponevrotico formato dal tendine dell'adduttore lungo, dal retto dell'addome e dal piramidale.[24,37]

ii. Avulsione del PPAC dalla superficie anteriore dell'osso pubico.[24,38]

Le lesioni del PPAC sono visibili all'esame RM su tutti i piani di acquisizione (assiale, coronale e sagittale) nelle sequenze fluido-sensibili classiche (T2 e STIR) e nelle sequenze Intermediate PD FS ed Intermediate FS ma, come già accennato, sono particolarmente consigliabili le acquisizioni sul piano assiale obliquo. È molto importante riuscire ad operare una distinzione tra il segnale di iperintensità di una lesione del PPAC, osservabile in sequenze fluido-sensibili ed un segnale di iperintensità relativo a un secondary cleft sign. Il secondary cleft sign è caratterizzato dalla presenza di una linea di segnale ad alta intensità che si estende lateralmente e verso il basso, fino alla parte inferiore della sinfisi. Tale linea iperintensa risulta essere sempre in comunicazione con lo spazio articolare della sinfisi ed è per lo più unilaterale. Infatti, un secondary cleft sign bilaterale è piuttosto raro.[2,39,40] Al contrario, il segnale di iperintensità di una lesione del PPAC non è in continuità con lo spazio articolare della sinfisi ma ha origine sulla linea mediana del PPAC stesso e si propaga unilateralmente o bilateralmente e, in quest'ultimo caso, nella maggior parte dei casi in modo asimmetrico.[41,42] Inoltre, la localizzazione anatomica di un secondary cleft sign è diversa rispetto a quella di una lesione del PPAC; infatti, un secondary cleft sign è localizzato inferiormente alla sinfisi ed inferiormente e posteriormente rispetto all'inserzione pubica dell'adduttore lungo.[15,39,43] Il secondary cleft sign prende origine da una macerazione cronica del disco fibrocartilagineo centrale, dovuta ad uno stress meccanico eccessivo od anomalo e, se non trattata, con il tempo può ritrovarsi in continuità con il primary cleft sign (i.e. la piccola cavità centrale fisiologica del disco articolare intersinfisario). Pertanto, il secondary cleft sign è da considerarsi alla stregua di un segno radiologico aspecifico, associabile a diverse situazioni cliniche, come una lesione acuta del tendine dell'adduttore lungo, una tendinopatia cronica od una disfunzione funzionale dell'adduttore lungo, del gracile o del tendine congiunto.[15,43] Al contrario, un segnale di iperintensità dovuto ad una lesione del PPAC, indica una lesione molto specifica dal punto di vista anatomico, che è quindi molto diversa da un secondary cleft sign. Nel caso di vera e propria avulsione della parte del PPAC afferente al complesso aponevrotico del tendine dell'adduttore lungo-retto addominale e piramidale, il segnale è presente unilateralmente o bilateralmente ed è visibile sia nei piani coronali, che assiali (figure 5–7). Nel caso di distacco del PPAC dall'osso pubico, è visibile una breccia a livello della linea mediana del PPAC (figura 7) che appare evidente nelle sequenze RM sagittali. Inoltre, è importante ricordare che i segni radiologici di una grave osteopatia pubica fanno molto spesso parte della presentazione radiologica di una lesione del PPAC.

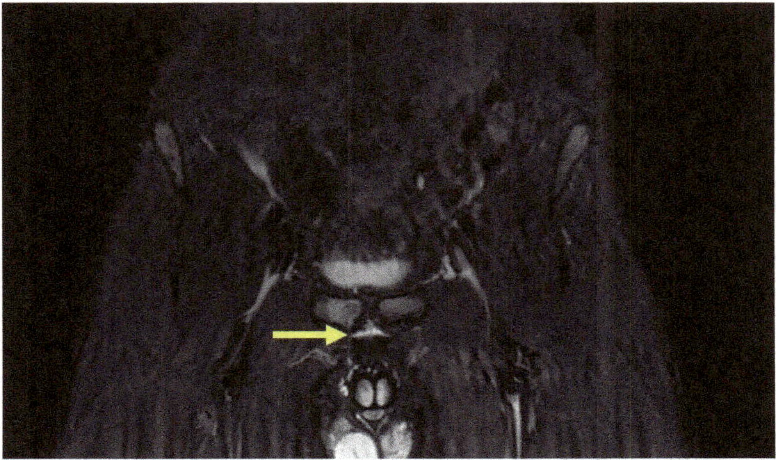

Figura 5: immagine coronale STIR di un atleta di sesso maschile di 22 anni di età, che mostra l'avulsione della parte del PPAC afferente al complesso aponevrotico formato dal tendine adduttore lungo, dal retto addominale e dal piramidale. Il segnale di iperintensità si estende bilateralmente (freccia). Da notare che il segnale di iperintensità che indica la lesione del PPAC non è in continuità con il primary cleft sign.

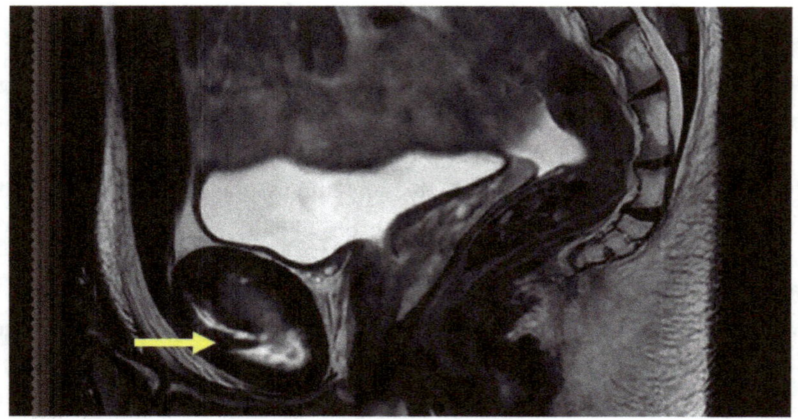

Figura 6. La stessa lesione del PPAC (freccia) mostrata nella figura 5, osservata in un'immagine assiale STIR.

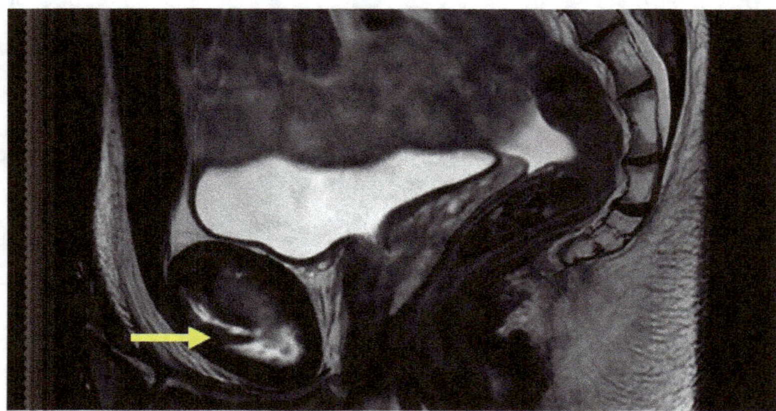

Figura 7. Immagine sagittale T2 FSE di un atleta maschio di 25 anni, che mostra un'avulsione del PPAC dalla superficie anteriore dell'osso pubico (freccia).

Osteopatia pubica

In una situazione clinica di GPS, un cam-FAI causa spesso una riduzione della normale intrarotazione dell'anca, questa limitazione del ROM è dovuta al meccanismo di impingement meccanico tra la testa femorale ed il ciglio acetabolare.[44] Questa condizione può causare un aumento della rigidità della capsula articolare dell'anca[45], che viene spesso compensato da un'iper-

124

mobilizzazione dell'articolazione sinfisaria che, a sua volta, può causare l'insorgenza di osteopatia pubica, patologie inguinali e tendinopatia adduttoria.[2,29,45,46] Come stabilito dall'Italian Consensus Conference on FAI Syndrome in Athletes, Cotignola Agreement[47], il termine osteopatia pubica è preferibile a quello di osteite pubica, in quanto si tratta di una condizione cronica e non di una condizione infiammatoria. È possibile formulare la diagnosi di osteopatia pubica (figura 8) quando, oltre alla condizione clinica, sono presenti almeno tre dei seguenti cinque segni radiologici:

i. Bone marrow oedema delle branche pubiche.
ii. Segni di riassorbimento osseo e sclerosi dei rami pubici;
iii. Irregolarità della sinfisi e/o segni di erosione ossea;
iv. Cisti subcondrali e/o formazioni osteofitiche;
v. Protrusione del disco sinfisario centrale

Infine, come già accennato, è importante ricordare nuovamente che i segni radiologici di una grave osteopatia pubica, sono frequentemente associati ad una situazione di cam-FAI[40] e/o di lesione del PPAC.[42]

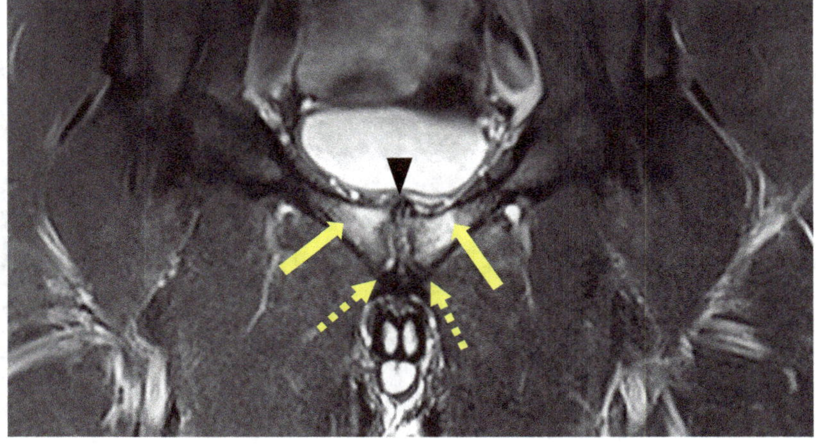

Figura 8. RM STIR coronale che mostra una protrusione del disco intersinfisario centrale (punta di freccia), un bome marrow oedema bilaterale (frecce) ed un'irregolarità della sinfisi (frecce tratteggiate). Questi segni radiologici indicano una grave osteopatia pubica.

Le lesioni della muscolatura adduttoria

Le lesioni indirette degli adduttori costituiscono una delle cause più importanti di GPS acuta.[48] Il muscolo più esposto alle lesioni è l'adduttore lungo (90% dei casi).[48] La sede anatomica delle lesioni dell'adduttore lungo è per il 25% prossimale (delle quali per il 75% sono lesioni da avulsione), per il 31% a livello giunzione muscolo-tendinea prossimale (principalmente di grado I e II), per il 37% a livello distale (prevalentemente sempre di grado I e II), per il restante 7%, la sede è intramuscolare a livello del terzo medio (anch'esse prevalentemente di grado I e II) (figura 9).[49] E importante notare che oltre il 70% delle avulsioni dell'adduttore lungo sono, in realtà, lesioni del PPAC che vengono spesso misconosciute.[23,24] L'adduttore lungo presenta inoltre due tipiche aree di lesione: la prima, antero-mediale, correlata al tendine prossimale; la seconda, postero-laterale, correlata al tendine distale.[48]All'esame RM, le sequenze più adatte allo studio delle lesioni dei muscoli adduttori sono l'assiale obliqua (PD FS e T2 FS) e la coronale STIR.[50] La classificazione del grado della lesione deve essere calcolata in base al rapporto tra il volume di quest'ultima ed il volume del muscolo.[51,52]

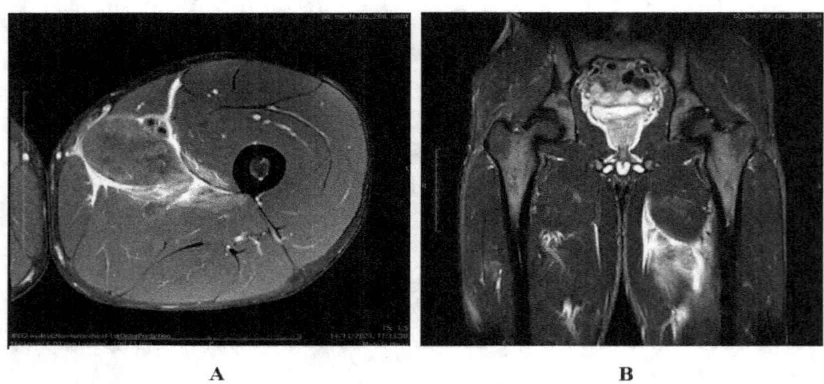

A   B

Figura 9: PD tse FS tra (Box A) e T2 tse STIR coronale che mostrano una lesione dell'adduttore lungo sinistro a livello del suo medio. La classificazione del grado di lesione deve essere calcolata in base al rapporto tra il suo volume ed il volume del muscolo.[50,51] In questo caso, la lesione è classificata come grado II sottotipo C.

Tendinopatia adduttoria

Come nel caso delle lesioni indirette, il muscolo facente parte della loggia adduttoria più soggetto a tendinopatia è l'adduttore lungo.[40] All'esame RM, le sequenze più idonee allo studio delle tendinopatie degli adduttori sono le seguenti[15]:

I. T1 assiale obliqua.
II. Assiali oblique PD FS, T2 FS e T1.
III. T1 coronale.

La tendinopatia dell'adduttore lungo (ALT), all'esame RM, è caratterizzata da un aumento dell'intensità del segnale a livello del tendine e/o della sua entesi nelle sequenze fluidosensibili (figura 10). Solitamente, sono presenti anche gonfiore del corpo tendineo e/o cambiamenti nella morfologia dell'entesi. Al contrario, in condizioni fisiologiche normali, il tendine appare in tutte le sequenze ipointenso, sottile e ben definito, mentre nelle sequenze assiali oblique il tendine risulta simmetrico e di forma triangolare, con la base rivolta verso il margine anteriore dell'osso pubico. Contrariamente a ciò, in caso di ALT, il tendine può presentare una forma convessa ed un'intensità di segnale aumentata.[14] Purtroppo, non esiste attualmente, a nostra conoscenza, una scala di valutazione radiologica in grado di giudicare la gravità di una tendinopatia dell'adduttore lungo.[53] Tuttavia, è necessario sottolineare che, in alcuni casi, l'ALT può riflettere un adattamento funzionale in risposta ad un sovraccarico funzionale subito durante attività sportive particolarmente intense;[43,54,55] tale adattamento funzionale può rimanere a livello subclinico, oppure manifestarsi clinicamente come una tendinopatia conclamata.[40] Infine, è interessante notare che, in una situazione clinica di GPS, l'ALT è il più importante segno radiologico correlato all'ernia inguinale diretta e/o alla debolezza della parete posteriore del canale inguinale con un odds ratio (OR) pari a 3.88 (OR 3.88; 1.27 -11. 54; 95% CI)[15], dove il valore di OR rappresenta il rapporto tra la frequenza con la quale un evento si verifica in un gruppo di pazienti e la frequenza con la quale lo stesso evento si verifica in un gruppo di pazienti di controllo. Ovviamente, tutto ciò non esclude la possibilità che la RM rilevi un'ALT senza la presenza di patologie inguinali.

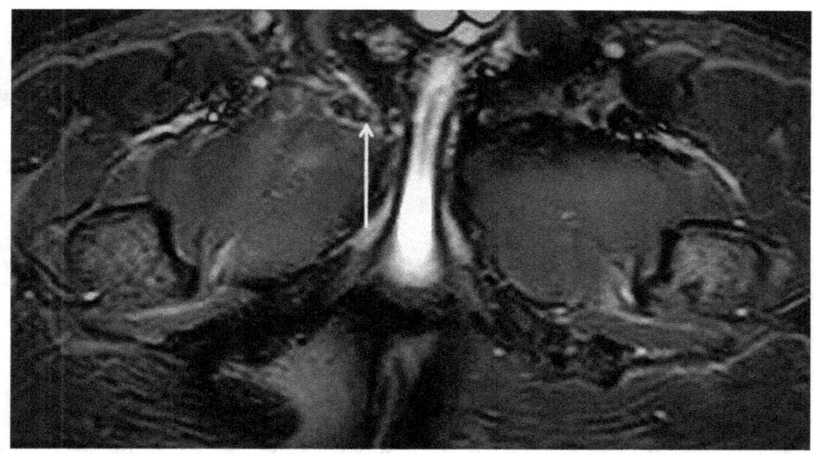

Figura 10. FS PD obliqua assiale che mostra una tendinopatia dell'adduttore lungo di destra (freccia).

Le lesioni del retto addominale

Le lesioni indirette isolate del muscolo retto dell'addome non rappresentano un tipo di lesione di frequente riscontro e sono solitamente classificate come lesioni dell'entesi comune tra il muscolo retto addominale ed il lungo adduttore. Nella RM, il segno indicativo è, come nel caso di qualsiasi lesione muscolare indiretta, un'iperintensità di segnale nelle sequenze fluido-sensibili. Le sequenze MRI più adatte per lo studio delle lesioni del retto sono la STIR sagittale e la PD FS assiale obliqua.[15] Anche in questo caso, il grado della lesione deve essere calcolato in base al rapporto tra il volume di quest'ultima e quello del muscolo. È molto importante ricordare che, come nel caso delle avulsioni dell'adduttore lungo, anche le avulsioni del retto addominale possono causare una lesione del PPAC.[24]

Le tendinopatie del retto addominale

La tendinopatia del muscolo retto addominale all'esame RM appare come un aumento dell'intensità del segnale nelle sequenze fluido-sensibili a livello della giunzione muscolo-tendinea, contestualmente si può anche osservare un aumento del volume del tendine (figura 11).[4,56] Come nel caso delle lesioni del muscolo retto addominale, le sequenze RM più adatte per studiare il processo tendinopatico sono la STIR sagittale e la PD FS assiale obliqua.[15] La tendinopatia del retto addominale è raramente descritta in letteratura;questa manchevolezza può essere in parte spiegata dal fatto che sia l'adduttore lungo che il retto addominale hanno un'inserzione comune sulla sinfisi pubica, quindi numerose tendinopatia del retto sono, in realtà, classificate come ALT.[57]

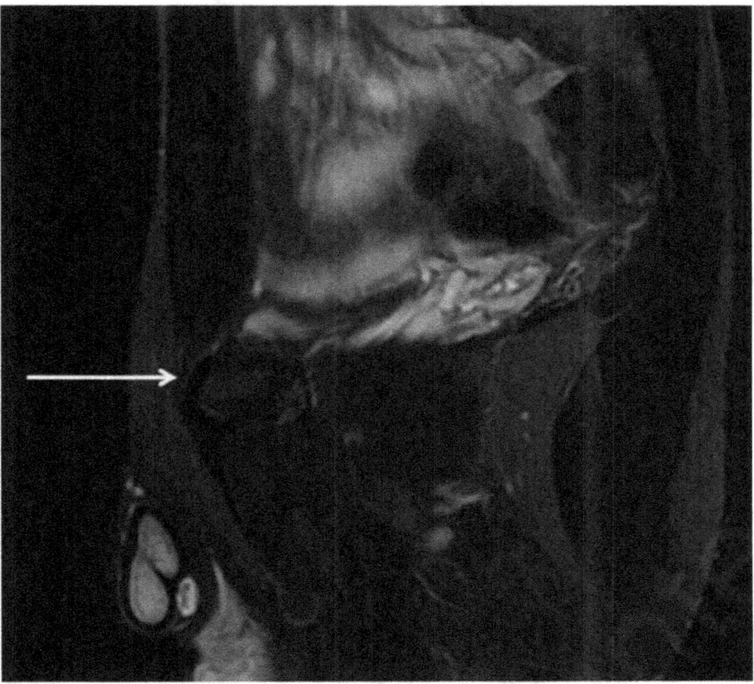

Figura 11. Immagine STIR sagittale che mostra segni di tendinopatia del muscolo retto addominale (freccia).

Ernia inguinale

Nella LSGPS, la presenza di ernie inguinali è diversa nella popolazione maschile rispetto a quella femminile.[40,58] Nella popolazione maschile, una debolezza della parete posteriore del canale inguinale è presente nel 42,7% dei casi, un'ernia diretta nell'8% dei casi ed un'ernia obliqua esterna nel 2% dei casi. Nella popolazione maschile, le patologie inguinali sono quindi responsabili di oltre il 50% dei casi di LSGPS.[40] Nella popolazione femminile affetta da LSGPS, è presente una debolezza della parete posteriore del canale inguinale nel 37% dei casi, un'ernia diretta nel 5,5% dei casi, un'ernia obliqua esterna nel 2,7% dei casi ed un'ernia femorale nel 10,8% dei casi. Pertanto, alla luce di questi dati, appare chiaro che anche nella popolazione femminile, le patologie inguinali sono responsabili di oltre il 50% dei casi di LSGPS ma la loro tipologia è diversa rispetto alla popolazione maschile.[58] L'esame radiologico che rappresenta il *gold standard* per lo studio delle ernie inguinali e femorali e per l'indagine della debolezza della parete posteriore del canale inguinale è la DUS.[2,13] Come già accennato, un protocollo di RM dinamica non si rivelerebbe utile per la diagnosi della ernie inguinali e femorali o per quella di debolezza della parete posteriore del canale inguinale, principalmente a causa dell'impossibilità di monitorare in tempo reale la manovra di Valsalva che il paziente deve eseguire durante l'esame stesso fattore che, a sua volta, causa un numero inaccettabile di falsi negativi.[2,13,35,36] Tuttavia, la RM può essere utile per rilevare le ernie otturatorie (OH)[59] che, sebbene più rare delle ernie inguinali e femorali, possono essere una causa misconosciuta di GPS da sovraccarico funzionale e/o di LSGPS.[59,60] Una debolezza della membrana otturatoria può causare un allargamento del canale otturatorio, di conseguenza, il contenuto erniario può passare sia antero-medialmente rispetto al fascio neurovascolare, oppure spingendo di lato il fascio neurovascolare stesso.[59] Il forame otturatorio ha una maggiore dimensione nel sesso femminile rispetto a quello maschile, per questo motivo, le OH mostrano una predominanza di 6:1 donne/uomini.[61]. Tuttavia, nell'ultimo capitolo di questo libro, vedremo come questo dato possa essere messo in discussione alla luce di alcuni recenti dati. Le OH sono classificate nelle tre seguenti tipologie[59]:

i. Tipo I: l'ernia contiene solo tessuto connettivo pre-peritoneale e tessuto lipidico.
ii. Tipo II: l'ernia progredisce avanzando nel canale otturatorio ed invaginando il sacco peritoneale.
iii. Tipo III: l'ernia presenta un'ulteriore erniazione dei visceri pelvici o peritoneali come intestino, vescica od ovaio.

L'OH di tipo I (figura 12) è relativamente rara e, per questo motivo, può rappresentare una sfida diagnostica per il radiologo. Le sequenze RM più adatte allo studio dell'OH sono le sequenze coronali ed assiali pesate in T1 o PD. Nella valutazione RM, una protrusione di grasso attraverso il forame tra i muscoli pettineo ed otturatore esterno è un'immagine patognomonica per OH.[35] Il tessuto adiposo può talvolta interporsi tra i muscoli grande adduttore ed adduttore breve, lungo il corso della divisione posteriore del nervo otturatore. Il criterio diagnostico di maggior importanza è costituito dal confronto della simmetria con il canale otturatorio controlaterale.

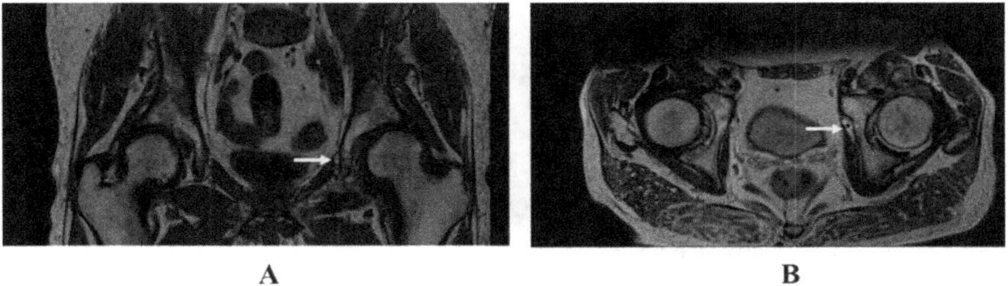

A   B

Figura 12. Immagine coronale pesata in T1 (A) ed immagine assiale PD TSE Dixon (B). In entrambe le immagini, il canale otturatorio destro è normale, mentre il canale otturatorio sinistro mostra un volume anomalo di grasso che accompagna il fascio neurovascolare otturatorio (freccia) mentre passa tra i muscoli otturatori. Le immagini sono compatibili con un'ernia otturatoria di tipo I.

Le patologie dell'anca

La RM eseguita con tomografi da 1,5 T oppure 3,0 T ed attraverso l'uso di bobine di superficie *phased array* viene utilizzata per lo studio panoramico del bacino e per quello specifico delle patologie dell'articolazione dell'anca. Il protocollo di studio dovrebbe includere sia immagini con FOV (campo visivo) ampio (32–40 cm), sia immagini ad alta risoluzione acquisite con FOV più stretto (14–18 cm). Le immagini acquisite con FOV più stretto sono utili per valutare la patologia labrale e la superficie condrale delle teste femorali. In questo caso, le sequenze di acquisizione da utilizzare sono la FSE (fast spin echo) PD (proton density) nei piani assiale, coronale e sagittale, con sezioni contigue di strato sottile (3–4 mm) oppure con gap inter-slice minimo. Le immagini assiali oblique parallele al collo femorale dovrebbero essere invece utilizzate per identificare qualsiasi impingement femoro-acetabolare associato.[43] L'esame di artro-RM rappresenta, a sua volta, il *gold standard* per la valutazione del danno condrale e labrale.[62] Nell'artro-RM, le lesioni labrali vengono diagnosticate nel caso in cui il mezzo di contrasto si estenda all'interno del difetto labrale (figura 13). Per localizzare una lesione del labbro acetabolare, viene normalmente utilizzato il cosiddetto metodo del quadrante dell'orologio (*acetabular clock system*), nel quale le ore 3 sono dislocate anteriormente e le ore 12 posizionate superiormente, indipendentemente dal lato dell'anca considerata.[63] (figura 14). La maggior parte delle lesioni del

131

labbro acetabolare (circa l'84%) è localizzata antero-superiormente, il 16% si verifica postero-superiormente, mentre le lesioni antero-inferiori e postero-inferiori sono rare.[64]

Il protocollo raccomandato per l'artro-RM è il seguente[65-67]:

i.   STIR coronale (FOV 32–40 cm);
ii. PD coronale od Intermediate FS (FOV 16 cm),
iii. FS sagittale od Intermediate (FOV 16 cm),
iv. T1 radiant oppure T1 FS.

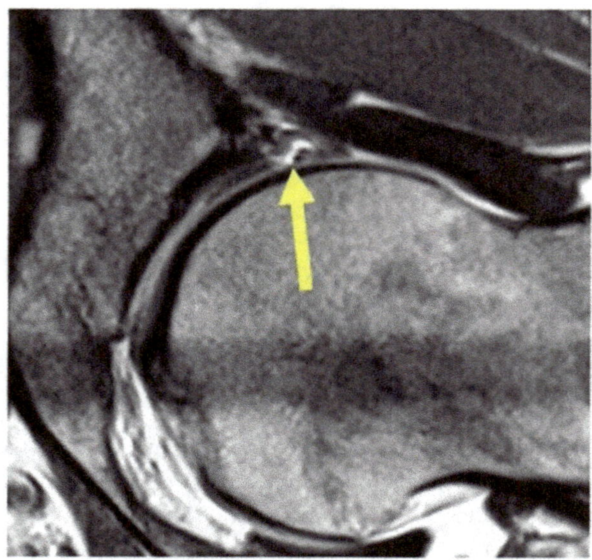

Figura 13. Artro-RM in sequenza coronale FSE PD che evidenzia una lesione del labbro acetabolare. Nell'immagine è possibile osservare il passaggio del mezzo di contrasto nella fessura intra-labrale (freccia).

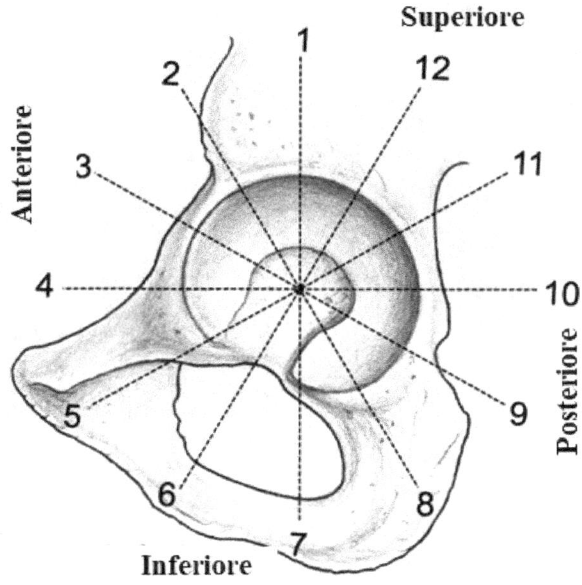

Figura 14: visione schematica dell'acetabular clock system.

Le fratture da stress

Le sedi più comuni delle fratture da stress ossee nella zona pelvica sono il collo femorale mediale ed i rami pubici. L'esame RM rivela un'iperintensità di segnale nelle sequenze fluido-sensibili ed un'ipointensità di segnale nelle sequenze T1, che evidenzia la linea di frattura che decorre perpendicolarmente alle trabecole ossee.[2] Le sequenze raccomandate per lo studio delle fratture da stress sono T1, T2 e STIR in acquisizione coronale, sagittale ed assiale (figura 15).[2,68]

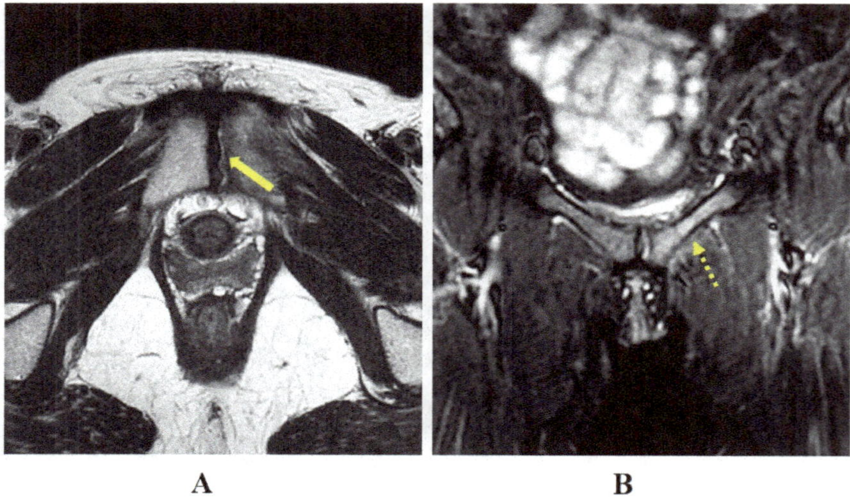

A   B

Figura 15. Immagini RM assiale T2 (A) e STIR coronale (B) che mostrano un'iperintensità subcondrale lineare compatibile con una frattura da stress della branca pubica sinistra (freccia). L'immagine STIR coronale mostra anche un diffuso bone marrow oedema sempre a livello del ramo pubico sinistro (freccia tratteggiata).

Apofisite sinfisaria

I nuclei di ossificazione secondari lungo la faccia antero-mediale dell'osso pubico compaiono durante l'adolescenza e raggiungono l'ossificazione completa tra il 20° e il 23° anno di vita (talvolta l'ossificazione si protrae sino al 25° anno di vita).[69] La presenza di nuclei di ossificazione attivi, può rendere l'osso pubico particolarmente sensibile alle sollecitazioni meccaniche tipiche di alcuni sport. Per tale motivo, da un punto di vista clinico, è importante ricordare che la presenza di una cartilagine di accrescimento che separi il centro di ossificazione secondario dall'osso pubico può costituire la causa della GPS dovuta ad apofisite nel giovane atleta. Si tratta di una situazione simile alla cosiddetta *"little league shoulder"* od alla *"little league elbow"*, ovvero a patologie dovute essenzialmente ad un meccanismo di sovraccarico della cartilagine di accrescimento.[70] È interessante notare che alcuni autori hanno definito questa particolare situazione clinica con il termine di *"youth soccer groin"*.[55,70,71] La sequenza RM raccomandata per lo studio dei nuclei di ossificazione secondari è la T1 coronale. La presenza di nuclei di ossificazione secondari attivi è confermata dall'ipointensità del segnale corrispondente al nucleo di ossificazione antero-mediale (figura 16).[2]

134

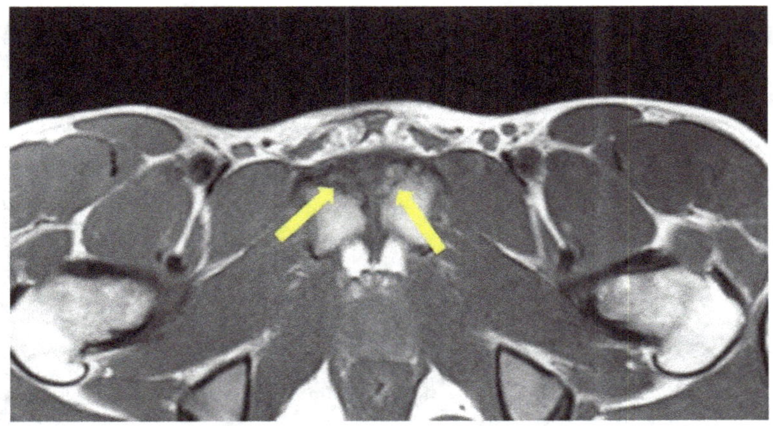

Figura 16. Immagine RM assiale pesata in T1 di un paziente di diciotto anni che mostra due nuclei di ossificazione encondrali normali (frecce).

Bone marrow oedema

Il bone marrow oedema (BMO) è caratterizzato dalla presenza di un segnale intraosseo iperintenso in corrispondenza del margine del ramo pubico nelle sequenze fluido-sensibili. Al contrario, nelle sequenze pesate in T1, le stesse aree che mostrano iperintensità di segnale nelle sequenze fluido-sensibili, devono mostrare ipointensità di segnale.[72] Le sequenze raccomandate per lo studio del BMO sono le seguenti: T1 coronale, T2 FS coronale,T2 FS assiale obliqua e PD FS assiale obliqua.[2,72] La presenza di BMO si riscontrata in circa l'80-90% degli atleti affetti da GPS[24,40,73]; tuttavia, non è ancora del tutto chiaro se il BMO sia un semplice marcatore di lesione da stress osseo o se rappresenti una fonte primaria di dolore nei pazienti affetti da GPS.[71] In effetti, un BMO sinfisario potrebbe, in un atleta, rappresentare un segno di fisiologico rimodellamento osseo in risposta ad un elevato stress meccanico.[74] È altresì importante ricordare che un'infiltrazione lipidica a livello delle branche pubiche rappresenterebbe uno stadio successivo di aggravamento rispetto alla semplice presenza di BMO.[53,54] Il BMO viene classificato in tre gradi in base alla sua estensione sul piano assiale che viene misurata nelle sequenze assiali oblique PD FS o T2 FS lungo l'asse lungo del ramo pubico superiore od inferiore (figura 17). Il grado del BMO viene determinato come segue: Grado 1: BMO ≤ 1 cm; Grado 2: BMO ≥ 1 cm e ≤2 cm; Grado 3: BMO ≥ 2 cm. Infine, è opportuno ricordare che la presenza di BMO fa parte dei criteri diagnostici dell'osteopatia pubica.[47]

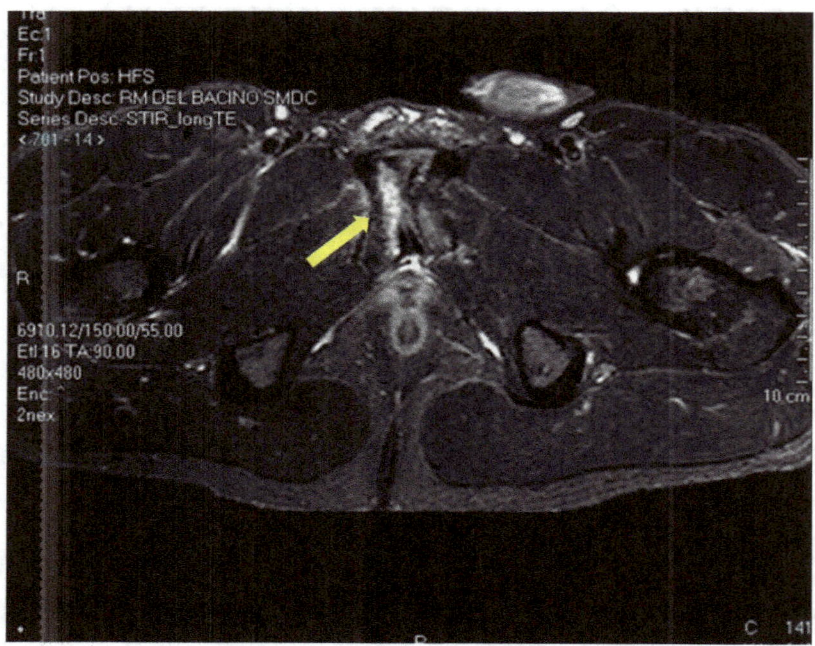

Figura 17. RM STIR assiale che mostra un BMO che si estende su tutta la superficie del ramo pubico destro, in direzione antero-posteriore (freccia). In base alla sua estensione, il BMO può essere classificato come di grado 3.

Discussione

La GPS colpisce sia gli atleti professionisti che quelli amatoriali, infatti, tale quadro clinico è un problema di sempre più frequente riscontro in molti sport che comportino movimenti rotazionali, cambi di direzione ed il gesto del calciare, come nel football, nell'hockey su ghiaccio, nella pallamano, nel tennis e nel rugby[2]. L'eziologia della GPS comprende 12 categorie nosologiche e 67 diverse possibili patologie.[13] Inoltre, è importante ricordare che in particolare la LSGPS, rappresenta spesso una vera e propria sfida diagnostica per il clinico, sia per l'elevato numero di condizioni cliniche che possono esserne la causa, che per la complessità anatomica intrinseca della pelvi[50,75] Pertanto, proprio tale complessità richiede un approccio multidisciplinare per il raggiungimento di una diagnosi di certezza.[2] Inoltre, non esiste nella pratica una singola valutazione di imaging che possa essere considerata esaustiva nel raggiungimento di una diagnosi definitiva di GPS. La radiologia convenzionale, DUS, RMI e TAC sono tutte tecniche di imaging in grado di fornire informazioni tra loro complementari ed essenziali ai fini diagnostici. La RM, in particolare, si rivela una valutazione di fondamentale importanza per un gran numero di patologie (di cui le principali sono state brevemente descritte in questo capitolo) in quanto può essere utilizzata sia per confermare la diagnosi clinica, che nell'ambito delle diagnosi differenziali.[2,13,14] Sfortunatamente, in letteratura, ad oggi, mancano descrizioni dettagliate dell'esame RM dedicato alla GPS. La tabella 3 fornisce i principali reperti radiografici, accompagnati da una definizione pertinente, che il radiologo dovrebbe utilizzare in una condizione di GPS (GPS di origine traumatica, GPS da sovraccarico funzionale e LSGPS), nonché le sequenze di acquisizione raccomandate per la loro visualizzazione ottimale.

Patologie	Sequenze	Reperti RM
Lesioni del PPAC	Sequenze T2, STIR, PD FS ed Intermediate FS sui piani coronale, assiale e sagittale	Iperintensità di segnale nelle sequenze fluido-sensibili
Lesioni indirette della muscolatura adduttoria	Assiali oblique PD FS e T2 FS. Coronale STIR	Iperintensità di segnale nelle sequenze fluido-sensibili
Tendinopatie della muscolatura adduttoria	Assiale obliqua T1. Assiale obliqua PD FS e T2 FS. Coronale T1	Aumento dell'intensità di segnale a livello del tendine e/o della sua entesi nelle sequenze fluido-sensibili. Aumento di volume del tendine e/o cambiamenti nella morfologia dell'entesi
Lesioni indirette del retto addominale	Sagittale STIR. Assiale oblique PD FS	Iperintensità di segnale nelle sequenze fluido-sensibili
Tendinopatie del retto addominale	Sagittale STIR. Assiale oblique PD FS	Aumento dell'intensità di segnale nelle sequenze fluido-sensibili a livello della giunzione muscolo-tendinea del muscolo retto dell'addome e/o aumento del volume del tendine stesso.

Ernia otturatoria	Coronale T1 e PD. Assiale T1e PD	Protrusione di grasso attraverso il forame tra il muscolo pettineo e l'otturatore esterno. Essenziale la valutazione del confronto per simmetria con il canale controlaterale.
Lesioni del labbro acetabolare	Artro-RM nelle sequenze: Coronale STIR (FOV 30-40 cm). Coronale PD od Intermediate FS (FOV 16 cm). Sagittaleod Intermediate FS (FOV 16 cm).Radiant T1 o T1 FS.	Diffusione del mezzo di contrasto nel difetto labiale
Fratture da stress	T1, T2 e STIR in acquisizione coronale, sagittale ed assiale.	Iperintensità di segnale nelle sequenze fluido-sensibili ed ipointensità disegnale nelle sequenze T1.
Apofisite sinfisaria	Coronale T1. Assiale T1	Ipointensità del segnale corrispondente al nucleo di ossificazione antero-mediale
Bone marrow oedema	Coronale T1. CoronaleT2 FS. Assiale obliqua T2 FS. Assiale obliqua PD FS	Iperintensità di segnale nelle sequenze fluido-sensibili. Ipointensità di segnale nelle sequenze T1. Grado 1: BMO $\leq$1 cm, Grado 2: BMO $\geq$1 cm e $\leq$2 cm, Grado 3: BMO $\geq$2 cm.
Ciste subcondrale	Coronale STIR. Assiale obliqua T2	Presenza di cisti subcondrale (elemento cistico subcondrale iperintenso nelle sequenze fluido-sensibili)
Protrusione del disco intersinfisario centrale	Coronale T1. Assiale obliqua T1	Protrusione del disco fibroso sinfisario centrale. Nelle immagini coronali il disco centrale sporge cranialmente rispetto ai margini dell'articolazione sinfisaria.

		Nelle sequenze assiali oblique sporge posteriormente.
Secondary inferior cleft sign	Coronale STIR.Assiale oblique PD FS	Linea ad alta intensità di segnale nelle sequenze fluido-sensibili, che si estende lateralmente ed inferiormente alla parte inferiore della sinfisi e che appare essere in comunicazione con lo spazio articolare sinfisario
Secondary superior cleft sign	Coronale STIR. Assiale obliqua PD FS	Linea ad alta intensità di segnale nelle sequenze fluido-sensibili, che si estende parallelamente al bordo inferiore del ramo pubico superiore e si mostra in comunicazione con lo spazio articolare sinfisario
Sclerosi della sinfisi	Coronale T1.Assiale obliquaT1	Presenza di sclerosi ossea lungo i margini articolari della sinfisi. L'area sclerotica appare come una formazione ossea ipointensa e di spessore aumentato, lungo i margini articolari della sinfisi
Infiltrazione adiposa	Coronale T1. Coronale STIR.Assiale obliqua T2 FS.Assiale obliqua PD FS	Aree di elevata intensità di segnale a livello della sinfisi nelle sequenze pesate in T1 ed aree di bassa intensità di segnale nelle sequenze Fat Sat

Tabella 3. Reperti radiologici evincibili in RM di rilevanza clinica nella diagnosi della GPS.

Note:

i. Un reperto MRI è considerato presente (cioè positivo) solo se visibile su almeno due diversi piani di acquisizione.

ii. Quando vengono confrontate due sequenze di diversa pesatura ma acquisite sullo stesso piano, occorre porre attenzione nell' utilizzare lo stesso taglio di acquisizione.

iii. In caso di dubbio sulla presenza oppure sull'assenza di un reperto RM, quest'ultimo deve essere considerato come assente.

È importante sottolineare che, fatta eccezione per le lesioni muscolo-tendinee acute, alcuni dei reperti radiologici elencati nella tabella 3, possono essere riscontrati sia in soggetti sportivi sintomatici, che asintomatici. Nei casi di asintomaticità, questi riscontri possono essere interpretati sia come un adattamento funzionale alla biomeccanica del modello prestativo, che un come segno prodromico di una patologia latente o paucisintomatica. In tali situazioni, la valutazione clinica deve fare necessariamente riferimento alla storia anamnestica del paziente ed il clinico deve essere conscio del fatto che, nella maggior parte dei casi, la diagnosi si rivelerà impegnativa.

A questo proposito, è interessante notare che i segni radiologici di una tendinopatia dell'adduttore lungo sono presenti in ben il 71% dei soggetti asintomatici rispetto al 72% riscontrato nella popolazione dei soggetti sintomatici.[54] Appare pertanto ovvio come sia legittimo sollevare alcuni ragionevoli dubbi sul fatto che la GPS sia diagnosticata più frequentemente come tendinopatia adduttoria[4,76,77] Infatti, in un nostro recente studio[40], abbiamo riportato di come la tendinopatia adduttoria isolata, ossia non associata ad altri quadri clinici, sia in realtà responsabile di solamente circa il 2% dei casi di LSGPS. Questi dati ci debbono indurre a riflettere su quanto sia imprudente fermarsi ad una semplice diagnosi di questo tipo senza considerare altre possibili associazioni patologiche.[24,40]

Conclusioni e direzioni future

La GPS è senza dubbio una situazione clinica complessa che impegna il clinico, da un punto di vista diagnostico, in modo significativo. Questa difficoltà dipende sia dalla complessità anatomica del bacino, che dalle numerose condizioni cliniche che possono causare la GPS stessa. Per tutte queste ragioni, un approccio multidisciplinare rappresenta un requisito essenziale per il raggiungimento di una diagnosi di certezza. In questo contesto, l'imaging a supporto del ragionamento clinico, della quale la RM rappresenta un aspetto importante, può aiutare il clinico a superare la sfida diagnostica che la GPS impone. Infine, dobbiamo ricordare coma la RM sia un metodo di imaging in continua evoluzione tecnica, come testimoniano i notevoli progressi registrati nell'ultimo decennio.[78] Pertanto, in un prossimo futuro, l'evoluzione di tecniche come la *"delayed gadolinium-enhanced*

MRI" (dGEMRIC) per lo studio del tessuto cartilagineo[79] e la"*T2 mapping*" con campi magnetici di $3T^{80}$, potrebbero consentire uno studio molto più accurato di quanto non si possa pretendere oggi, per ciò che concerne le lesioni cartilaginee dell'anca e le lesioni del labbro acetabolare.

Bibliografia

1. Bisciotti GN, Volpi P, Zini R, Auci A, Aprato A, Belli A, Bellistri G, et al. Groin Pain Syndrome Italian Consensus Conference on terminology, clinical evaluation and imaging assessment in groin pain in athlete. BMJ Open Sport Exerc Med. 2016 Nov 29;2(1):e000142. doi: 10.1136/bmjsem-2016-000142. Erratum in: BMJ Open Sport Exerc Med. 2017 Jan 3;2(1):e000142corr1. PMID: 28890800; PMCID: PMC5566259.

2. Mosler AB, Weir A, Eirale C, Farooq A, Thorborg K, Whiteley RJ, Hölmich P, Crossley KM. Epidemiology of time loss groin injuries in a men's professional football league: a 2-year prospective study of 17 clubs and 606 players. Br J Sports Med. 2018 Mar;52(5):292-297. doi: 10.1136/bjsports-2016-097277. Epub 2017 Jun 30. PMID: 28666981.

3. Hölmich P. Long-standing groin pain in sportspeople falls into three primary patterns, a "clinical entity" approach: a prospective study of 207 patients. Br J Sports Med. 2007 Apr;41(4):247-52; discussion 252. doi: 10.1136/bjsm.2006.033373. Epub 2007 Jan 29. PMID: 17261557; PMCID: PMC2658954.

4. Waldén M, Hägglund M, Ekstrand J. The epidemiology of groin injury in senior football: a systematic review of prospective studies. Br J Sports Med. 2015 Jun;49(12):792-7. doi: 10.1136/bjsports-2015-094705. Epub 2015 Apr 1. PMID: 25833901.

5. Junge A, Dvorak J. Soccer injuries: a review on incidence and prevention. Sports Med. 2004;34(13):929-38. doi: 10.2165/00007256-200434130-00004. PMID: 15487905.

6. Dvorak J, Junge A, Derman W, Schwellnus M. Injuries and illnesses of football players during the 2010 FIFA World Cup. Br J Sports Med. 2011 Jun;45(8):626-30. doi: 10.1136/bjsm.2010.079905. Epub 2011 Jan 21. PMID: 21257668; PMCID: PMC3106974.

7. Bjørneboe J, Bahr R, Andersen TE. Gradual increase in the risk of match injury in Norwegian male professional football: a 6-year prospective study.

Scand J Med Sci Sports. 2014 Feb;24(1):189-96. doi: 10.1111/j.1600-0838.2012.01476.x. Epub 2012 May 15. PMID: 22582981.

8. Noya Salces J, Gómez-Carmona PM, Gracia-Marco L, Moliner-Urdiales D, Sillero-Quintana M. Epidemiology of injuries in First Division Spanish football. J Sports Sci. 2014;32(13):1263-70.
doi: 10.1080/02640414.2014.884720. Epub 2014 May 1. PMID: 24787731.

9. Harøy J, Andersen TE, Bahr R. Groin Problems in Male Soccer Players Are More Common Than Previously Reported: Response. Am J Sports Med. 2017 Nov;45(13):NP32-NP33. doi: 10.1177/0363546517737749. PMID: 29091457.

10. Bahr R. No injuries, but plenty of pain? On the methodology for recording overuse symptoms in sports. Br J Sports Med. 2009 Dec;43(13):966-72. doi: 10.1136/bjsm.2009.066936. PMID: 19945978.

11. Werner J, Hägglund M, Ekstrand J, Waldén M. Hip and groin time-loss injuries decreased slightly but injury burden remained constant in men's professional football: the 15-year prospective UEFA Elite Club Injury Study. Br J Sports Med. 2019 May;53(9):539-546. doi: 10.1136/bjsports-2017-097796. Epub 2018 Apr 24. PMID: 29691289.

12. Bisciotti GN, Zini R, Aluigi M, Aprato A, Auci A, et al. Groin Pain Syndrome Italian Consensus Conference update 2023. J Sports Med Phys Fitness. 2023 Dec 21. doi: 10.23736/S0022-4707.23.15517-4. Epub ahead of print. PMID: 38126972.

13. Omar IM, Zoga AC, Kavanagh EC, Koulouris G, Bergin D, Gopez AG, Morrison WB, Meyers WC. Athletic pubalgia and "sports hernia": optimal MR imaging technique and findings. Radiographics. 2008 Sep-Oct;28(5):1415-38. doi: 10.1148/rg.285075217. PMID: 18794316.

14. Bisciotti, G. N., Auci, A., Cena, E., Corsini, A., Bisciotti, A., Zini, R. et al. Potential MRI findings associated with inguinal hernia and inguinal canal posterior wall weakness in athletes. MLTJ. 2018; 8(2): 290-304.

15. Becker I, Woodley SJ, Stringer MD. The adult human pubic symphysis: a systematic review. J Anat. 2010 Nov;217(5):475-87. doi: 10.1111/j.1469-7580.2010.01300.x. Epub 2010 Sep 14. PMID: 20840351; PMCID: PMC3035856.

16. McMinn RM. Last's Anatomy. Regional and Applied. Ninth Edition. Edinburgh: Churchill Livingstone; 1994. p. 414.

17. Standring S. Gray's Anatomy: the Anatomical Basis of Clinical Practice. Fortieth Edition, New York, NY: Churchill Livingstone Elsevier; 2008. p. 1365.

18. Rosse C, Gaddum-Rosse P. Hollinshead's Textbook of Anatomy. Fifth Edition. New York, NY: Lippincott-Raven; 1997. p. 313.

19. Gray H. Anatomy: Descriptive and Surgical. London: John W Parker and son; 1858. p. 155–6.

20. Testut J, Latarjet A. Traite d'Anatomie Humaine. Eighth Edition. Paris: Gaston Doin & C; 1928. p. 663–9.

21. Gamble JG, Simmons SC, Freedman M. The symphysis pubis. Anatomic and pathologic considerations. Clin Orthop Relat Res 1986;(203):261–72.

22. Schilders E, Mitchell AWM, Johnson R, Dimitrakopoulou A, Kartsonaki C, Lee JC. Proximal adductor avulsions are rarely isolated but usually involve injury to the PLAC and pectineus: descriptive MRI findings in 145 athletes. Knee Surg Sports Traumatol Arthrosc. 2021 Aug;29(8):2424-2436. doi: 10.1007/s00167-020-06180-5. Epub 2020 Aug 6. PMID: 32767053; PMCID: PMC8298372.

23. Bisciotti A, Bisciotti GN, Eirale C, Bisciotti A, Auci A, Bona S, Zini R. Prepubic aponeurotic complex injuries: a structured narrative review. J Sports Med Phys Fitness. 2022 Sep;62(9):1219-1227. doi: 10.23736/S0022-4707.21.12669-6. PMID: 36043265.

24. Pieroh P, Li ZL, Kawata S, Ogawa Y, Josten C, Steinke H, Dehghani F, Itoh M. The topography and morphometrics of the pubic ligaments. Ann Anat. 2021 Jul;236:151698. doi: 10.1016/j.aanat.2021.151698. Epub 2021 Feb 11. PMID: 33582299.

25. Mathieu T, Van Glabbeek F, Van Nassauw L, Van Den Plas K, Denteneer L, Stassijns G. New insights into the musculotendinous and ligamentous attachments at the pubic symphysis: A systematic review. Ann Anat. 2022 Oct;244:151959. doi: 10.1016/j.aanat.2022.151959. Epub 2022 May 31. PMID: 35659520.

26. Meissner A, Fell M, Wilk R, Boenick U, Rahmanzadeh R. Zur Biomechanik der Symphyse. Welche Kräfte führen zur Mobilität der Symphyse unter physiologischen Bedingungen? [Biomechanics of the pubic symphysis. Which forces lead to mobility of the symphysis in physiological conditions?]. Unfallchirurg. 1996 Jun;99(6):415-21. German. PMID: 8767137.

27. Birmingham PM, Kelly BT, Jacobs R, McGrady L, Wang M. The effect of dynamic femoroacetabular impingement on pubic symphysis motion: a

cadaveric study. Am J Sports Med. 2012 May;40(5):1113-8. doi: 10.1177/0363546512437723. Epub 2012 Mar 5. PMID: 22392561.

28. Bisciotti GN, Di Marzo F, Auci A, Parra F, Cassaghi G, Corsini A, Petrera M, Volpi P, Vuckovic Z, Panascì M, Zini R. Cam morphology and inguinal pathologies: is there a possible connection? J Orthop Traumatol. 2017 Dec;18(4):439-450. doi: 10.1007/s10195-017-0470-y. Epub 2017 Sep 18. PMID: 28921307; PMCID: PMC5685988.

29. Radin EL, Sheldon RS. Practical Biomechanics for the Orthopedic Surgeon. Second Edition. London: Churchill Livingstone; 1979.

30. Tuma F, Lopez RA, Varacallo M. Anatomy, Abdomen and Pelvis: Inguinal Region (Inguinal Canal). 2023 Jul 24. In: StatPearls [Internet]. Treasure Island (FL): StatPearls Publishing; 2023 Jan–. PMID: 29261933.

31. Lytle WJ. Inguinal anatomy. J Anat. 1979 May;128(Pt 3):581-94. PMID: 468709; PMCID: PMC1232909.

32. HerniaSurge Group. International guidelines for groin hernia management. Hernia. 2018 Feb;22(1):1-165. doi: 10.1007/s10029-017-1668-x. Epub 2018 Jan 12. PMID: 29330835; PMCID: PMC5809582.

33. Todeschini K, Daruge P, Bordalo-Rodrigues M, Pedrinelli A, Busetto AM. >Imaging Assessment of the Pubis in Soccer Players. Rev Bras Ortop (Sao Paulo). 2019 Apr;54(2):118-127.
doi: 10.1016/j.rbo.2017.12.012. Epub 2019 May 10. PMID: 31363256; PMCID: PMC6529323.

34. Aguirre DA, Santosa AC, Casola G, Sirlin CB. Abdominal wall hernias: imaging features, complications, and diagnostic pitfalls at multi-detector row CT. Radiographics. 2005 Nov-Dec;25(6):1501-20.
doi: 10.1148/rg.256055018. PMID: 16284131.

35. Garvey JF, Read JW, Turner A. Sportsman hernia: what can we do? Hernia. 2010 Feb;14(1):17-25. doi: 10.1007/s10029-009-0611-1. PMID: 20066552.

36. Mercouris P. Sports hernia: A pictorial review: SA Journal of Radiology. 2014; 18 (2): 1-4.

37. Matsuda DK, Matsuda NA, Head R, Tivorsak T. Endoscopic Rectus Abdominis and Prepubic Aponeurosis Repairs for Treatment of Athletic Pubalgia. Arthrosc Tech. 2017 Feb 13;6(1):e183-e188. doi: 10.1016/j.eats.2016.09.022. PMID: 28409098; PMCID: PMC5382253.

38. Brennan D, O'Connell MJ, Ryan M, Cunningham P, Taylor D, Cronin C, et al. Secondary cleft sign as a marker of injury in athletes with groin pain: MR image appearance and interpretation. Radiology 2005; 235:162–7.

39. Bisciotti GN, Auci A, Bona S, Bisciotti A, Bisciotti A, Cassaghi G, DI Marzo F, DI Pietto F, Eirale C, Panascì M, Parra F, Zini R. A multidisciplinary assessment of 320 athletes with long-standing groin pain syndrome in keeping with the Italian consensus agreement: the high incidence and the multiple causes of inguinal and hip pathologies and pubic osteopathy. J Sports Med Phys Fitness. 2021 Jul;61(7):960-970. doi: 10.23736/S0022-4707.20.11575-5. PMID: 34296841.

40. Khan W, Zoga AC, Meyers WC. Magnetic resonance imaging of athletic pubalgia and the sports hernia: current understanding and practice. Magn Reson Imaging Clin N Am 2013; 21:97–110.

41. Palisch A, Zoga AC, Meyers WC. Imaging of athletic pubalgia and core muscle injuries: clinical and therapeutic correlations. Clin Sports Med. 2013 Jul;32(3):427-47. doi: 10.1016/j.csm.2013.03.002. Epub 2013 May 8. PMID: 23773876.

42. Cunningham PM, Brennan D, O'Connell M, MacMahon P, O'Neill P, Eustace S. Patterns of bone and soft-tissue injury at the symphysis pubis in soccer players: observations at MRI. AJR Am J Roentgenol. 2007 Mar;188(3): W291-6. doi: 10.2214/AJR.06.0051. PMID: 17312039.

43. Gerhardt MB, Romero AA, Silvers HJ, Harris DJ, Watanabe D, Mandelbaum BR. The prevalence of radiographic hip abnormalities in elite soccer players. Am J Sports Med. 2012 Mar;40(3):584-8. doi: 10.1177/0363546511432711. Epub 2012 Feb 15. PMID: 22343678.

44. Verrall GM, Hamilton IA, Slavotinek JP, Oakeshott RD, Spriggins AJ, Barnes PG, Fon GT. Hip joint range of motion reduction in sports-related chronic groin injury diagnosed as pubic bone stress injury. J Sci Med Sport. 2005 Mar;8(1):77-84. doi: 10.1016/s1440-2440(05)80027-1. PMID: 15887904.

45. Taylor R, Vuckovic Z, Mosler A, Agricola R, Otten R, Jacobsen P, Holmich P, Weir A. Multidisciplinary Assessment of 100 Athletes With Groin Pain Using the Doha Agreement: High Prevalence of Adductor-Related Groin Pain in Conjunction With Multiple Causes. Clin J Sport Med. 2018 Jul;28(4):364-369. doi: 10.1097/JSM.0000000000000469. PMID: 28654441.

46. Zini, R., Panascì, M., Santori, N., Potestio, D., Di Pietto, F., Bisciotti GN. (2023). The Italian Consensus Conference on FAI Syndrome in Athletes (Cotignola Agreement). MLTJ 2023; 13 (1):46-60.

47. Serner A, Tol JL, Jomaah N, Weir A, Whiteley R, Thorborg K, Robinson M, Hölmich P. Diagnosis of Acute Groin Injuries: A Prospective Study of

110 Athletes. Am J Sports Med. 2015 Aug;43(8):1857-64. doi: 10.1177/0363546515585123. Epub 2015 May 14. PMID: 25977522.

48. Serner A, Weir A, Tol JL, Thorborg K, Roemer F, Guermazi A, Yamashiro E, Hölmich P. Characteristics of acute groin injuries in the adductor muscles: A detailed MRI study in athletes. Scand J Med Sci Sports. 2018 Feb;28(2):667-676. doi: 10.1111/sms.12936. Epub 2017 Jul 26. PMID: 28649700.

49. De Maeseneer M, Forsyth R, Provyn S, Milants A, Lenchik L, De Smet A, Marcelis S, Shahabpour M. MR imaging-anatomical-histological evaluation of the abdominal muscles, aponeurosis, and adductor tendon insertions on the pubic symphysis: a cadaver study. Eur J Radiol. 2019 Sep; 118:107-113. doi: 10.1016/j.ejrad.2019.06.029. Epub 2019 Jul 2. PMID: 31439229.

50. Bisciotti GN, Volpi P, Alberti G, Aprato A, Artina M. et al. Italian consensus statement (2020) on return to play after lower limb muscle injury in football (soccer). BMJ Open Sport Exerc Med. 2019 Oct 15;5(1):e000505. doi: 10.1136/bmjsem-2018-000505. PMID: 31673400; PMCID: PMC6797382.

51. Coppola L, Canonico R, De Luca G, Zappia M, Bisciotti GN, Di Pietto F. et al. Magnetic resonance imaging predicts the days lost from training and competition: evaluation of 56 indirect muscle injuries in professional football players. J Sports Med Phys Fitness; 2024 (in press) DOI: 10.23736/S0022-4707.23.15079-1

52. Branci S, Thorborg K, Nielsen MB, Hölmich P. Radiological findings in symphyseal and adductor-related groin pain in athletes: a critical review of the literature. Br J Sports Med. 2013 Jul;47(10):611-9. doi: 10.1136/bjsports-2012-091905. Epub 2013 Feb 12. PMID: 23403531.

53. Branci S, Thorborg K, Bech BH, Boesen M, Nielsen MB, Hölmich P. MRI findings in soccer players with long-standing adductor-related groin pain and asymptomatic controls. Br J Sports Med. 2015 May;49(10):681-91. doi: 10.1136/bjsports-2014-093710. Epub 2014 Dec 15. PMID: 25512059.

54. Paajanen H, Hermunen H, Ristolainen L, Branci S. Long-standing groin pain in contact sports: a prospective case-control and MRI study. BMJ Open Sport Exerc Med. 2019 Mar 19;5(1):e000507. doi: 10.1136/bmjsem-2018-000507. PMID: 31191965; PMCID: PMC6539155.

55. Werner J, Hägglund M, Waldén M, Ekstrand J. UEFA injury study: a prospective study of hip and groin injuries in professional football over

seven consecutive seasons. Br J Sports Med. 2009 Dec;43(13):1036-40. doi: 10.1136/bjsm.2009.066944. PMID: 19945984.

56. Bisciotti GN, Chamari K, Cena E, Garcia GR, Vuckovic Z, Bisciotti A, Bisciotti A, Zini R, Corsini A, Volpi P. The conservative treatment of longstanding adductor-related groin pain syndrome: a critical and systematic review. Biol Sport. 2021 Mar;38(1):45-63. doi: 10.5114/biolsport.2020.97669. Epub 2020 Aug 5. PMID: 33795914; PMCID: PMC7996386.

57. Bisciotti GN, Auci A, Bona S, Bisciotti A, Bisciotti A, Cassaghi G, DI Marzo F, DI Pietto F, Eirale C, Panascì M, Parra F, Zini R. Long-standing groin pain syndrome in athletic women: a multidisciplinary assessment in keeping with the Italian Consensus Agreement. J Sports Med Phys Fitness. 2022 Sep;62(9):1199-1210. doi: 10.23736/S0022-4707.21.13322-5. Epub 2021 Dec 21. PMID: 34931789.

58. Droukas DD, Zoland MP, Klein DA. Radiographic and surgical findings of type I obturator hernias in patients with refractory groin pain. Clin Imaging. 2019 May-Jun; 55:35-40. doi: 10.1016/j.clinimag.2019.01.016. Epub 2019 Jan 31. PMID: 30739032.

59. Mercado M, Diab J, Loi K. A delayed diagnosis of obturator hernia hoodwinked by previous laparoscopic inguinal hernia repair. J Surg Case Rep. 2021 Sep 22;2021(9):rjab407. doi: 10.1093/jscr/rjab407. PMID: 34567521; PMCID: PMC8460275.

60. Fitzgibbons RJ Jr, Forse RA. Clinical practice. Groin hernias in adults. N Engl J Med. 2015 Feb 19;372(8):756-63. doi: 10.1056/NEJMcp1404068. PMID: 25693015.

61. Hesper T, Neugroda C, Schleich C, et al. T2*-Mapping of Acetabular Cartilage in Patients With Femoroacetabular Impingement at 3 Tesla: Comparative Analysis with Arthroscopic Findings. Cartilage. 2018;9(2):118-26. doi: 10.1177/1947603517741168.

62. Blankenbaker DG, De Smet AA. Hip injuries in athletes. Radiol Clin North Am. 2010 Nov;48(6):1155-78. doi: 10.1016/j.rcl.2010.07.003. PMID: 21094404.

63. Sutter R, Zubler V, Hoffmann A, Mamisch-Saupe N, Dora C, Kalberer F, Zanetti M, Hodler J, Pfirrmann CW. Hip MRI: how useful is intraarticular contrast material for evaluating surgically proven lesions of the labrum and articular cartilage? AJR Am J Roentgenol. 2014 Jan;202(1):160-9. doi: 10.2214/AJR.12.10266. PMID: 24370140.

64. Llopis E, Fernandez E, Cerezal L. MR and CT arthrography of the hip. Semin Musculoskelet Radiol. 2012 Feb;16(1):42-56. doi: 10.1055/s-0032-1304300. Epub 2012 Mar 23. PMID: 22447236.

65. Naraghi A, White LM. MRI of Labral and Chondral Lesions of the Hip. AJR Am J Roentgenol. 2015 Sep; 205(3):479-90. doi: 10.2214/AJR.14.12581. PMID: 26295634.

66. Weishuhn LJ, Seidman A. Hip Arthrogram. 2023 Aug 21. In: StatPearls [Internet]. Treasure Island (FL): StatPearls Publishing; 2023 Jan–. PMID: 36256782

67. Bernstein EM, Kelsey TJ, Cochran GK, Deafenbaugh BK, Kuhn KM. Femoral Neck Stress Fractures: An Updated Review. J Am Acad Orthop Surg. 2022 Apr 1;30(7):302-311. doi: 10.5435/JAAOS-D-21-00398. PMID: 35077440.

68. Dimitrakopoulou A, Schilders E. Current concepts of inguinal-related and adductor-related groin pain. Hip Int. 2016 May 14;26 Suppl 1:2-7. doi: 10.5301/hipint.5000403. Epub 2016 May 13. PMID: 27174069.

69. Kijowski R, Tuite MJ. Pediatric throwing injuries of the elbow. Semin Musculoskelet Radiol. 2010 Sep;14(4):419-29. doi: 10.1055/s-0030-1263257. Epub 2010 Sep 8. PMID: 20827623.

70. Rubin A.D. Imaging in athletic groin pain. In: Sports hernia and athletic pubalgia. Diduch DR., Brunt LM (Editors). Springer (Ed). New York, 2014.

71. Nakayama K, Utsunomiya H, Murata Y, Takada S, Tsukamoto M, Sakai A, Uchida S. Cleft Sign and Bone Marrow Edema of the Pubic Symphysis Are Associated With Sports and Bony Morphology in Patients With Femoroacetabular Impingement and Labral Tears. Orthop J Sports Med. 2022 Feb 3;10(2):23259671211068477. doi: 10.1177/23259671211068477. PMID: 35141338; PMCID: PMC8819768.

72. Verrall GM, Slavotinek JP, Fon GT. Incidence of pubic bone marrow oedema in Australian rules football players: relation to groin pain. Br J Sports Med. 2001; 35:28–33.

73. Zoga AC, Mullens FE, Meyers WC. The spectrum of MR imaging in athletic pubalgia. Radiol Clin North Am. 2010 Nov;48(6):1179-97. doi: 10.1016/j.rcl.2010.07.009. PMID: 21094405.

74. Riff AJ, Movassaghi K, Beck EC, Neal WH, Inoue N, Coleman SH, Nho SJ. Surface Mapping of the Musculotendinous Attachments at the Pubic Symphysis in Cadaveric Specimens: Implications for the Treatment of Core

Muscle Injury. Arthroscopy. 2019 Aug;35(8):2358-2364. doi: 10.1016/j.arthro.2019.02.043. PMID: 31395170.

75. Hölmich P, Uhrskou P, Ulnits L, Kanstrup IL, Nielsen MB, Bjerg AM, Krogsgaard K. Effectiveness of active physical training as treatment for long-standing adductor-related groin pain in athletes: randomised trial. Lancet. 1999 Feb 6;353(9151):439-43.
doi: 10.1016/S0140-6736(98)03340-6. PMID: 9989713.

76. Hölmich P. Long-standing groin pain in sportspeople falls into three primary patterns, a "clinical entity" approach: a prospective study of 207 patients. Br J Sports Med. 2007 Apr;41(4):247-52; discussion 252. doi: 10.1136/bjsm.2006.033373. Epub 2007 Jan 29. PMID: 17261557; PMCID: PMC2658954.

77. DeLang MD, Garrison JC, Hannon JP, McGovern RP, Sheedy PJ, Christoforetti JJ, Thorborg K. Midseason Screening for Groin Pain, Severity, and Disability in 101 Elite American Youth Soccer Players: A Cross-Sectional Study. Clin J Sport Med. 2022 Sep 1;32(5):501-507. doi: 10.1097/JSM.0000000000000987. Epub 2021 Nov 10. PMID: 34759181.

78. Bordalo M, Arnaiz J, Yamashiro E, Al-Naimi MR. Imaging of Muscle Injuries: MR Imaging-Ultrasound Correlation. Magn Reson Imaging Clin N Am. 2023 May;31(2):163-179. doi: 10.1016/j.mric.2023.01.002. Epub 2023 Feb 23. PMID: 37019544.

79. Lee JH, Houck DA, Gruizinga BA, Garabekyan T, Jesse MK, Kraeutler MJ, Mei-Dan O. Correlation of Delayed Gadolinium-Enhanced MRI of Cartilage (dGEMRIC) Value With Hip Arthroscopy Intraoperative Findings and Midterm Periacetabular Osteotomy Outcomes. Orthop J Sports Med. 2022 Sep 2;10(9):23259671221117606. doi: 10.1177/23259671221117606. PMID: 36081408; PMCID: PMC9445473.

80. Shoji T, Yamasaki T, Izumi S, Sawa M, Akiyama Y, Yasunaga Y, Adachi N. Evaluation of articular cartilage following rotational acetabular osteotomy for hip dysplasia using T2 mapping MRI. Skeletal Radiol. 2018 Nov;47(11):1467-1474. doi: 10.1007/s00256-018-2943-3. Epub 2018 Apr 27. PMID: 29704036.

CAPITOLO 8. CARATTERISTICHE ANATOMICHE DELL'AREA INGUINALE CHE POSSONO CONTRIBUIRE ALLA DIFFERENZA DI GENERE NELL'EZIOPATOGENESI DELLA GROIN PAIN SYNDROME

Introduzione

La groin pain syndrome (GPS) è un quadro clinico in costante aumento nell'ambito della Medicina dello Sport e per questo motivo richiede una maggiore comprensione diagnostica.[1-4]. La GPS viene definita in conformità a quanto enunciato nel corso della Groin Pain Syndrome Italian Consensus Conference on terminology, clinical evaluation and imaging assessment in groin pain in athletics[3] come *"Qualsiasi sintomo clinico riferito dal paziente, localizzato nell'area inguinale-pubico-adduttoria, che influisce sulle attività sportive e/o interferisce con le attività della vita quotidiana e che richiede attenzione medica"*. La GPS presenta un'eziopatogenesi multifattoriale[3,4] e la sua diagnosi è spesso difficile a causa della complessità anatomica e biomeccanica della regione inguinale; infatti, una piena comprensione della GPS è complicata dal numero elevato di condizioni cliniche che possono causare tale quadro. Pertanto, per poter raggiungere una diagnosi corretta e per garantire i trattamenti conservativi e chirurgici più appropriati, è di fondamentale importanza adottare un approccio multidisciplinare.[3] La GPS Italian Consensus Conference del 2016[3] ha approvato una prima classificazione della GPS basata sia sulla sua patogenesi, che sui suoi sintomi:

- GPS di origine traumatica: l'insorgenza del dolore avviene a seguito di un trauma acuto, del quale l'atleta ha memoria anamnestica ben precisa che viene in seguito confermato da valutazione clinica ed imaging.
- GPS da sovraccarico funzionale: l'insorgenza è insidiosa e non causata da un trauma acuto oppure e comunque non può essere attribuita a una causa nota
- GPS cronica (long standing groin pain syndrome, LSGPS): il paziente lamenta una coorte di sintomi che si protraggono da un periodo superiore alle 12 settimane e che non rispondono alla terapia conservativa.

Questo sistema di classificazione è stato recentemente rivisto durante la Groin Pain Syndrome Italian Consensus Conference update 2023"[4] dove le 11 categorie nosologiche identificate nella precedente Consensus Conference[3], sono divenute 12 rappresentando 67 situazioni cliniche anziché 63. La GPS è un quadro clinico in costante aumento in molte discipline sportive, come il football, il rugby, il calcio, l'hockey su ghiaccio e la pallamano[1-4]; nel calcio, ad esempio, il 10-18% di tutti gli infortuni che comportino un'assenza da sessioni di allenamento e/o competizioni (i.e. il cosiddetto *"time loss injury"*) è attribuibile ad un quadro di GPS.[1] Gli atleti che praticano le sopracitate attività sportive, effettuano infatti movimenti rotazionali e / o asimmetrici di notevole intensità esecutiva, come il movimento del calciare, i cambi di direzione e di senso, i balzi monopodalici etc. che unitamente a periodi di recupero eccessivamente brevi tra un impegno agonistico e l'altro, contribuiscono alla possibile insorgenza di un quadro di GPS. Un ulteriore interessante aspetto della GPS, è rappresentato dal fatto che diversi studi recenti[5-9] dimostrerebbero un'importante differenza nell'incidenza del GPS negli atleti legata al genere. Se da un lato, questi dati possono essere, perlomeno parzialmente, spiegati dalla diversa quantità ed intensità dei carichi di allenamento e/o dai diversi carichi di lavoro in competizione negli atleti di sesso maschile e femminile, è innegabile che una componente eziopatogenetica basata sul genere stia diventando sempre più evidente. In effetti, il rischio di sviluppare un quadro di GPS è più elevato negli atleti di sesso maschile rispetto al sesso opposto e potrebbe dipendere da alcune differenze anatomiche legate appunto al genere, in particolare per ciò che riguarda la sinfisi pubica, il canale inguinale, la morfologia del bacino, l'articolazione dell'anca e l'apparato sessuale. Questo capitolo si basa appunto su di una revisione sistematica della letteratura che analizza tali fattori come possibili cause della differenza di distribuzione della GPS negli atleti di sesso maschile e femminile.

Materiali e metodi

Scopo della presente revisione sistematica

Questa revisione sistematica è stata condotta in conformità con le linee guida PRISMA (Preferred Reporting Items for Systematic Reviews and MetaAnalysis).[10] Il protocollo di questo studio è registrato nel registro PROSPERO per le revisioni sistematiche (CRD42024575077).

Acquisizione dei dati e valutazione della qualità degli studi

Per la revisione sistematica sul ruolo delle differenze di genere nell'insorgenza della GPS, sono stati consultati i seguenti database: PubMed/MEDLINE, Scopus, ISI. Cochrane Database of Systematic Reviews e PEDro. Dopo questa verifica iniziale, i tre autori (G.N.B., A.B. e A.A.) hanno esaminato in modo indipendente la letteratura utilizzando la seguente serie di parole chiave: "groin pain syndrome", "pubalgia", "athletic pubalgia", "sport hernia", "inguinal hernia", "femoral hernia", "femoroacetabular impingement", "hip dysplasia", "hip joint anatomy", "pelvic anatomy", "inguinal anatomy", "sexual apparatus"; tali parole chiave sono state tra loro opportunamente collegate tramite operatori logici booleani. Quando appropriato, sono stati utilizzati i "medical subject headings (MeSH)" e le "wild-card options". Inoltre, sono state esaminate riviste target, al fine di confrontare il massimo numero di articoli pertinenti. Questa fase di ricerca si è protratta per il periodo intercorrente tra il 20 giugno ed il 30 giugno 2024. Non sono state applicate né restrizioni sui dati, né limitazioni linguistiche. La cosiddetta "grey literature", ovvero resoconti di conferenze, abstract, tesi e report non pubblicati, non è stata presa in considerazione. I riferimenti incrociati degli articoli selezionati sono stati esaminati per verificarne la possibile pertinenza. Tutte le doppie citazioni sono state rimosse. Per ogni articolo, le informazioni rilevanti sono state estratte e registrate su di un foglio di calcolo Excel "ad hoc". Il diagramma di flusso PRISMA della procedura di ricerca e selezione degli studi è mostrato nella figura 1. I risultati della valutazione della qualità di ogni singolo studio considerato, eseguiti in accordo con gli strumenti di valutazione critica quantitativa del Joanna Briggs Institute[11], sono mostrati nella tabella 1. I criteri di inclusione ed esclusione sono stati basati sul PICO tool.[12]

Criteri d'inclusione

P: randomized controlled trials, case series studies, cross sectional studies, cohort studies, systematic review, narrative review, prospective studies, retrospective studies, comparative studies, multicenter studies, ed editorials incentrati sulla differenza di genere nell'insorgenza della GPS.

I: studi anatomici e clinici focalizzati sulle differenze di genere nella patogenesi della GPS.

C: confronto tra le predisposizioni anatomiche all'insorgenza della GPS nelle popolazioni maschili e femminili.

O: outcome in termini di differenza di genere

Criteri d'esclusione

P: randomized controlled trials, case series studies, cross sectional studies, cohort studies, systematic review, narrative review, prospective studies, retrospective studies, comparative studies, multicenter studies ed editorials incentrati sull'insorgenza della GPS ma che non prendano in considerazione le differenze di genere.

I: studi anatomici e clinici che non tengano in considerazione la differenza di genere nella patogenesi della GPS.

C: studi nei quali manchi il confronto tra le predisposizioni anatomiche all'insorgenza della GPS nelle popolazioni maschili e femminili.

O: mancanza di outcome riguardante la differenza di genere.

Analisi statistica

Poiché questa revisione sistematica è di natura puramente descrittiva, non è stata effettuata alcuna analisi statistica quantitativa.

Risultati della revisione sistematica

Cinquantacinque dei 320 articoli originali esaminati sono stati inclusi e riassunti in questa revisione sistematica (tabella 1). Ogni studio è stato controllato per identificare eventuali potenziali conflitti di interesse.

Progettazione degli studi

Gli studi scelti erano raggruppabili nelle seguenti categorie basate sul loro "study design":

13 retrospective cohort studies (5,9,17,19,21,28,29,31,36,37,42,45,50);
12 prospective cohort studies (1,2,7,8,24–26,40,46,51,52,58);
11 narrative reviews (14–16,18,20,23,30,33–35,44);
8 systematic reviews (3,4,6,13,22,39,41,57);
3 comparative studies (27,32,48);
2 case series (43,49);
2 cross sectional studies (47,59);
2 cohort studies (60,63);
2 editorials (38,53).

Gli studi sopracitati sono stati in seguito suddivisi in 5 gruppi in base alla regione anatomica interessata:

(1) Anatomia pubica.
(2) Anatomia inguinale.
(3) Anatomia pelvica.
(4) Anatomia dell'articolazione dell'anca.
(5) Apparato sessuale.

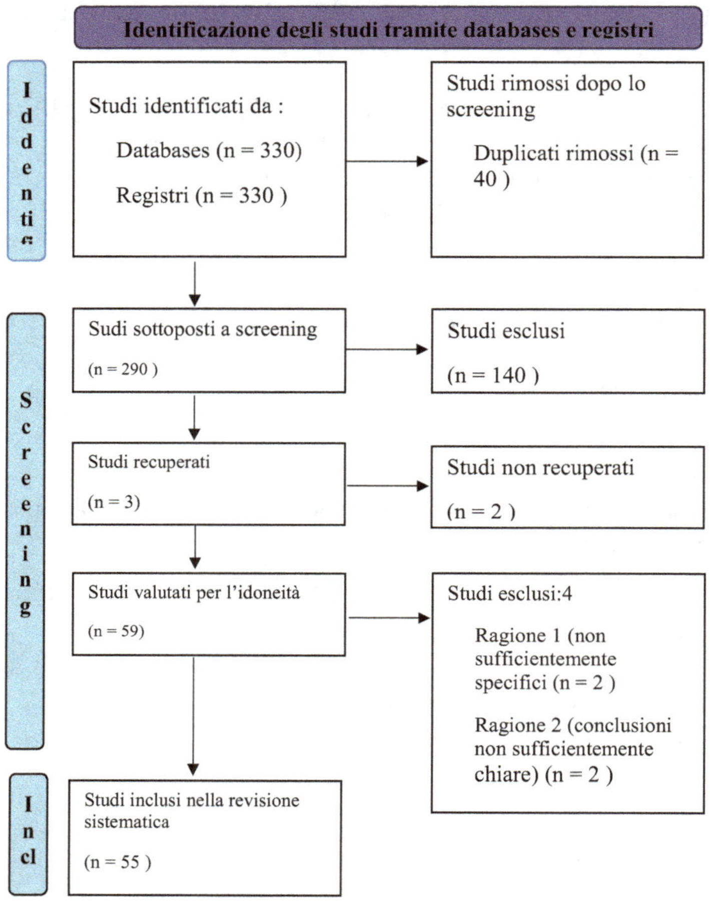

Figura 1. Diagramma di flusso PRISMA della procedura di ricerca e selezione degli studi.

Riferimento	Study design	Livello di evidenza	Punteggio JBI	Rischio di errore	Sintesi dello studio
Bisciotti et al., 2016 [3]	Systematic review	I	90/100	Basso	Groin Pain Syndrome Italian Consensus Conference sulla terminologia, valutazione clinica ed imaging nell'ambito della diagnosi della groin pain syndrome nell'atleta-
Bisciotti et al., 2023 [4]	Systematic review	I	90/100	Basso	Groin Pain Syndrome Italian Consensus Conference update 2023.
Orchard, 2015 [6]	Systematic review	I	78/100	Basso	I fattori di rischio per la groin pain syndrome nelle squadre di elite.
Becker et al., 2010 [13]	Systematic review	I	66/100	Moderato	I fattori anatomici e fisiologici della sinfisi pubica nel soggetto adulto
HerniaSurge Group, 2018 [22]	Systematic review	I	90/100	Basso	Linee guida internazionali per la gestione dell'ernia inguinale
Zini et al., 2023 [39]	Systematic review	I	90/100	Basso	Italian Consensus Conference sulla FAI syndrome nell'atleta
Fairley et al., 2016 [41]	Systematic review	I	80/100	Basso	La gestione dell'impingement femoro-acetabolare
Simons et al., 2009 [57]	Systematic review	I	89/100	Basso	Linee guida della European Hernia Society sul trattamento dell'ernia inguinale nei pazienti adulti.

Agricola et al., 2014 [60]	Cohort study	III	75/100	Basso	Aspetti fisiologici ed anatomici della "cam-deformity" durante la maturazione scheletrica.
Rosendahl et al., 1996 [63]	Cohort study	III	65/100	Moderato	Aspetti fisiologici ed anatomici della displasia dell'anca
Hölmich, 2007 [1]	Prospective study	IV	40/100	Alto	Studio prospettico su 207 pazienti sportivi affetti da long-standing groin pain syndrome
Mosler et al., 2018 [2]	Prospective study	IV	50/100	Alto	Epidemiologia degli infortuni della zona pubica in una lega di calcio professionistica
Bisciotti et al., 2021 [7]	Prospective study	IV	89/100	Basso	Valutazione multidisciplinare di 320 atleti con long-standing groin pain syndrome in conformità alle linee guida dell'Italian Consensus Agreement
Bisciotti et al., 2022 [8]	Prospective study	IV	89/100	Basso	Valutazione multidisciplinare della long-standing groin pain syndrome in una popolazione sportiva femminile in conformità alle linee guida dell'Italian Consensus Agreement
Hachisuka, 2003 [24]	Prospective study	IV	62/100	Moderato	L'ernia femorale nella popolazione femminile: descrizione anatomica, clinica e chirurgica
Glassow F, 1973 [25]	Prospective study	IV	66/100	Moderato	Descrizione anatomica della parete posteriore del canale inguinale nella donna
Amid, 2005 [26]	Prospective study	IV	80/100	Basso	Eziologia e riparazione chirurgica dell'ernia inguinale
Satpathy et al., 2015 [40]	Prospective study	IV	77/100	Basso	Studio biomeccanico dello stress da contatto meccanico dell'anca e della retroversione del

					collo femorale e loro implicazione nell'impingement femoro-acetabolare
Nepple et al. 2014 [46]	Prospective study	IV	71/100	Moderato	Le diverse caratteristiche dell'impingement femoro-acetabolare nella popolazione femminile e maschile
Koch et al., 2005 [51]	Prospective study	IV	66/100	Moderato	Valutazione prospettica di 6895 riparazioni di ernia inguinale in soggetti di sesso femminile
Herrington, 1975 [52]	Prospective study	IV	47/100	Alto	Descrizione anatomica e clinica dell'ernia inguinale occulta nella donna
Byrne et al., 2017 [58]	Prospective study	IV	65/100	Moderato	Correlazione tra i risultati della RM ed outcome a seguito di terapia infiltrativa sotto guida fluoroscopica di steroidi e anestetico locale in una coorte di pazienti affetti da GPS
Zoga et al. 2008 [5]	Retrospective study	IV	80/100	Basso	L'indagine di RM nella GPS
Hynes et al., 2022 [9]	Retrospective study	IV	73/100	Moderato	Modelli lesionali allo studio RM e differenze di genere
Schilders et al., 2021 [17]	Retrospective study	IV	70/100	Moderato	Risultati descrittivi della RM in 145 atleti di entrambi i sessi affetti da GPS
Schilders, 2000 [19]	Retrospective study	IV	53/100	Alto	Riscontri anatomici descrittivi in atleti di ambo i sessi affetti da GPS
Lytle, 1979 [21]	Retrospective study	IV	61/100	Moderato	Differenze nell'anatomia inguinale tra uomo e donna.
Spangen et al., 1998 [28]	Retrospective study	IV	60/100	Moderato	L'ernia inguinale non palpabile nella popolazione femminile

López-Cano Met al.2005 [29]	Retrospective study	IV	65/100	Moderato	Caratteristiche antropometriche dell'anello pelvico e funzione dei meccanismi di difesa contro la formazione delle ernie inguinali
Mitrousias et al., 2023 [31]	Retrospective study	IV	70/100	Moderato	Anatomia e terminologia della groin pain syndrome.
Miller, 2018 [36]	Retrospective study	IV	78/100	Basso	Anatomia inguinale
Tague, 2000 [37]	Retrospective study	IV	59/100	Alto	L'anatomia della pelvi femminile
Bisciotti et al., 2022 [42]	Retrospective study	IV	80/100	Basso	Correlazione tra parametri di imaging, attività sportiva, danno condrale ed impngement femoro-acetabolare
Di Pietto et al., 2017 [45]	Retrospective study	IV	67/100	Moderato	Imaging postoperatorio nella chirurgia artroscopica dell'anca in ambo i sessi
Kark and Kurzer, 2008 [50]	Retrospective study	IV	49/100	Alto	Descrizione anatomica dell'ernia inguinale nella donna
Rosen et al., 1989 [27]	Comparative study	IV	50/100	Alto	Le differenze anatomiche nella regione inguinale negli uomini e nelle donne con riferimento alla formazione dell'ernia inguinale
Abdalla and Mittelstaedt, 2001 [32]	Comparative study	IV	48/50	Alto	Descrizione anatomica del triangolo di Hessert nell'eziologia dell'ernia inguinale
Nakahara et al., 2011 [48]	Comparative study	IV	61/50	Moderato	Studio morfologico 3D sulla differenze di genere nell'impingement femoro-acetabolare
Byrd and Jones, 2011 [43]	Case series	IV	48/100	Alto	Il trattamento artroscopico nell'impingement femoroacetabolare nel paziente sportivo

Zoland et al., 2018 [49]	Case series	IV	50/100	Alto	La groin pain syndrome nella popolazione atletica femminile
Johnson et al., 2012 [47]	Cross sectional study	IV	51/100	Alto	Il conflitto femoro-acetabolare nei giovani calciatori di alto livello
Agricola et al., 2012 [59]	Cross sectional study	IV	61/100	Moderato	Aspetti anatomici e fisiologici dello sviluppo della "cam deformity" nei calciatori adolescenti di sesso maschile
McMinn, 1994 [14]	Narrative review	V	NA	NA	Descrizione anatomica del bacino nella popolazione maschile e femminile
Eickmeyer, 2017 [15]	Narrative review	V	NA	NA	Descrizione anatomica e fisiologica del pavimento pelvico
Gamble et al., 1986 [16]	Narrative review	V	NA	NA	Considerazioni anatomiche e patologiche inerenti la sinfisi pubica
Bisciotti et al., 2022 [18]	Narrative review	V	NA	NA	Descrizione anatomica del complesso aponeurotico prepubico
Thorborg., 2023 [20]	Narrative review	V	NA	NA	La tassonomia della groin pain syndrome e sua descrizione anatomica
Shakil et al., 2020 [23]	Narrative review	V	NA	NA	Diagnosi e gestione delle ernie inguinali
Bou Antoun et al., 2018 [30]	Narrative review	V	NA	NA	Imaging dell'inguinal-related groin pain syndrome in una popolazione atletica femminile
van Veenendaal et al., 2023 [33]	Narrative review	V	NA	NA	Trattamento del dolore inguinale cronico post-chirurgico

Lozada-Martinez et al., 2022 [34]	Narrative review	V	NA	NA	Fattori preoperatori associati agli outcome a breve e lungo termine nel paziente con ernia inguinale
Forlizzi et al., 2023 [35]	Narrative review	V	NA	NA	Valutazione e trattamento delle lesioni muscolari del core negli atleti
Packer and Safran, 2015 [44]	Narrative review	V	NA	NA	Eziologiadel conflittofemoro-acetabolare primario
Schache et al., 2017 [38]	Editorial	V	NA	NA	Caratteristiche anatomiche e morfologiche della groin pain syndrome nelle atlete
Kaplan et al., 2019 [53].	Editorial	V	NA	NA	Aspetti chirurgici della riparazione dell'ernia inguinale occulta

Tabella 1. Study design, livello di evidenza, punteggio JBI, rischio di errore e sintesi dello studio riguardante ogni studio considerato.

Legenda: Rischio errore = basso se ≥ 75% dei criteri richiesti sono stati soddisfatti dallo studio; rischio di errore = moderato se il 60-74% dei criteri richiesti sono stati soddisfatti dallo studio; rischio di errore = alto se< 60% dei criteri richiesti sono stati soddisfatti dallo studio.[11] NA: non applicabile.

Anatomia pubica

L'ileo, l'ischio, il pube, il sacro ed il coccige sono le strutture ossee che formano il bacino. I rami superiori sinistro e destro del pube s'incontrano anteriormente lungo una linea mediana per formare la sinfisi pubica. La natura specifica di questa articolazione le consente di distribuire le forze di taglio durante la deambulazione e di resistere a queste ultime nonché alle forze di trazione e compressione con una mobilità limitata. Infatti, in condizioni fisiologiche, la sinfisi pubica mostra una rotazione massima di 1° ed uno spostamento massimo, in senso cranio-caudale, di 2 mm.[13] L'attuale classificazione anatomica della sinfisi pubica è quella di "articolazione cartilaginea secondaria"[14] od "articolazione fibrocartilaginea".[15] Tuttavia, dal momento che l'ultimo studio anatomico sulla sinfisi pubica risale al 1986[16], resta ancora molto da capire su quest'ultima. In effetti, la mancanza di studi anatomici recenti non ha favorito la comprensione dell'eziopatogenesi di alcuni problemi pelvici che possono, in ultima analisi, portare all'insorgenza della GPS. Il complesso aponeurotico prepubico (PPAC), raffigurato nella figura 2, è una componente anatomica importante del bacino. Il PPAC è formato dall'interconnessione tra i tendini dei muscoli adduttore lungo, adduttore breve, gracile e pettineo, l'aponeurosi dei muscoli retto dell'addome, piramidale ed obliquo esterno, il disco articolare inter-sinfisario, il periostio pubico anteriore nonché dai legamenti pubici superiore (SPL), inferiore (IPL) ed anteriore (APL), mentre il legamento pubico posteriore (PPL) non fa parte del PPAC.[17,18] Le lesioni del PPAC, sia di origine traumatica, che da overuse, sono una causa importante di GPS nell'ambito della popolazione sportiva.[17,18] Uno studio basato sulla dissezione di sedici cadaveri (otto uomini ed otto donne) ha mostrato diverse differenze legate al sesso nei tessuti che formano il PPAC.[19] Nello specifico, nei soggetti di sesso femminile, la parte mediale del muscolo retto dell'addome è inserita direttamente sulla parte antero-superiore della sinfisi pubica, al contrario, nei cadaveri maschili, la parte mediale del tendine del muscolo retto dell'addome prosegue sulla superficie anteriore della sinfisi, fondendosi distalmente con l'inserzione prossimale del muscolo gracile.[19] Sempre nello stesso studio[19] gli autori riportano di come l'estensione tendinea fosse presente bilateralmente ed, in media, la sua larghezza fosse compresa tra i 0.7 ed i 0.9 cm. Una possibile ipotesi è che questa estensione tendinea retto-gracile, possa essere maggiormente esposta a forze di trazione più elevate, rispetto alla morfologia osservata nei cadaveri femminili. Pertanto, la popolazione maschile potrebbe essere maggiormente esposta a traumi acuti e/o da overuse della porzione del PPAC afferente alla giunzione retto-gracile. Tuttavia, è importante sottolineare che questo studio è stato fortemente condizionato dal numero limitato di cadaveri sezionati; pertanto, queste osservazioni anatomiche debbono necessariamente essere confermate o confutate da ulteriori studi.

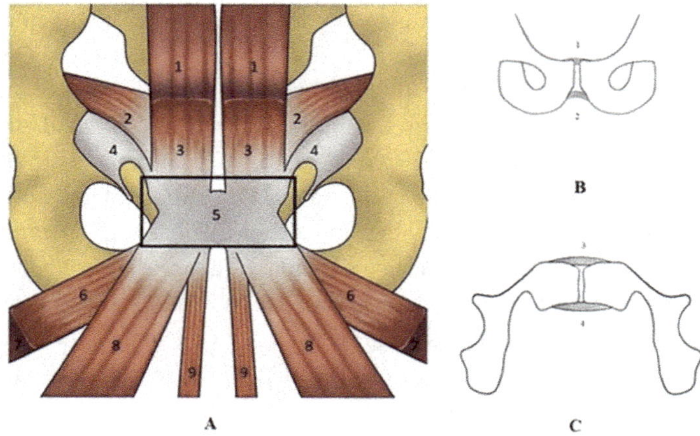

Figura 2. Una visione schematica in proiezione coronale delle strutture tendinee che formano il complesso aponeurotico prepubico è formato (riquadro (A) ed un'ulteriore visione schematica dei legamenti pubici in proiezione coronale (riquadro (B) ed assiale (riquadro (C)). Il complesso aponeurotico prepubico è formato dai legamenti pubici anteriore, inferiore e superiore. Legenda Riquadro (A): (1) Retto addominale; (2) Trasverso dell'addome ed obliquo interno; (3) Piramidale; (4) Obliquo esterno; (5) Complesso aponeurotico prepubico; (6) Pettineo; (7) Adduttore breve; (8) Adduttore lungo; (9) Gracile. Legenda Riquadro (B) e (C): (1) Legamento pubico superiore; (2) Legamento pubico inferiore; (3) Legamento pubico anteriore; (4) Legamento pubico posteriore.

Anatomia inguinale

Il canale inguinale (CI) è un'altra importante struttura anatomica del bacino, poiché collega anatomicamente le strutture dalla parete addominale ai genitali esterni. Il CI è attraversato, nei maschi, dal funicolo spermatico e, nelle donne, dal legamento rotondo. Il CI è delimitato da quattro pareti (anteriore, inferiore, superiore e posteriore) e presenta due aperture anatomiche: l'anello inguinale profondo od interno e l'anello inguinale superficiale od esterno.[20] La parete anteriore è formata principalmente dall'aponeurosi del muscolo obliquo esterno, mentre la parete posteriore è formata dalla *fascia trasversalis*, rinforzata lateralmente dal legamento interfoveolare di Hesselbach e medialmente dal legamento di Henle, dal legamento di Colles e dal tendine congiunto.[21] La parete

164

superiore è delimitata dal bordo inferiore del muscolo obliquo interno e dal muscolo trasverso, mentre il pavimento del canale inguinale, o parete inferiore, è formato dal legamento inguinale, rinforzato medialmente dal legamento lacunare. L'anello inguinale superficiale è un'apertura di forma triangolare delimitata dalle fibre dell'aponeurosi dell'obliquo esterno che originano dalla spina iliaca antero-superiore.[22] Le fibre che giungono sino al tubercolo pubico, lungo il quale passa il cordone spermatico nell'uomo od il legamento rotondo nella donna, formano il pilastro infero-laterale o pilastro esterno, mentre le fibre che arrivano sino alla sinfisi pubica formano il pilastro supero-mediale o pilastro interno.[21] L'anello inguinale profondo è rivolto verso la cavità addominale ed è perpendicolare alla parte centrale del legamento inguinale, e si trova a circa 15-20 mm dal legamento inguinale stesso ed a circa 50 mm dal tubercolo pubico.[20,21] In figura 3 è possibile osservare una visione schematica del CI. La regione inguinale si presta alla formazione dell'ernia inguinale (IH) in quanto rappresenta una regione di debolezza anatomica della parete addominale. In letteratura si ritrova che le IH sono meno frequenti nelle donne piuttosto che negli uomini[23], con un rapporto uomini IH:donne IH che va da 12:1[24,25] a 9:1.[26] Un'altra differenza di genere riguarda specificatamente l'incidenza di ernie dirette ed indirette. Infatti, diversi studi riportano che le ernie dirette sono molto rare nella popolazione femminile ma comuni in quella maschile.[23-27] Alla luce di questi dati, vale la pena sottolineare alcune differenze anatomiche tra i due sessi. Dal momento che, il legamento rotondo è più stretto del cordone spermatico, nelle donne, sia l'anello inguinale superficiale[28], che quello profondo[29] risultano essere più stretti rispetto a quelli degli uomini, anche se è comunque importante ricordare che il diametro di entrambi questi anelli mostra una variabilità significativa tra i membri di entrambi i sessi.[27] Una seconda differenza anatomica tra i due sessi, è rappresentata dal fatto che la *fascia trasversalis*, ossia la struttura anatomica che forma la parete posteriore del canale inguinale, è generalmente più forte nelle donne rispetto agli uomini.[28] Un'ulteriore diversità nei due sessi è rappresentata dall'angolo tra il legamento inguinale ed il legamento di Cooper: alcuni autori riportano di come questo angolo sia più ridotto nelle donne rispetto agli uomini.[25] Questo specifico dettaglio anatomico è particolarmente degno di nota e potrebbe rappresentare un importante fattore protettivo nelle donne contro l'insorgenza di IH. Infatti, altri autori hanno dimostrato che se il tendine congiunto ed il legamento inguinale sono molto distanti, cioè se l'angolo tra il legamento inguinale e il legamento di Cooper è ampio, si presenta una situazione anatomica che può rappresentare un fattore di rischio per l'insorgenza di IH.[30] Tuttavia, questo aspetto è relativamente difficile da valutare obiettivamente, perché non esiste ancora una distanza di riferimento accettata a proposito.[30] Al contrario, l'ernia femorale, un'altra causa importante di GPS[3,8], si verifica circa quattro volte più comunemente nelle donne rispetto agli uomini.[22] Questa diversità d'incidenza nei due sessi, può essere spiegate sia dalla forma più ampia del bacino, che dal muscolo retto addominale più largo nella popolazione femminile.[22] Un'ultima differenza, ma non di minore importanza, per quanto riguarda l'anatomia inguinale dei due sessi, è la larghezza del triangolo di Hessert.[31] Il triangolo di Hessert è un'area anatomica, di forma appunto triangolare, nella quale l'anello inguinale profondo ne rappresenta l'apice, i muscoli obliquo interno e trasverso dell'addome insieme al legamento inguinale sono i lati, ed il bordo del muscolo retto dell'addome ne costituisce la base (figura 4).[31] All'interno di questo triangolo si trova la *fascia trasversalis*, che costituisce il punto debole del canale inguinale, in quanto non è rinforzata da nessuna struttura muscolare.[32] Questa zona di debolezza viene tuttavia chiusa e, quindi, protetta da un meccanismo fisiologico che viene denominato *"inguinal shutter"*[33], durante il quale i muscoli obliquo interno e trasverso dell'addome e le rispettive aponeurosi si avvicinano al legamento inguinale durante la loro contrazione.[34,35] In tal modo la *fascia trasversalis* viene protetta dalla possibile insorgenza di un'ernia inguinale diretta.[33-35] Nel momento in cui l'intersezione del muscolo obliquo interno e trasverso dell'addome con la guaina del retto addominale, risulti essere più grande del normale, il triangolo di Hessert diviene più ampio e la chiusura effettuata dal meccanismo dell' *"inguinal shutter"* può essere incompleta e, pertanto, inefficace.[36] Poiché il triangolo di Hessert è significativamente più ampio nel sesso maschile rispetto a quello femminile[32], ciò può favorire il maggior rischio d'insorgenza di IH diretta negli uomini rispetto alle donne.[32]

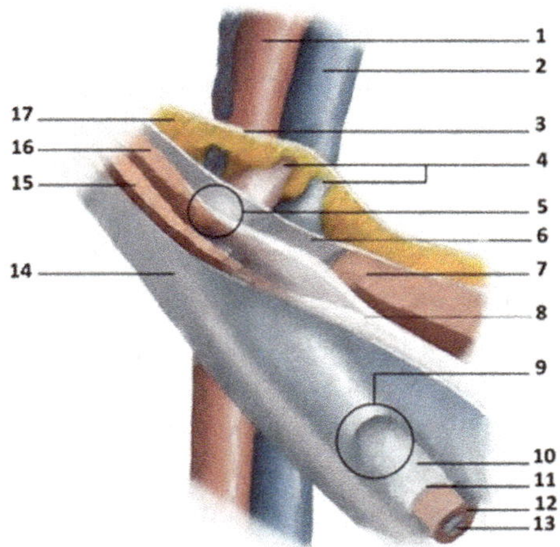

Figura 3. Vista schematica del canale inguinale. Legenda: (1) Arteria iliaca esterna. (2) Vena iliaca esterna. (3) Peritenonio parietale. (4) Vasi epigastrici inferiori. (5) Anello inguinale interno. (6) Fascia trasversalis. (7) Muscolo retto dell'addome. (8) Tendine congiunto. (9) Anello inguinale esterno. (10) Funicolo spermatico. (11) Fascia spermatica esterna. (12) Muscolo e fascia cremasterici. (13) Fascia spermatica interna. (14) Aponeurosi del muscolo obliquo esterno. (15) Muscolo obliquo interno. (16) Muscolo trasverso. (17) Tessuto extraperitoneale.

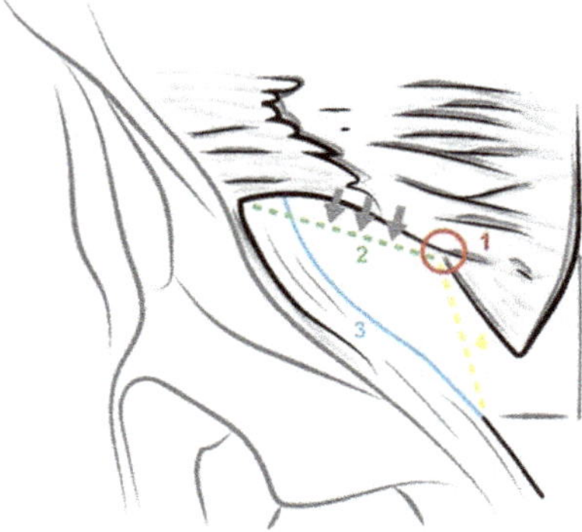

Figura 4. Il triangolo di Hessert è un'area anatomica delimitata all'apice dall'anello interno 1), dai muscoli obliquo interno e trasverso dell'addome (2) e dal legamento inguinale (3) lateralmente ed, alla sua base, dal bordo del muscolo retto dell'addome (4).

Anatomia pelvica

La pelvi contiene organi di grande importanza anatomica e funzionale, come la vescica, il retto e il colon sigmoideo, comuni sia agli uomini che alle donne, così come gli organi riproduttivi. Nella donna, la pelvi ospita l'utero, le tube di Falloppio, le ovaie e la vagina, mentre negli uomini, nella pelvi ritroviamo la prostata, i dotti deferenti e le vescicole seminali. Nell'uomo il bacino si sviluppa maggiormente in altezza, assumendo una posizione più verticale rispetto al bacino femminile, che è maggiormente sviluppato in larghezza ed assume una posizione più inclinata in avanti. In particolare, la pelvi vera (o piccola pelvi) è più larga nella donna e l'ingresso pelvico presenta un diametro medio-laterale maggiore rispetto a quello dell'uomo.[37] Inoltre, come mostrato in figura 5, l'angolo tra i rami pubici inferiori è maggiore nella donna rispetto all'uomo (90° *versus* 65°)[38]e di conseguenza, l'angolo frontale misurabile tra la linea mediana del corpo ed i vettori di forza dei muscoli adduttori dovrebbe teoricamente essere maggiore nel sesso femminile rispetto a quello maschile.[38] Questo aspetto anatomico, secondo diversi autori, potrebbe rappresentare un fattore protettivo nei confronti delle lesioni traumatiche e dell'overuse del complesso muscolo-tendineo della muscolatura adduttoria.[38]

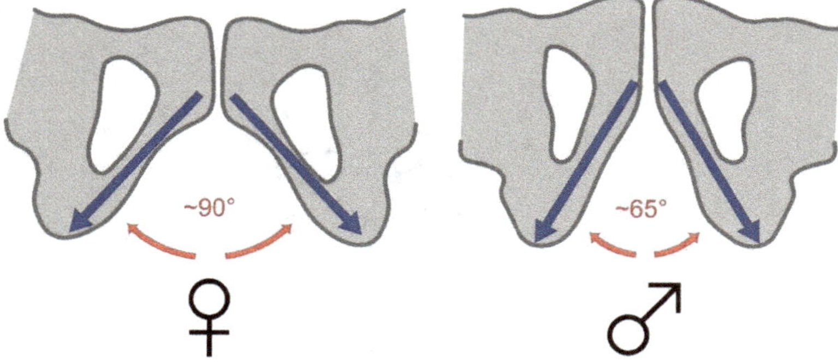

Figura 5. L'angolo tra i rami pubici inferiori è maggiore nelle donne rispetto agli uomini. Questa differenza modifica nel piano frontale i vettori di forza dei muscoli adduttori (frecce nere).

Anatomia dell'articolazione dell'anca

L'impingement femoro-acetabolare (FAI) è una condizione clinica caratterizzata da un contatto anomalo tra la giunzione testa-collo del femore e l'acetabolo.[39–42] Le diverse forme di FAI, ossia il pincer-FAI, il cam-FAI e le forme miste possono essere tutte cause importanti di GPS.[39] Il pincer-FAI è causato da una sovracopertura della testa femorale da parte dell'acetabolo, situazione che genera un contatto anomalo tra il collo femorale ed il bordo acetabolare; questa forma di FAI sembra essere più comune nelle donne che negli uomini.[40–42] Al contrario, nel cam-FAI, si osserva una morfologia anomala della giunzione testa-collo con la presenza di un'apposizione di tessuto osseo che forma una protuberanza ossea obliterante il normale offset testa-collo.[40–42] In una percentuale compresa tra il 62 e l'87% dei casi di FAI, la morfologia cam e pincer può essere combinata e dare origine ad una forma mista.[43-45] Nell'ambito della popolazione atletica, la forma mista è più comune negli uomini (62%) che nelle donne (38%)[46], così come il cam-FAI è di più frequente riscontro nella popolazione maschile rispetto a quella femminile.[47] Alla presentazione clinica, le pazienti di sesso femminile affette da FAI, mostrano una maggiore disabilità ed un peggior punteggio, rispetto ai pazienti di sesso maschile, nell' Harris hip score (mHHS), nel Western Ontario and McMaster Universities Osteoarthritis Index (WOMAC), nell'Hip Disability and Osteoarthritis Outcome Score (HOOS) e nel SF-12 (12-Item Short Form Health Survey) physical function sub-score (tutti con $p \leq 0.02$).[46] Inoltre, le pazienti di sesso femminile mostrano una maggior mobilità articolare dell'articolazione dell'anca sia in flessione e rotazione interna, che in rotazione esterna a 90° di flessione (tutti con $p \leq 0,003$), unitamente a morfologie di tipo cam meno gravi, con un angolo alfa di valore medio pari a a 57,6° rispetto ai 70,8° riscontrabili negli uomini($p < 0.001$).[46] Infine, gli uomini hanno una probabilità significativamente maggiore di presentare lesioni avanzate della cartilagine acetabolare (56% dei maschi rispetto al 24% delle femmine; $p = 0.001$) e lesioni del labbro acetabolare più gravi, con un'estensione posteriore più pronunciata ($p < 0,02$).[46] Alcuni studi mostrano anche che la popolazioni femminile mostra un center edge angle (i.e. una misura della ricopertura della testa femorale da parte dell'acetabolo) minore; in altre parole le donne mostrano una minor ricopertura acetabolare ed una maggiore inclinazione acetabolare rispetto agli uomini. Questi dati suggeriscono che la displasia dell'anca potrebbe essere di più frequente riscontro nell'ambito della popolazione femminile rispetto a quella maschile.[48]

Apparato sessuale

Le differenze nell'apparato sessuale dei due sessi portano ad un'eziopatogenesi molto diversa della GPS negli uomini e nelle donne. La tabella 2 mostra varie condizioni cliniche infiammatorie e non infiammatorie degli organi riproduttivi che possono essere causa di GPS.

Uomini	Donne
Prostatite	Cisti ovariche
Epididimite	Endometriosi
Funicolite	Gravidana ectopica
Orchite	Entrapment del legamento rotondo
Varicocele	Torsione ovarica
Idrocele	Cistite
Cistite	Altre infezioni del tratto urinario
Uretrite	
Torsione testicolare	
Altre infezioni del tratto urinario	

Tabella 2. Cause correlate a patologie dell'apparato sessuale (infiammatorie e non infiammatorie) che possono causare GPS negli uomini (colonna 1) e nelle donne (colonna 2).[3,4]

Discussione

La GPS è una condizione relativamente comune che può colpire sia gli atleti professionisti, che quelli amatoriali, così come i cosiddetti *"weekend warriors"*.[49] Tale condizione clinica, è particolarmente frequente nel calcio, nel football, nell'hockey su ghiaccio, nella pallamano, nel tennis e nel rugby[2] dove le manovre di cambio di direzione ed il movimento del calciare sono parte integrante del modello prestativo. Diversi studi dimostrerebbero un'importante differenza di genere nell'incidenza della GPS sebbene i diversi autori attribuiscano diversi rapporti di incidenza della GPS tra donne e uomini: Hynes et al.[9], riportano un rapporto di 1:9.2, un altro studio[5] fornisce un rapporto ancora maggiore di 1:19.2, un rapporto di 1:7.8 è emerso da altri due studi recenti[7,8] mentre una revisione piuttosto attuale[6] mostra che per lo stesso sport praticato al medesimo livello prestativo, gli uomini hanno 2.5 volte più probabilità di soffrire di GPS rispetto alle donne (rischio relativo, RR 2.45, 95% CI 0.6 - 2.92). In realtà, questi dati possono essere in parte spiegati dalle differenze anatomiche esistenti tra i due sessi. Un'importante causa di GPS è rappresentata dalla lesione del PPAC, dovuta a trauma acuto o da sovraccarico funzionale.[18] È interessante notare che l'anatomia del PPAC è diversa negli uomini e nelle donne;[19] infatti, l'inserimento diretto del muscolo retto dell'addome sulla parte antero-superiore della sinfisi pubica nelle donne, potrebbe agire come fattore protettivo contro le lesioni del PPAC[19], mentre negli uomini, la maggiore estensione della giunzione tendinea retto dell'addome-gracile potrebbe esporli a lesioni traumatiche e/o da sovraccarico della porzione del PPAC afferente alla giunzione stessa. Queste ipotesi necessitano comunque di essere supportate da validi studi epidemiologici che, a nostra conoscenza, non sono ancora presenti nell'attuale letteratura.

L'IH è un'altra causa importante di GPS nelle popolazioni sportive[3,4,7,8], dove gli uomini sono dalle 9 alle12 volte più suscettibili a questo tipo di quadro clinico rispetto alle donne.[22] Anche questo dato può avere una spiegazione anatomica basata sul genere. In primo luogo, occorre fare una distinzione tra IH diretta ed IH indiretta. Diversi studi dimostrano che la frequenza delle IH indirette è di due volte superiore negli uomini rispetto alle donne.[23] Infatti, l'anello inguinale interno nei maschi tende ad avere un diametro trasversale maggiore rispetto a quello delle donne[29]; pertanto,un anello inguinale interno più largo e profondo negli uomini potrebbe portare a un meccanismo di "*inguinal shutter*" meno efficace, come già descritto da Lytle[21] e, di conseguenza, all'insorgenza di IH indiretta che dia a sua volta origine ad un quadro di GPS. Per ciò che riguarda invece l'IH diretta, la larghezza significativamente maggiore del triangolo di Hessert negli uomini, può rappresentare un fattore di rischio per la sua insorgenza.[32] Ma altre differenze anatomiche presenti nelle donne possono, almeno in teoria, salvaguardarle dall'insorgenza di IH diretta.[25,28,30] Tali differenze rispetto all'anatomia maschile, includono una *fascia trasversalis* più resistente, un anello superficiale di minor diametro ed un angolo più stretto tra il legamento inguinale e il legamento di Cooper. Tuttavia, diversi studi in letteratura non riportano alcuna differenza statistica nell'incidenza dell'IH,diretta od indiretta, tra le popolazioni sportive dei due sessi.[8,28,48,50] Una delle ragioni, potrebbe essere una mancata diagnosi di IH nella popolazione femminile a causa di una differenza anatomica legata al genere che rende l'esplorazione dell'anello inguinale superficiale più difficile nelle donne rispetto agli uomini.[51] Inoltre, Spangen et al.[28] hanno descritto la debolezza della parete posteriore del canale inguinale, in un sottogruppo di pazienti di sesso femminile, come una situazione clinica in cui è presente un dolore persistente all'inguine ed al basso ventre, senza la presenza di un'ernia palpabile. Oltre a Spangen et al.[28], anche altri autori[8] hanno sottolineato che, quando presente, la debolezza della parete posteriore del canale inguinale causa, durante l'attività fisica e nel corso dell'esecuzione della manovra di Valsalva, un dolore distintivo e specifico, localizzato esattamente al di sopra dell'anello inguinale interno.

Questa condizione clinica definita anche da altri autori con il termine peraltro non corretto (vedi capitolo 1) di "ernia occulta"[52,53] potrebbe, a tutti gli effetti, essere una causa, non riconosciuta di GPS nelle donne.[8,52,53]

Un aspetto particolarmente interessante, che potrebbe spiegare il motivo per cui l'insorgenza di un quadro di GPS non viene generalmente attribuito all'IH nelle atlete, è l'esistenza di una sorta pregiudizio, inconsciamente sostenuto dalle atlete stesse[9] che riguarda la *compliance* del paziente. In effetti, una disparità legata al genere nei confronti del trattamento medico, è già stata dimostrata in una varietà di condizioni cliniche. Ad esempio, nonostante l'artrosi sia più frequente nelle donne, le pazienti di sesso femminile hanno meno probabilità di sottoporsi ad artroplastica articolare rispetto agli uomini;[54,55] inoltre, è interessante notare come le donne siano anche più restie a sottoporsi a test di imaging per il dolore cronico a livello dell'articolazione del polso.[56] Pertanto, è ragionevole avanzare l'ipotesi che stesso tipo di "*bias*" potrebbe essere presente nel caso di GPS causato da IH nell'ambito della popolazione femminile. Per questo motivo, la possibilità che soprattutto un quadro di LSGPS, sia causato da un IH in pazienti di sesso femminile, dovrebbe essere presa in seria considerazione.

Per ciò che riguarda invece le ernie femorali, diversi studi condotti su popolazioni sportive femminili[7,8] confermano come le queste ultime siano più frequenti nelle donne a causa della loro pelvi più larga e dalla maggior larghezza del muscolo retto addominale.[22] Infine, è interessante notare che, rispetto alla loro controparte maschile, le atlete sono più inclini a soffrire di dolore cronico post-chirurgico a seguito intervento per erniorrafia e/o ernioplastica inguinale.[57]

Quando si analizzi l'eziopatogenesi della GPS, occorre considerare anche la differenza anatomica tra la pelvi dei due sessi. Le donne tendono ad avere un bacino più largo, che conferisce un angolo di azione più obliquo per i muscoli adduttori corti (gracile, adduttore breve e pettineo), che, a sua volta, può ridurre la forza di trazione esercitata all'origine prossimale di tali muscoli.[58] Alcuni autori[38]considerano questo particolare aspetto anatomico alla stregua di un fattore protettivo contro *l'overuse* e le lesioni traumatiche del complesso muscolo-tendineo degli adduttori corti. Sebbene questa ipotesi possa aver trovato conferma in uno studio di Hynes et al.[9], nel quale le atlete dimostrano di avere significativamente meno probabilità di incorrere in infortuni agli adduttori corti (RR = 0.14; p < 0.005), si renderebbero, a nostro avviso, necessari ulteriori studi epidemiologici a supporto di tale teoria.

Una delle condizioni cliniche più importanti che possono causare GPS è il FAI.[39,59-62]Anche in quest'ambito, si ritrovano differenze di genere inerenti le diverse forme di FAI: le donne presentano una maggiore predisposizione per il pincer-FAI rispetto agli uomini[40,42], mentre il cam-FAI e le forme miste sono più comuni negli uomini.[46,47]

L'elevata incidenza di displasia dell'anca[48,63]e la maggiore incidenza di pincer-FAI nelle donne[8,40,41] potrebbero spiegare la maggiore predisposizione, soprattutto nelle atlete, a sviluppare lesioni del labbro acetabolare rispetto ai loro colleghi maschi.[8,40,41] Questa ipotesi sarebbe supportata anche dal fatto che diversi studi segnalano una maggiore incidenza di lesioni acetabolari nelle donne come causa di LSGPS.[7,8] Diversamente, la maggiore incidenza della morfologia di tipo cam-FAI nella popolazione maschile si basa su di un'altra possibile spiegazione. Durante la maturazione scheletrica dell'articolazione dell'anca, le cartilagini di accrescimento femorali sono attive[59,60] e sono quindi sensibili agli effetti meccanici causati dagli sport ad alto impatto praticati assiduamente durante questa fase dello sviluppo scheletrico; di conseguenza, tale stress meccanico rappresenta la principale causa del possibile sviluppo di una *"cam morphology"*.[59,60] Poiché è dimostrato che, durante la prima adolescenza, i ragazzi sono più attivi fisicamente delle ragazze[61,62] e tendono in genere a partecipare a sport ad alto impatto come calcio, football americano, basket e hockey[61,62], questo potrebbe spiegare perché l'incidenza della *"cam morphology"*nel sesso maschile sia più alta di quella osservabile in quello femminile.[46,47]

Le differenze a livello dell'apparato sessuale dei due sessi portano a un'eziopatogenesi della GPS molto diversa negli uomini e nelle donne, come mostrato nella tabella 2. Il varicocele negli uomini[7] e l'endometriosi nelle donne[8] sono i disturbi più comunemente associati all'insorgenza della GPS.

Infine, oltre alle differenze anatomiche tra i due sessi, la maggiore incidenza della GPS nei maschi può essere spiegata dalla maggiore attività fisica svolta dagli uomini in generale, ed in particolare dalla loro maggiore partecipazione agli sport ad alto impatto rispetto alle donne[48,61,62], oltre che dalla particolare intensità dei carichi di allenamento e/o dei carichi di lavoro in gara a cui si sottopongono gli atleti rispetto alle atlete.[5-9]

Conclusioni

Sebbene la GPS rappresenti un problema di crescente importanza nell'ambito di numerose discipline sportive, quest'ultima nel complesso mostra un'incidenza maggiore nel sesso maschile rispetto a quello femminile. Tuttavia, a tal proposito vi sono numerose considerazioni, e di vario genere, della quali tenere debito conto. Mentre l'anatomia femminile sembra essere innatamente protettiva contro diverse condizioni cliniche come l'IH e le lesioni dei muscoli adduttori, per ciò che riguarda le patologie dell'anca, le condizioni che potenzialmente possono dare origine ad un quadro di GPS, sembrerebbero essere diverse nei due sessi. Inoltre, la maggiore attività fisica dei maschi in generale e la partecipazione sostanzialmente diversa dei due sessi agli sport ad alto impatto potrebbero, almeno in parte, spiegare la differenza di genere nell'incidenza della GPS. Sarebbero comunque necessari ulteriori studi specifici per comprendere meglio di come le differenze nell'anatomia maschile e femminile possano influenzare, in diversa misura, l'insorgenza della GPS. Infatti, diversi aspetti dovrebbero essere ancora essere chiariti; in particolare, l'incoerenza tra la bassa incidenza teorica dell'IH nelle atlete ed i risultati di diversi studi recenti che indicherebbero il contrario.

Bibliografia

1. Hölmich, P. Long-standing groin pain in sportspeople falls into three primary patterns, a "clinical entity" approach: A prospective study of 207 patients. Br. J. Sports Med. 2007, 41, 247–252; discussion 252. https://doi.org/10.1136/bjsm.2006.033373. Epub 29 January 2007. PMID: 17261557, PMCID: PMC2658954.
2. Mosler, A.B.; Weir, A.; Eirale, C.; Farooq, A.; Thorborg, K.; Whiteley, R.J.; Hölmich, P.; Crossley, K.M. Epidemiology of time loss groin injuries in a men's professional football league: A 2-year prospective study of 17 clubs and 606 players. Br. J. Sports Med. 2018, 52, 292–297. https://doi.org/10.1136/bjsports-2016-097277. Epub 30 June 2017. PMID: 28666981.
3. Bisciotti, G.N.; Volpi, P.; Zini, R.; Auci, A.; Aprato, A.; Belli, A.; Bellistri, G.; Benelli, P.; Bona, S.; Bonaiuti, D.; et al. Groin Pain Syndrome Italian Consensus Conference on terminology, clinical evaluation and imaging assessment in groin pain in athlete. BMJ Open Sport. Exerc. Med. 2016, 2,

e000142. https://doi.org/10.1136/bmjsem-2016-000142. Erratum in: BMJ Open. Sport Exerc. Med. 2017, 2, e000142corr1. PMID: 28890800, PMCID: PMC5566259.

4. Bisciotti, G.N.; Zini, R.; Aluigi, M.; Aprato, A.; Auci, A.; Bellinzona, E.; Benelli, P.; Bigoni, M.; Bisciotti, A.; Bisciotti, A.; et al. Groin Pain Syndrome Italian Consensus Conference update 2023. J. Sports Med. Phys. Fitness. 2024, 64, 402–414. https://doi.org/10.23736/S0022-4707.23.15517-4. Epub 21 December 2023. PMID: 38126972.

5. Zoga, A.C.; Kavanagh, E.C.; Omar, I.M.; Morrison, W.B.; Koulouris, G.; Lopez, H.; Chaabra, A.; Domesek, J.; Meyers, W.C. Athletic pubalgia and the "sports hernia": MR imaging findings. Radiology 2008, 247, 797–807. https://doi.org/10.1148/radiol.2473070049. PMID: 18487535.

6. Orchard, J.W. Men at higher risk of groin injuries in elite team sports: A systematic review. Br. J. Sports Med. 2015, 49, 798–802. https://doi.org/10.1136/bjsports-2014-094272. PMID: 26031645.

7. Bisciotti, G.N.; Auci, A.; Bona, S.; Bisciotti, A.; Bisciotti, A.; Cassaghi, G.; DiMarzo, F.; DiPietto, F.; Eirale, C.; Panascì, M.; et al. A multidisciplinary assessment of 320 athletes with long-standing groin pain syndrome in keeping with the Italian consensus agreement: The high incidence and the multiple causes of inguinal and hip pathologies and pubic osteopathy. J. Sports Med. Phys. Fit. 2021, 61, 960–970. https://doi.org/10.23736/S0022-4707.20.11575-5. PMID: 34296841.

8. Bisciotti, G.N.; Auci, A.; Bona, S.; Bisciotti, A.; Bisciotti, A.; Cassaghi, G.; DiMarzo, F.; DiPietto, F.; Eirale, C.; Panascì, M.; et al. Long-standing groin pain syndrome in athletic women: A multidisciplinary assessment in keeping with the Italian Consensus Agreement. J. Sports Med. Phys. Fit. 2022, 62, 1199–1210. https://doi.org/10.23736/S0022-4707.21.13322-5. Epub 21 December 2021. PMID: 34931789.

9. Hynes, J.P.; O'Flaherty, M.; Glynn, D.; Eustace, S.; Kavanagh, E.C. Imaging of groin pain in athletes: Patterns of injury at MRI and gender differences therein. Ir. J. Med. Sci. 2023, 192, 1411–1418. https://doi.org/10.1007/s11845-022-03126-3. Epub 16 August 2022. PMID: 35971036, PMCID: PMC10250268.

10. Moher, D.; Shamseer, L.; Clarke, M.; Ghersi, D.; Liberati, A.; Petticrew, M.; Shekelle, P.; Stewart, L.A.; PRISMA-P Group. Preferred reporting items for systematic review and meta-analysis protocols (PRISMA-P) 2015 statement. Syst. Rev. 2015, 4, 1. https://doi.org/10.1186/2046-4053-4-1. PMID: 25554246, PMCID: PMC4320440.

11. Barker, T.H.; Stone, J.C.; Sears, K.; Klugar, M.; Leonardi-Bee, J.; Tufanaru, C.; Aromataris, E.; Munn, Z. Revising the JBI quantitative critical appraisal tools to improve their applicability: An overview of methods and the development process. JBI Evid. Synth. 2023, 21, 478–493. https://doi.org/10.11124/JBIES-22-00125. PMID: 36121230.

12. Schiavenato, M.; Chu, F. PICO: What it is and what it is not. Nurse Educ. Pract. 2021, 56, 103194. https://doi.org/10.1016/j.nepr.2021.103194. Epub 2 September 2021. PMID: 34534728.

13. Becker, I.; Woodley, S.J.; Stringer, M.D. The adult human pubic symphysis: A systematic review. J. Anat. 2010, 217, 475–487.

14. https://doi.org/10.1111/j.1469-7580.2010.01300.x. Epub 14 September 2010. PMID: 20840351, PMCID: PMC3035856.

15. McMinn, R.M. Last's Anatomy. InRegional and Applied, 9th ed.;Churchill Livingstone: Edinburgh, UK, 1994; p. 414.

16. Eickmeyer, S.M. Anatomy and Physiology of the Pelvic Floor. Phys. Med. Rehabil. Clin. N. Am. 2017, 28, 455–460.

17. https://doi.org/10.1016/j.pmr.2017.03.003. Epub 27 May 2017. PMID: 28676358.

18. Gamble, J.G.; Simmons, S.C.; Freedman, M. The symphysis pubis. Anatomic and pathologic considerations. Clin. Orthop. Relat. Res. 1986, 203, 261–272.

19. Schilders, E.; Mitchell, A.W.M.; Johnson, R.; Dimitrakopoulou, A.; Kartsonaki, C.; Lee, J.C. Proximal adductor avulsions are rarely isolated but usually involve injury to the PLAC and pectineus: Descriptive MRI findings in 145 athletes. Knee Surg. Sports Traumatol. Arthrosc. 2021, 29, 2424–2436. https://doi.org/10.1007/s00167-020-06180-5. Epub 6 August 2020. PMID: 32767053, PMCID: PMC8298372.

20. Bisciotti, A.; Bisciotti, G.N.; Eirale, C.; Bisciotti, A.; Auci, A.; Bona, S.; Zini, R. Prepubic aponeurotic complex injuries: A structured narrative review. J. Sports Med. Phys. Fit. 2022, 62, 1219–1227.https://doi.org/10.23736/S0022-4707.21.12669-6. PMID: 36043265.

21. Schilders, E. Groin injuries in athletes. Curr. Orthop.2000, 14, 418–423.

22. Mitrousias, V.; Chytas, D.; Banios, K.; Fyllos, A.; Raoulis, V.; Chalatsis, G.; Baxevanidou, K.; Zibis, A. Anatomy and terminology of groin pain: Current concepts. J. ISAKOS 2023, 8, 381–386.

23. https://doi.org/10.1016/j.jisako.2023.05.006. Epub 2023 Jun 10. PMID: 37308079.

24. Lytle, W.J. Inguinal anatomy. J. Anat. 1979, 128 Pt 3, 581–594. PMID: 468709, PMCID: PMC1232909.

25. HerniaSurge Group. International guidelines for groin hernia management. Hernia 2018, 22, 1–165. https://doi.org/10.1007/s10029-017-1668-x. Epub 12 January 2018. PMID: 29330835, PMCID: PMC5809582.

26. Shakil, A.; Aparicio, K.; Barta, E.; Munez, K. Inguinal Hernias: Diagnosis and Management. Am. Fam. Phy. 2020, 102, 487–492. PMID: 33064426.

27. Hachisuka, T. Femoral hernia repair. Surg. Clin. N. Am. 2003, 83, 1189–1205. https://doi.org/10.1016/S0039-6109(03)00120-8. PMID: 14533910.

28. Glassow, F. An evaluation of the strength of the posterior wall of the inguinal canal in women. Br. J. Surg. 1973, 60, 342–344. https://doi.org/10.1002/bjs.1800600503. PMID: 4706477.

29. Amid, P.K. Groin hernia repair: Open techniques. World J. Surg. 2005, 29, 1046–1051.
https://doi.org/10.1007/s00268-005-7967-x. PMID: 15983714.

30. Rosen, A.; Nathan, H.; Luciansky, E.; Orda, R. The inguinal region: Anatomic differences in men and women with reference to hernia formation. Acta Anat. 1989, 136, 306–310.
https://doi.org/10.1159/000146842. PMID: 2609927.

31. Spangen, L.; Andersson, R.; Ohlsson, L. Non-palpable inguinal hernia in the female. Am. Surg. 1988, 54, 574–577. PMID: 3415101.

32. López-Cano, M.; Munhequete, E.G.; Hermosilla-Pérez, E.; Armengol-Carrasco, M.; Rodríguez-Baeza, A. Anthropometric characteristics of the pubic arch and proper function of the defense mechanisms against hernia formation. Hernia 2005, 9, 56–61. https://doi.org/10.1007/s10029-004-0282-x. Epub 29 October 2004. PMID: 15517444.

33. Bou Antoun, M.; Reboul, G.; Ronot, M.; Crombe, A.; Poussange, N.; Pesquer, L. Imaging of inguinal-related groin pain in athletes. Br. J. Radiol. 2018, 91, 20170856. https://doi.org/10.1259/bjr.20170856. Epub 25 July 2018. PMID: 29947268, PMCID: PMC6319843.

34. Mitrousias, V.; Chytas, D.; Banios, K.; Fyllos, A.; Raoulis, V.; Chalatsis, G.; Baxevanidou, K.; Zibis, A. Anatomy and terminology of groin pain: Current concepts. J. ISAKOS 2023, 8, 381–386.

35. https://doi.org/10.1016/j.jisako.2023.05.006. Epub 2023 Jun 10. PMID: 37308079.

36. Abdalla, R.Z.; Mittelstaedt, W.E. The importance of the size of Hessert's triangle in the etiology of inguinal hernia. Hernia 2001, 5, 119–123. https://doi.org/10.1007/s100290100024. PMID: 11759795.

37. van Veenendaal, N.; Foss, N.B.; Miserez, M.; Pawlak, M.; Zwaans, W.A.R.; Aasvang, E.K. A narrative review on the non-surgical treatment of chronic postoperative inguinal pain: A challenge for both surgeon and anaesthesiologist. Hernia 2023, 27, 5–14. https://doi.org/10.1007/s10029-022-02693-9. Epub 31 October 2022. PMID: 36315351, PMCID: PMC9931782.

38. Lozada-Martinez, I.D.; Covaleda-Vargas, J.E.; Gallo-Tafur, Y.A.; Mejía-Osorio, D.A.; González-Pinilla, A.M.; Florez-Fajardo, M.A.; Benavides-Trucco, F.E.; Santodomingo-Rojas, J.C.; Julieth Bueno-Prato, N.K.; Narvaez-Rojas, A.R. Pre-operative factors associated with short- and long-term outcomes in the patient with inguinal hernia: What does the current evidence say? Ann. Med. Surg. 2022, 78, 103953. https://doi.org/10.1016/j.amsu.2022.103953. PMID: 35734704, PMCID: PMC9207143.

39. Forlizzi JM, Ward MB, Whalen J, Wuerz TH, Gill TJ 4th. Core Muscle Injury: Evaluation and Treatment in the Athlete. Am. J. Sports Med. 2023, 51, 1087–1095. https://doi.org/10.1177/03635465211063890. Epub 2022 Mar 2. PMID: 35234538.

40. Miller, H.J. Inguinal Hernia: Mastering the Anatomy. Surg. Clin. N. Am. 2018, 98, 607–621. https://doi.org/10.1016/j.suc.2018.02.005. PMID: 29754625.

41. Tague, R.G. Do big females have big pelves? Am. J. Phys. Anthropol. 2000, 112, 377–393. https://doi.org/10.1002/1096-8644(200007)112:3<377::AID-AJPA8>3.0.CO;2-O. PMID: 10861354.

42. Schache, A.G.; Woodley, S.J.; Schilders, E.; Orchard, J.W.; Crossley, K.M. Anatomical and morphological characteristics may explain why groin pain is more common in male than female athletes. Br. J. Sports Med. 2017, 51, 554–555. https://doi.org/10.1136/bjsports-2016-096945. Epub 1 December 2016. PMID: 27935484.

43. Zini, R.; Panascì; M; Santori, N.; Potestio, D.; Di Pietto, F.; Milano, G.; Bisciotti, G. Italian Consensus Conference on FAI syndrome in athletes (Cotignola Agreement). MLTJ 2023, 13, 46–60.

44. Satpathy, J.; Kannan, A.; Owen, J.R.; Wayne, J.S.; Hull, J.R.; Jiranek, W.A. Hip contact stress and femoral neck retroversion: A biomechanical study to evaluate implication of femoroacetabular impingement. J. Hip Preserv. Surg. 2015, 2, 287–294. https://doi.org/10.1093/jhps/hnv040. PMID: 27011851, PMCID: PMC4765305.

45. Fairley, J.; Wang, Y.; Teichtahl, A.J.; Seneviwickrama, M.; Wluka, A.E.; Brady, S.R.E.; Hussain, S.M.; Liew, S.; Cicuttini, F.M. Management options for femoroacetabular impingement: A systematic review of symptom and structural outcomes. Osteoarthr. Cartil. 2016, 24, 1682–1696. https://doi.org/10.1016/j.joca.2016.04.014. Epub 20 April 2016. PMID: 27107630.

46. Bisciotti, A.; Pogliacomi, F.; Cepparulo, R.; Fiorentino, G.; Dipietto, F.; Sconfienza, L.M.; Bisciotti, A.; Bisciotti, G.N. Femoroacetabular impingement: Correlation between imaging parameters, sport activity and chondral damage. J. Sports Med. Phys. Fit. 2022, 62, 803–811. https://doi.org/10.23736/S0022-4707.21.12274-1. Epub 19 April 2021. PMID: 33871244.

47. Byrd, J.W.; Jones, K.S. Arthroscopic management of femoroacetabular impingement in athletes. Am. J. Sports Med. 2011, 39, 7S–13S. https://doi.org/10.1177/0363546511404144. PMID: 21709026.

48. Packer, J.D.; Safran, M.R. The etiology of primary femoroacetabular impingement: Genetics or acquired deformity? J. Hip. Preserv. Surg. 2015, 2, 249–257. https://doi.org/10.1093/jhps/hnv046. PMID: 27011846, PMCID: PMC4765309.

49. Di Pietto, F.; Chianca, V.; De Ritis, R.; Cesarano, E.; Reginelli, A.; Barile, A.; Zappia, M.; Ginolfi, L. Postoperative imaging in arthroscopic hip surgery. Musculoskelet. Surg. 2017, 101(Suppl. 1), 43–49.

50. https://doi.org/10.1007/s12306-017-0459-y. Epub 16 February 2017. PMID: 28210944.

51. Nepple, J.J.; Riggs, C.N.; Ross, J.R.; Clohisy, J.C. Clinical presentation and disease characteristics of femoroacetabular impingement are sex-dependent. J. Bone Jt. Surg. Am. 2014, 96, 1683–1689.

52. https://doi.org/10.2106/JBJS.M.01320. PMID: 25320194.

53. Johnson, A.C.; Shaman, M.A.; Ryan, T.G. Femoroacetabular impingement in former high-level youth soccer players. Am. J. Sports Med. 2012, 40, 1342–1346. https://doi.org/10.1177/0363546512439287. Epub 22 March 2012. PMID: 22442288.

54. Nakahara, I.; Takao, M.; Sakai, T.; Nishii, T.; Yoshikawa, H.; Sugano, N. Gender differences in 3D morphology and bony impingement of human hips. J. Orthop. Res. 2011, 29, 333–339. https://doi.org/10.1002/jor.21265. Epub 11 October 2010. PMID: 20939047.

55. Zoland, M.P.; Iraci, J.C.; Bharam, S.; Waldman, L.E.; Koulotouros, J.P.; Klein, D. Sports Hernia/Athletic Pubalgia Among Women. Orthop. J. Sports Med. 2018, 6, 2325967118796494. https://doi.org/10.1177/2325967118796494. PMID: 30246043, PMCID: PMC6144524.

56. Kark, A.E.; Kurzer, M. Groin hernias in women. Hernia 2008, 12, 267–270. https://doi.org/10.1007/s10029-007-0330-4. Epub 24 January 2008. PMID: 18214638.

57. Koch, A.; Edwards, A.; Haapaniemi, S.; Nordin, P.; Kald, A. Prospective evaluation of 6895 groin hernia repairs in women. Br. J. Surg. 2005, 92, 1553–1558. https://doi.org/10.1002/bjs.5156. PMID: 16187268.

58. Herrington, J.K. Occult inguinal hernia in the female. Ann. Surg. 1975, 181, 481–483. https://doi.org/10.1097/00000658-197504000-00021. PMID: 1130868, PMCID: PMC1343793.

59. Kaplan, A.J.; Hinks, R.P.; Bailey, D.W.; Cleveland, E.; Berry, J.S. Surgical Repair of Occult Inguinal Hernia? J. Am. Coll. Surg. 2019, 228, 808–809. https://doi.org/10.1016/j.jamcollsurg.2019.01.006. Epub 13 February 2019. PMID: 30770319.

60. Hawker, G.A.; Wright, J.G.; Coyte, P.C.; Williams, J.I.; Harvey, B.; Glazier, R.; Badley, E.M. Differences between men and women in the rate of use of hip and knee arthroplasty. N. Engl. J. Med. 2000, 342, 1016–1022. https://doi.org/10.1056/NEJM200004063421405. PMID: 10749964.

61. Borkhoff, C.M.; Hawker, G.A.; Kreder, H.J.; Glazier, R.H.; Mahomed, N.N.; Wright, J.G. The effect of patients' sex on physicians' recommendations for total knee arthroplasty. CMAJ 2008, 178, 681–687.

62. https://doi.org/10.1503/cmaj.071168. PMID: 18332383, PMCID: PMC2263116.

63. Billig, J.I.; Sterbenz, J.M.; Zhong, L.; Chung, K.C. Gender Disparities in Preoperative Resource Use for Wrist Arthroscopy. Plast. Reconstr. Surg. 2018, 142, 1267–1274. https://doi.org/10.1097/PRS.0000000000004840. PMID: 30511980, PMCID: PMC6282178.

64. Simons, M.P.; Aufenacker, T.; Bay-Nielsen, M.; Bouillot, J.L.; Campanelli, G.; Conze, J.; de Lange, D.; Fortelny, R.; Heikkinen, T.; Kingsnorth, A.; et al. European Hernia Society guidelines on the treatment of inguinal hernia in adult patients. Hernia 2009, 13, 343–403. https://doi.org/10.1007/s10029-009-0529-7. Epub 28 July 2009. PMID: 19636493, PMCID: PMC2719730.

65. Byrne, C.A.; Bowden, D.J.; Alkhayat, A.; Kavanagh, E.C.; Eustace, S.J. Sports-Related Groin Pain Secondary to Symphysis Pubis Disorders: Correlation Between MRI Findings and Outcome after Fluoroscopy-Guided Injection of Steroid and Local Anesthetic. AJR Am. J. Roentgenol. 2017, 209, 380–388. https://doi.org/10.2214/AJR.16.17578. Epub 13 June 2017. PMID: 28609118.

66. Agricola, R.; Bessems, J.H.; Ginai, A.Z.; Heijboer, M.P.; van der Heijden, R.A.; Verhaar, J.A.; Weinans, H.; Waarsing, J.H. The development of Cam-type deformity in adolescent and young male soccer players. Am. J. Sports Med. 2012, 40, 1099–1106. https://doi.org/10.1177/0363546512438381. Epub 13 March 2012. PMID: 22415206.

67. Agricola, R.; Heijboer, M.P.; Ginai, A.Z.; Roels, P.; Zadpoor, A.A.; Verhaar, J.A.; Weinans, H.; Waarsing, J.H. A cam deformity is gradually acquired during skeletal maturation in adolescent and young male soccer players: A prospective study with minimum 2-year follow-up. Am. J. Sports Med. 2014, 42, 798–806. https://doi.org/10.1177/0363546514524364. Epub 28 February 2014. PMID: 24585362.

68. Martín-Matillas, M.; Ortega, F.B.; Ruiz, J.R.; Martínez-Gómez, D.; Marcos, A.; Moliner-Urdiales, D.; Polito, A.; Pedrero-Chamizo, R.; Béghin, L.; Molnár, D.; et al. Adolescent's physical activity levels and relatives' physical activity engagement and encouragement: The HELENA study. Eur. J. Public Health 2011, 21, 705–712. https://doi.org/10.1093/eurpub/ckq143. Epub 8 October 2010. PMID: 20935036.

69. Martín-Matillas, M.; Ortega, F.B.; Ruiz, J.R.; Martínez-Gómez, D.; Vicente-Rodríguez, G.; Marcos, A.; Béghin, L.; Kafatos, A.; González-Gross, M.; Zaccaria, M.; et al. Active relatives and health-related physical fitness in European adolescents: The HELENA Study. J. Sports Sci. 2012, 30, 1329–1335. https://doi.org/10.1080/02640414.2012.710758. Epub 21 August 2012. PMID: 22906183.

70. Rosendahl, K.; Markestad, T.; Lie, R.T. Developmental dysplasia of the hip: Prevalence based on ultrasound diagnosis. Pediatr. Radiol. 1996, 26, 635–639. https://doi.org/10.1007/BF01356824. PMID: 8781102.

CAPITOLO 9. ERNIA OTTURATORIA: CASE SERIES E REVISIONE DELLA LETTERATURA

Di Marzo F, Bisciotti GN

Introduzione

L'ernia otturatoria (OH) è stata descritta per la prima volta da Pierre Roland Arnaud de Ronsil nel 1724, e fu l'oggetto di un rapporto che l'autore presentò alla Royal Academy of Sciences di Parigi, i cui membri, a quel tempo, rifiutarono però di accettare.[1] L'attuale letteratura descrive l'OH come una condizione clinica rara, che si riscontra principalmente nella popolazione femminile, in soggetti emaciati di età compresa tra la settima e la nona decade di vita.[1,3] In questo gruppo di soggetti l'incidenza dell'OH sarebbe 6 volte superiore rispetto a tutti gli altri gruppi di riferimento.[4-6] Per questa serie di ragioni, l'OH è spesso definita come *"the skinny old lady hernia"*, ossia "l'ernia della vecchia signora magra".[5] Infatti, l'OH sarebbe correlata ad un progressivo rilassamento del pavimento pelvico, all'età avanzata, all'aumento della pressione intra-addominale ed alla gravidanza multipla.[7] La maggiore incidenza dell'OH nella popolazione femminile potrebbe avere una ragione anatomica; infatti, la pelvi femminile, rispetto a quella maschile, risulta essere maggiormente inclinata in direzione obliqua ed il diametro trasverso del forame otturatorio è maggiore di quello medio misurabile nell'uomo (4 cm *versus* 3,5 cm).[8] Questi dati anatomici giustificherebbero, almeno in parte, il fatto che l'incidenza dell'OH sia nove volte più frequente nella popolazione femminile che in quella maschile.[1,9] Inoltre, è importante menzionare il fatto che classicamente l'OH ha una maggiore incidenza sul lato destro ed è raramente bilaterale.[1] Ciò è probabilmente dovuto al fatto che la presenza del colon sigmoideo a sinistra può coprire parzialmente il corrispondente forame otturatorio, svolgendo in tal modo un ruolo preventivo contro la formazione di un'OH.[10] L'OH è generalmente di piccole dimensioni, ciò è dovuto sia al fatto che l'orifizio erniario sia piccolo, che alla resistenza della membrana otturatoria che ricopre il forame otturatorio.[1] I fattori anatomici che predispongono alla formazione di un'OH includono la diminuzione del grasso peritoneale e del tessuto linfatico a livello del canale otturatorio, con la conseguente diminuzione del loro ruolo protettivo nei confronti di una possibile formazione erniaria. In tale situazione, generalmente dovuta al fenomeno dell'invecchiamento e della

"

malnutrizione, si viene a formare uno spazio maggiore attorno ai vasi ed ai nervi che, a sua volta, facilita la formazione dell'ernia.[9] Altri fattori di rischio non anatomici sono la stitichezza, la broncopneumopatia cronica ostruttiva, l'ascite, la cifoscoliosi e la multiparità.[11]

Anatomia e classificazione

L'OH si forma attraverso il forame otturatorio, una grande apertura irregolarmente ovale situata al di sotto dell'acetabolo e delimitata superiormente dal ramo superiore del pube, posteriormente dal ramo discendente dell'ischio ed inferiormente dal ramo ischiopubico (figura 1).

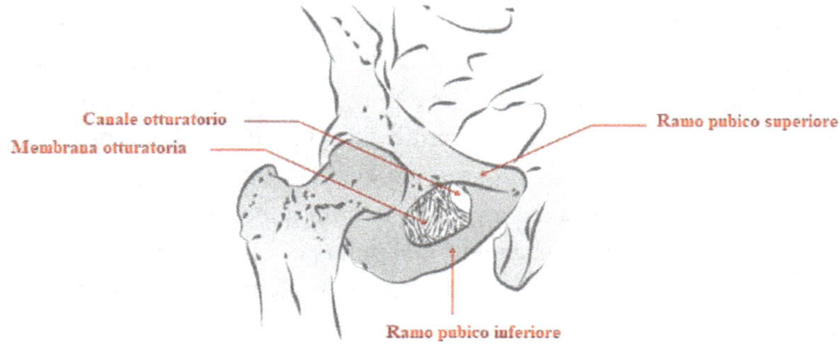

Figura 1: visione schematica del del canale oturatorio e della relativa membrana. Il canale otturatorio si trova nel margine antero-superiore della membrana otturatoria. L'ernia otturatoria può potenzialmente farsi strada attraverso il canale otturatorio.

Il forame otturatorio è parzialmente ricoperto dalla membrana otturatoria, che è formata dall'aponeurosi dei muscoli otturatore interno ed otturatore esterno. La membrana otturatoria è inserita lungo tutto il margine del forame otturatorio, eccezion fatta per la sua porzione superiore dove, insieme al ramo superiore del pube, delimita un piccolo foro chiamato canale otturatorio. All'interno del canale otturatorio transitano il nervo otturatorio (ON) ed i vasi otturatori (ovvero il cosiddetto fascio neurovascolare otturatorio).[12] L'ON è un nervo misto, che origina con tre radici dal plesso lombare e comprende fibre provenienti da L2, L3 ed L4. L'ON, a livello del canale otturatorio, emette un ramo collaterale destinato all'innervazione del muscolo otturatore esterno. Dopo aver attraversato il canale otturatorio, a livello della parte mediale della coscia, il nervo si divide nei suoi due rami terminali: ramo anteriore e ramo posteriore. Il ramo anteriore è quello di maggiori dimensioni, decorre verso il basso in direzione dell'otturatore esterno, interponendosi tra il muscolo pettineo e l'adduttore breve. Questo ramo fornisce l'innervazione sensoriale cutanea della parte mediale della coscia, oltre all'innervazione motoria dei muscoli pettineo, gracile, adduttore lungo ed adduttore breve.[13] Il ramo posteriore discende medialmente rispetto all'otturatore esterno prima di perforarlo, per poi decorrere distalmente tra l'adduttore breve e l'adduttore grande. Il ramo posteriore fornisce l'innervazione motoria all'otturatore esterno, all'adduttore breve ed all'adduttore grande (figura 2).[13]

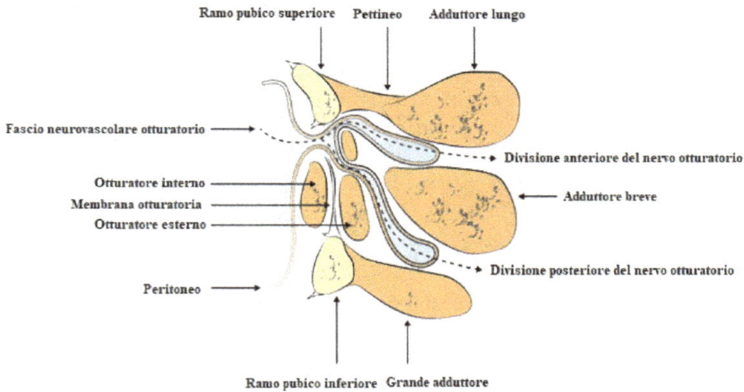

Figura 2: una visione schematica dei rami anteriore e posteriore del nervo otturatorio.

Un indebolimento della membrana otturatoria determina l'allargamento del canale otturatorio, consentendo in tal modo al contenuto erniario di passare insinuandovisi con tre possibili percorsi (figura 3):

1) Lungo il decorso del ramo anteriore del nervo otturatorio.
2) Tra i muscoli otturatore esterno ed otturatore interno, lungo il decorso del ramo posteriore del nervo otturatorio, uscendo tra i fasci superiori e medi dell'otturatore esterno.
3) Sempre tra i muscoli otturatore esterno ed interno e lungo il decorso del ramo posteriore del nervo otturatorio ma uscendo tra i due muscoli stessi.

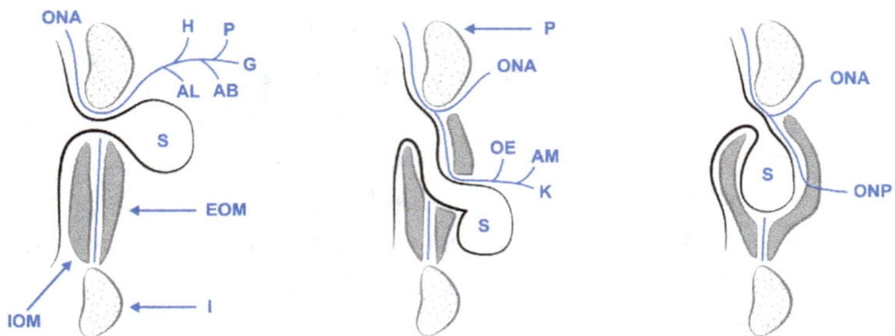

Figura 3: Un allargamento del canale otturatorio, consente al contenuto erniario di insinuarsi secondo tre possibili percorsi anatomici : 1) lungo il decorso del ramo anteriore del nervo otturatorio, 2) tra i muscoli otturatori esterno ed interno lungo il decorso del ramo posteriore del nervo otturatorio, uscendo tra i fasci superiori e medi dell'otturatore esterno, oppure 3) sempre tra i muscoli otturatori esterno ed interno, lungo il decorso del ramo posteriore del nervo otturatorio ma uscendo tra i due muscoli stessi.

Legenda. IOM: muscolo otturatore interno. EOM: muscolo otturatore esterno. ONA: divisione anteriore del nervo otturatorio. ONP: divisione posteriore del nervo otturatorio. I: osso ischiatico. S: sacco erniario otturatorio.

Nella figura 4 sono illustrate le relazioni anatomiche dell'OH con l'ernia femorale (FH), l'ernia obliqua esterna (EOH) e l'ernia inguinale diretta (DIH).

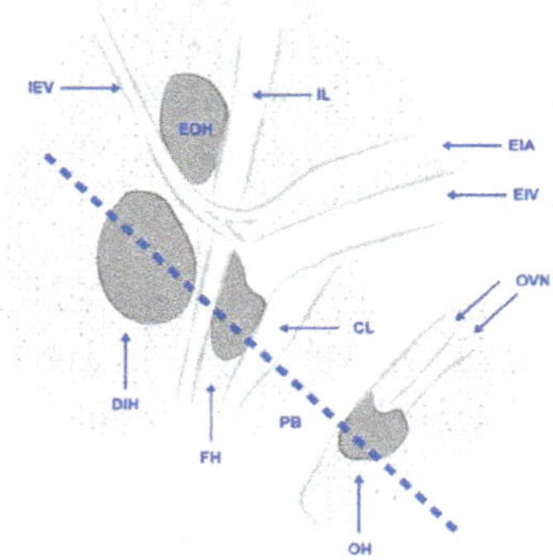

Figura 4. L'OH e le sue relazioni anatomiche con FH, EOH e DIH (visione laparoscopica del lato destro). Gli orifizi erniari di DH, FH e OH sono sullo stesso piano verticale, che è contrassegnato dalla linea tratteggiata, allineata in direzione cranio-caudale. DIH e FH sono situate rispettivamente sopra e sotto il legamento inguinale (IL). Nello specifico, la FH è delimitata superiormente dall' IL ed inferiormente dal legamento di Cooper (CL). L'OH giace

Nell' attuale letteratura vengono descritti tre tipi, o stadi, di OH; questa classificazione si basa, come di seguito specificato, sulla sua diversa presentazione anatomica:[14,15]

Tipo I: l'ernia contiene solo tessuto preperitoneale e connettivo.

Tipo II: il peritoneo appare rientrato nell'apertura interna del canale otturatorio e l'ernia progredisce invaginando il sacco peritoneale.

Tipo III: si osserva un'ulteriore erniazione dei visceri pelvici o peritoneali, come intestino, vescica od ovaie.

Valutazione clinica

La presentazione clinica più frequente in caso di OH di tipo II e III è l'ostruzione intestinale, che può essere immediata od intermittente ed è presente nel 90% dei casi.[16]

Nella letteratura attuale sono descritti tre segni clinici specifici dell'OH strozzata:

i. Neuralgia dell'otturatorio, che si estende dalla piega inguinale alla parte anteromediale della coscia.[17]

ii. L' Howship-Romberg sign (HRs).[13] L'HRs è caratterizzato da una sensazione di dolore a livello mediale della coscia dalla parte del lato interessato, talvolta il dolore può irradiarsi sino a livello dell'anca omolaterale. Il dolore viene evocato dalle manovre di estensione, adduzione e rotazione mediale. Solitamente la flessione della coscia allevia la sensazione di dolore causata dalla compressione del nervo otturatorio contro l'OH. L'HR è presente in media nel 25-50% dei pazienti con OH ed è considerato un segno clinico patognomonico.[13]

iii. L'Hannington-Kiff sign (HKs).[18] L'HKs consiste nell'assenza del riflesso adduttorio a livello della coscia, causato dalla compressione del nervo otturatorio. Il riflesso adduttorio viene evocato attraverso la percussione del muscolo adduttore, effettuata a circa 5 centimetri al di sopra del ginocchio. La risposta dell'HKs del lato interessato deve essere confrontata con quella del lato opposto. L'iporeflessia sul lato interessato, contestuale ad un normale riflesso patellare ipsilaterale, rappresentano degli importanti indicatori di compressione dell'ON.[18] L'HKs è considerato come più specifico rispetto all'HRs.[19]

Al contrario, la diagnosi clinica di un OH di tipo I risulta molto più complessa. Infatti, poiché un'OH di tipo I è, nella maggior parte dei casi, asintomatica, non sussistono di norma segni clinici suggestivi o patognomonici sui quali basare la diagnosi.[14,15]

Imaging

L'OH, e in particolar modo l'OH di tipo I, può rappresentare una sfida diagnostica per il radiologo[20] e, di conseguenza, in letteratura sono presenti pochi studi radiologici che la riguardano.[5,15,20-22] La tomografia assiale computerizzata (TAC) è la modalità diagnostica standard, che mostra un'accuratezza che giunge sino al 90%.[5] Tuttavia, anche la risonanza magnetica (RM) può essere utile per la diagnosi radiologica di un'OH.[15] Le sequenze RM più adatte allo studio dell'OH sono le sequenze coronali ed assiali pesate in T1 o PD (figura 5). Nella valutazione mediante RM, una protrusione di tessuto adiposo attraverso il forame otturatorio, che si insinua tra il muscolo pettineo ed il muscolo otturatorio esterno, è un'immagine patognomonica per la presenza di OH.[23] Il tessuto adiposo può talvolta interporsi tra i muscoli adduttore grande ed adduttore breve, lungo il percorso della divisione posteriore del nervo otturatorio. Il passaggio più importante della valutazione è costituito dal confronto della simmetria con il canale otturatorio controlaterale.[20,23] È importante notare che la sola visualizzazione del tessuto lipidico all'interno del canale otturatorio non è, di per sé, sufficiente per porre diagnosi di OH di tipo I. Infatti, l'accuratezza della diagnosi dipende da un volume anomalo di grasso che passa attraverso il canale otturatorio.[15,20] La sequenza RM maggiormente specifica è la T1 non-fat suppressed.[15,20,23] Infatti, l'utilizzo di sequenze con soppressione del grasso, diminuisce la visibilità dell'OH di tipo I e, di conseguenza, aumenta la possibilità di diagnosi errate.[15,20]

Inoltre, la valutazione mediante RM dovrebbe essere preferita alla TAC sia per evitare al paziente l'esposizione alle radiazioni ionizzanti sia, soprattutto, per il suo miglior contrasto a livello dei tessuti molli che aiuta nell'identificazione dell'OH di tipo I.[15,20] Un altro metodo di indagine piuttosto valido è l'esame ecografico (US).[5] L'US presenta il vantaggio di essere un metodo di indagine rapido ed economico, con cui è possibile stabilire il grado di dilatazione intestinale, il livello di ostruzione, l'eventuale coinvolgimento del colon e la presenza di peristalsi.[24] Tuttavia, è importante notare che in letteratura l'uso dell'US per la diagnosi di OH di tipo I non è da alcuni autori raccomandato[15], in quanto la profondità del canale otturatorio, unitamente alla riflessione acustica dell'anello osseo, limiterebbero la diagnosi di OH di tipo I con valutazione ecografica. In ogni caso, il blocco diagnostico del canale otturatorio per confermare od escludere una neuralgia otturatoria secondaria alla presenza di OH di tipo I, è uno strumento estremamente importante per la conferma della diagnosi.[15,20] Infine, l'erniorrafia non trova impiego, soprattutto nei casi di urgenza, ed è un esame radiologico utilizzato solo in casi selezionati.[5]

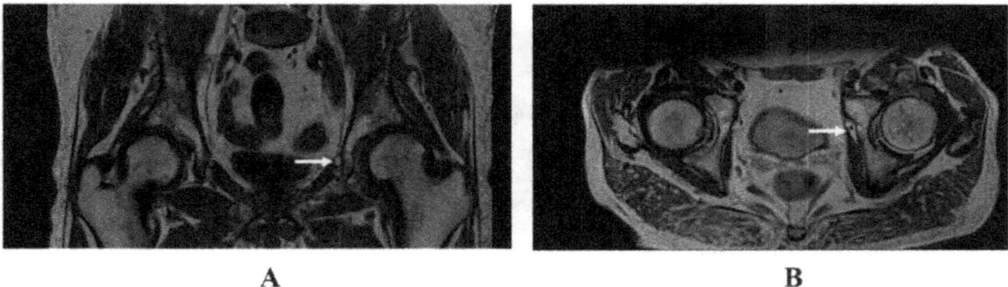

A   **B**

Figura 5. Immagine RM coronale pesata in T1 (riquadro A) ed immagine assiale PD TSE dixon (riquadro B). In entrambe le immagini il canale otturatorio destro è normale, mentre il canale otturatorio sinistro mostra un volume anomalo di tessuto lipidico che accompagna il fascio neurovascolare otturatorio (freccia) mentre passa tra i muscoli otturatori. Le immagini sono compatibili con un OH di tipo I. È importante ricordare che, poiché una traccia di tessuto lipidico in situazione fisiologica si può ritrovare lungo l'ON, nella diagnosi di OH di tipo I tramite RM, la possibilità di confronto per simmetria con il canale otturatorio controlaterale si rivela di fondamentale importanza.[20,23]

Case series

Questa case series ha considerato 2 gruppi di studio e 2 gruppi di controllo.

I 2 gruppi di studio erano:

1) SGF composto da 21 pazienti di sesso femminile che presentavano OH ed FH, EOH, DIH o altri tipi di ernia associati.

2) SGM composto da 51 pazienti di sesso maschile affetti da OH ed FH, EOH, DIH o altri tipi di ernia associati.

I 2 gruppi controllo erano:

1) CGF composto da 13 pazienti di sesso femminile che presentavano FH, EOH, DIH o altri tipi di ernia ma che non presentavano OH.
2) CGM composto da 134 pazienti di sesso maschile affetti da FH, EOH, DIH o altri tipi di ernia ma che non presentavano OH.

Metodi

Diagnosi clinica

La diagnosi clinica di OH è stata fatta in 1 paziente (4,7%) appartenente al gruppo SGF e in 2 pazienti appartenenti al gruppo SGM (3,9%).

Imaging

La diagnosi di OH mediante imaging (TAC) è stata effettuata in 4 pazienti (19%) appartenenti al gruppo SGF e 4 pazienti (7,8%) appartenenti al gruppo SGM

Tecnica chirurgica

Tutti i pazienti appartenenti a SGM, SGF, CGM e CGF sono stati sottoposti a trattamento chirurgico. Tutti gli interventi sono stati eseguiti dallo stesso chirurgo (DMF). Il canale inguinale è stato approcciato mediante tecnica laparoscopica TAPP (Trans-Abdominal Pre-Peritoneal). L'incisione peritoneale è stata eseguita dalla spina iliaca antero-superiore al legamento ombelicale mediale, seguendo l'arco del muscolo trasverso. Retzius[25] descrisse la parte inferiore dello strato posteriore della guaina del retto, come priva di tessuto aponeurotico, fattore che facilita l'espansione verso l'alto della vescica urinaria in posizione extraperitoneale, contro una sezione meno resistente della parete addominale. Lo spazio situato tra la fascia trasversale dello strato posteriore della guaina del retto e l'osso pubico anteriormente, inclusa la vescica ed il tessuto connettivo circostante, è noto come "spazio di Retzius". Lateralmente, la separazione del peritoneo dagli strati muscolari dell'addome è nota come spazio di Bogros. In altre parole, lo spazio di Bogros è un'estensione laterale dello spazio di Retzius con l'interposizione dello strato più profondo della fascia trasversalis. L'arteria epigastrica inferiore decorre verticalmente verso l'alto tra i due strati della fascia trasversalis per entrare e ramificarsi all'interno del muscolo retto dell'addome. Gli spazi di Bogros e Retzius possono essere facilmente collegati tagliando lo strato più profondo, evitando così di danneggiare i vasi epigastrici. L'apertura del peritoneo consente la definizione di 3 zone.[26,27]

La zona 1, che corrisponde all'area laterale ai vasi epigastrici inferiori e ai vasi spermatici, richiede l'apertura del peritoneo e la parietalizzazione del grasso preperitoneale che ricopre il nervo femorocutaneo laterale ed i rami del nervo genitofemorale, al fine di ridurre il rischio di lesioni

La zona 2 è situata medialmente ai vasi epigastrici inferiori ed include il sito delle ernie dirette. Qui, la dissezione dovrebbe estendersi all'intero spazio del Retzius, raggiungendo il legamento pettineo di Cooper e la sinfisi pubica. In questa fase, è stato sistematicamente esplorato l'orifizio otturatorio. Inizialmente, sono state sezionate le aderenze tra il dotto deferente ed il tessuto fibroso che ricopre l'arteria ombelicale obliterata, esponendo così posteriormente la vena iliaca esterna. Infine, è stata eseguita una dissezione smussa tra il tessuto lipidico pre-vescicale e quello che riveste i vasi dell'osso pubico e della *corona mortis*. In tal modo, viene evidenziata la fossa otturatoria, posizionando l'angolazione della telecamera a circa 45° medialmente. Con la trazione e utilizzando la pinza bipolare, la fossa viene liberata da qualsiasi tessuto erniato sino a quando non vengono identificati i vasi e il nervo otturatorio.

La zona 3 rappresenta il punto più critico, in quanto comporta la mobilizzazione del peritoneo dai vasi deferenti e dai vasi spermatici, che si trovano anteriormente ai vasi iliaci esterni. Nell'uomo, la dissezione si effettua mediante trazione del lembo peritoneale e controtrazione degli elementi del funicolo spermatico verso la parete addominale, movimento che può essere definito "parietalizzazione degli elementi del funicolo spermatico". Nella donna, il legamento rotondo dell'utero è solitamente strettamente aderente al peritoneo, per cui si raccomanda di sezionarlo per facilitare il distacco successivo del peritoneo più in profondità.

Estrema attenzione deve essere posta ai fini di evitare qualsiasi danno iatrogeno al ramo genitale del nervo genitofemorale, che risulta adiacente a quest'area.[28] Una volta adeguatamente dissezionato lo spazio preperitoneale, è possibile posizionare una mesh di grandi dimensioni per coprire tutte le aree di debolezza della regione inguinale, con una sovrapposizione di almeno 3-4 cm.[29] La mesh dovrebbe perlomeno raggiungere la sinfisi pubica medialmente ed il muscolo ileopsoas lateralmente. Nella nostra esperienza, l'uso di mesh auto-ancoranti consente di evitare lesioni a vasi o nervi con il posizionamento di punti o clips.

La procedura si conclude con la chiusura del peritoneo, ricoprendo completamente la mesh.

Statistica

Per i pazienti appartenenti ai gruppi SGF, SGM, CGF e CGM sono stati calcolati i dati statistici di base di tutte le variabili considerate (i.e. media, deviazione standard, suddivisione in quartili). Nei pazienti appartenenti ai gruppi SGF e SGM, quando possibile, la significatività della differenza statistica è stata calcolata con il test del chi-quadrato con Yates correction e con il test U di Mann-Whitney. La significatività statistica è stata posta a $p < 0.05$.

Inoltre, per i gruppi SGF e SGM sono stati analizzati descrittivamente, sia per la popolazione maschile che per quella femminile, i seguenti dati:

    i.   La valutazione dell'outcome chirurgico tramite la "Patient Global Impression of Change Scale.[30]
    ii.   ii. La frequenza di associazione di OH con FH, EOH e DIH
    iii.   Le comorbilità pre-chirurgiche
    iv.   Le complicazioni post-operatorie.
    v.   La presenza di fattori di rischio per OH.

Risultati

Per i pazienti appartenenti ai gruppi SGF e SGM sono stati registrati e calcolati i seguenti dati:

L'indice di massa corporea (BMI) dei pazienti appartenenti ai gruppi SGM e SGF era rispettivamente pari a 23,6±2,9 e 24,7±2,6.

La differenza relativa al BMI dei pazienti appartenenti ai gruppi SGF e CGF era statisticamente significativa (p<0,001).

La differenza relativa al BMI dei pazienti appartenenti ai gruppi SGM e CGM era statisticamente significativa (p<0,001)

La distribuzione dei quartili di età nei pazienti maschi è mostrata nella tabella 1

QUARTILI	ETA'
Primo quartile	53
Secondo quartile	62
Terzo quartile	74

Tabella 1: distribuzione dei quartili di età nei pazienti appartenenti al gruppo SGM.

La frequenza di OH nei pazienti maschi in relazione ai quartili di età è mostrata nella tabella 2.

QUARTILEI	FREQUENZA ASSOLUTA	FREQUENZA PERCENTUALE
Q0	11	21,57
Q1	14	27,45
Q2	15	29,41
Q3	11	21,57
TotalE	**51**	**100,00**

Tabella 2: frequenza di OH nei pazienti appartenenti al gruppo SGM in relazione ai quartili di età.

La significatività della differenza statistica nella distribuzione dell'OH in funzione del quartile di età nei pazienti maschi è mostrata nella Tabella 3.

QUARTILI	Q0	Q1	Q2	Q3
Q0		n.s	n.s	n.s
Q1	n.s		n.s	n.s
Q2	n.s	n.s		n.s
Q3	n.s	n.s	n.s	

Tabella 3: significatività della differenza statistica nella distribuzione di OH in funzione dei quartili di età nei pazienti appartenenti al gruppo SGM.

Legenda. n.s: non statisticamente significativa; Q0: quartile zero; Q1: primo quartile; Q2: secondo quartile; Q3: terzo quartile.

La distribuzione dei quartili di età nelle pazienti di sesso femminile è mostrata nella tabella 4.

QUARTILI	ETA'
Primo quartile	59.75
Secondo quartile	67
Terzo quartile	79.25

Tabella 4: distribuzione dei quartili di età nei pazienti appartenenti al gruppo SGF.

La frequenza di OH nelle pazienti di sesso femminile in relazione ai quartili di età è mostrata nella tabella 5.

QUARTILI	FREQUENZA ASSOLUTA	FREQUENZA PERCENTUALE
Q0	5	22,73
Q1	5	22,73
Q2	7	31,82
Q3	5	22,73
TotalE	22	100,00

Tabella 5: Frequenza di OH nei pazienti appartenenti al gruppo SGF in relazione ai quartili di età.

La significatività della differenza statistica nella distribuzione dell'OH in funzione del quartile di età nelle pazienti di sesso femminile è mostrata nella tabella 6.

	Q0	Q1	Q2	Q3
Q0		n.s	n.s	n.s
Q1	n.s		n.s	n.s
Q2	n.s	n.s		n.s
Q3	n.s	n.s	n.s	

Tabella 6: la significatività della differenza statistica nella distribuzione di OH in funzione dei quartili di età nei pazienti appartenenti al gruppo SGF.

Legenda. n.s: non statisticamente significativa; Q0: quartile zero; Q1: primo quartile; Q2: secondo quartile; Q3: terzo quartile.

L'età media dei pazienti appartenenti ai gruppi SGF e SGF con OH era rispettivamente pari a 68,8±18,0 anni (21 soggetti) e 61,6±15,6 anni (51 soggetti). La differenza non era statisticamente significativa.

Considerando il totale dei pazienti appartenenti ai gruppi SGF e CGF la frequenza di OH è stata pari al 61,7% .

Considerando il totale dei pazienti appartenenti ai gruppi SGM e CGM la frequenza di OH è stata pari al 27,5%.

La differenza era statisticamente significativa (p<0,0080).

Nei pazienti appartenenti al gruppo SGF sono state riscontrate 26 OH. Ventitré OH sono state classificati come di Tipo I (88,5%), 1 (3,8%) è stata classificata come di Tipo II e 2 (7,7%) sono state classificate come di Tipo III.

Nei pazienti appartenenti al gruppo SGM sono state riscontrate complessivamente 67 OH. La totalità delle OH è stata classificata come di Tipo I.

L'età media dei pazienti appartenenti al gruppo SGM con OH e DIH e/o FH, era rispettivamente pari a 61,6±15,6 anni (51 soggetti) e 58,36±16,27 anni (128 soggetti). La differenza non era statisticamente significativa.

L'età media dei pazienti appartenenti al gruppo SGF con OH e DIH e/o FH, era rispettivamente pari a 68,8±14,8 anni (22 soggetti) e 66,93±21,29 anni (15 soggetti). La differenza non era statisticamente significativa.

La frequenza di associazione di OH con DIH e FH nei pazienti appartenenti al gruppo SGM è mostrata nella tabella 7.

ASSOCIATIONI	NUMERO	PERCENTUALE
OH + EOH bilaterale	16	31,37
OH+ DIH omolaterale + EOH omolaterale	14	27,45
OH + FH omolaterale	7	13,73
OH + DIH omolaterale	6	11,76
OH + EOH omolaterale	2	3,92
OH+ DIH controlaterale + EOH controlaterale	6	11,76
TOTALE	51	100

Tabella 7: frequenza di associazione di OH con FH, EOH e DIH nei pazienti appartenenti al gruppo SGM.

Legenda. OH: ernia otturatoria; EOH: ernia obliqua esterna; FH: ernia femorale; DIH: ernia inguinale diretta

La frequenza di associazione di OH con FH, EOH e DIH nei pazienti appartenenti al gruppo SGF è mostrata nella tabella 8.

ASSOCIATIONI	NUMERO	PERCENTUALE
OH + FH omolaterale	11	50,00
OH + EOH bilaterale	4	18,18
OH + DIH omolaterale + EOH omolaterale	4	18,18
OH monolaterale	2	9,09
OH + EOH omolaterale	1	4,55
TOTALE	22	100,00

Tabella 8: frequenza di associazione di OH con FH, EOH e DIH nei pazienti appartenenti al gruppo SGF quenza di

Legenda. OH: ernia otturatoria; EOH: ernia obliqueìa esterna; FH: ernia femorale DIH: ernia inguinale diretta.

La frequenza di OH bilaterale e monolaterale nei pazienti appartenenti al gruppo SGM è mostrata nella tabella 9. La differenza era statisticamente significativa (p<0,001).

TIPO	NUMERO	PERCENTUALE
OH bilaterale	17	33,33
OH monolaterale	34	66,67

Tabella 9: la frequenza di OH bilaterale e monolaterale nei pazienti appartenenti al gruppo SGM.

La frequenza di OH bilaterale e monolaterale in SGF è mostrata nella tabella 10. La differenza non è risultata statisticamente significativa.

TIPO	NUMERO	PERCENTUALE
OH bilaterale	11	52.4
OH monolaterale	10	47.6

Tabella 10: la frequenza di OH bilaterale e monolaterale nei pazienti appartenenti al gruppo SGF.

La frequenza di OH destra e sinistra nei pazienti appartenenti al gruppo SGM è mostrata nella tabella 11. La differenza non è risultata statisticamente significativa

TIPO	NUMERO	PERCENTUALE
OH destra	41	60,29
OH sinistra	27	39,71

Tabella 11: frequenza di OH destra e sinistra nei pazienti appartenenti al gruppo SGM.

La frequenza di OH destra e sinistra nei pazienti appartenenti al gruppo SGF è mostrata nella tabella 12. La differenza non era statisticamente significativa

TIPO	NUMERO	PERCENTUALE
Ohdestra	13	54,16
OH sinistra	11	45,83

Tabella 12: la frequenza di OH destra e sinistra nei pazienti appartenenti al gruppo SGF.

Le comorbilità nei pazienti appartenenti al gruppo SGM sono mostrate nella tabella 13.

COMORBILITA'	NUMERO	PERCENTUALE
Ipertensione	8	15,69
Diabete mellito di tipo II, ipertensione	5	9,80
Broncopatia cronica ostruttiva, ipertensione	1	1,96
Dislipidemia	3	5,88
Anemia, ipertensione	1	1,96
Ulcerative colitis	1	1,96
Diabete mellito di tipo I	1	1,96
Cardiopatie	1	1,96
Cardiopatie, diabete mellito di tipo II	1	1,96
TOTALE	**22**	**43,13**

Tabella 13: Le comorbilità nei pazienti appartenenti al gruppo SGM.

I fattori di rischio per OH nei pazienti appartenenti al gruppo SGM sono mostrati nella tabella 14.

FATTORI DI RISCHIO	NUMERO	PERCENTUALE
Stitichezza cronica	7	13,73
Broncopatia cronica ostruttiva	1	1,96
TOTALE	**8**	**15.69**

Tabella 14: i fattori di rischio per OH nei pazienti appartenenti al gruppo SGM.

Le complicanze post-chirurgiche nei pazienti appartenenti al gruppo SGM sono mostrate in tabella 15.

COMPLICANZE	NUMERO	PERCENTUALE
Seroma	1	1,96
Infezioni del tratto urinario	1	1,96
TOTALE	2	3,92

Tabella 15: le complicanze post-chirurgiche nei pazienti appartenenti al gruppo SGM.

Gli outcome post-chirurgici nei pazienti appartenenti al gruppo SGM sono mostrati nella tabella 16.

OUTCOME	NUMERO	PERCENTUALE
Molto migliorato	23	45,10
Migliorato	14	27,45
Minimamente migliorato	14	27,45
TOTALE	51	100,00

Tabella 16: gli outcome post-chirurgici nei pazienti appartenenti al gruppo SGM.

Le comorbilità nei pazienti appartenenti al gruppo SGF sono mostrate nella tabella 17.

COMORBILITA'	NUMERO	PERCENTUALE
Ipertensione arteriosa	5	22,73
Talassemia	2	9,09
Colite ulcerosa	2	9,09
Artrite reumatoide	1	4,55
Ipertensione arteriosa e osteopenia	1	4,55
Ipertensione arteriosa e dislipidemia	1	4,55
Vasculopatia	1	4,55
Fibrillazione atriale	1	4,55
TOTALE	**14**	**63,64**

Tabella 17: Le comorbilità nei pazienti appartenenti al gruppo SGF

I fattori di rischio per OH nei pazienti appartenenti al gruppo SGF sono mostrati nella tabella 18.

FATTORI DI RISCHIO	NUMERO	PERCENTUALE
Due gravidanze naturali	5	22,73
Una gravidanza naturale	4	18,18
Una gravidanza naturale e stitichezza cronica	2	9,09
Due gravidanze naturali	2	9,09
Una gravidanza con taglio cesareo	1	4,55
Due gravidanze con taglio cesareo	1	4,55
Due gravidanze con taglio cesareo e stitichezza cronica.	1	4,55
TOTALE	16	72,73

Tabella 18: I fattori di rischio per OH nei pazienti appartenenti al gruppo SGF

Le complicanze post-chirurgiche nei pazienti appartenenti al gruppo SGF sono mostrate in tabella 19.

COMPLICANZE	NUMERO	PERCENTUALE
Ematoma post-chirurgico	2	9,09
Seroma post-chirurgico	2	9,09
Deiscenza della ferita chirurgica	1	4,55
TOTALE	**5**	**22,73**

Tabella 19: Le complicanze post-chirurgiche nei pazienti appartenenti al gruppo SGF

Gli outcome post-chirurgici nei pazienti appartenenti al gruppo SGF sono mostrati nella tabella 20.

OUTCOME	NUMERO	PERCENTUALE
Molto migliorato	9	40,91
Migliorato	2	9,09
Minimamente migliorato	9	40,91
Nessun cambiamento	2	9,09
TOTALE	**22**	**100,00**

Tabella 20: gli outcome post-chirurgici nei pazienti appartenenti al gruppo SGF.

Per i pazienti appartenenti ai gruppi CGF e CGM sono stati registrati e calcolati i seguenti dati:

L'età media dei pazienti appartenenti al CGF (13 pazienti) era pari a 65,2±22,6 anni

La differenza relativa all'età dei pazienti appartenenti al CGF e al SGF non era statisticamente significativa

Nei pazienti appartenente al gruppo CGF è stato osservato un totale di 5 FH. I dettagli sono riportati nella tabella 21.

Nei pazienti appartenenti al gruppo CGF è stato osservato un totale di 8 DIH. I dettagli sono riportati nella tabella 22.

Nei pazienti appartenenti a CGF è stato osservato un totale di 12 EOH. I dettagli sono riportati nella tabella 23.

Nei pazienti appartenenti al gruppo CGF sono state osservate un'ernia di Spigelio ed un'ernia di Amyands.

Classificazione erniaria	Numero
FH1 destra	1
FH1 sinistra	4
Totale	**5**

Tabella 21: classificazione e distribuzione di FH nel gruppo CGF.

Classificazione erniaria	Numero
DIH1 destra	2
DIH1 sinistra	3
DIH2destra	2
DIH2 sinistra	1
Totale	**8**

Tabella 22: classificazione e distribuzione di DIH nel gruppo CGF.

Classificazione erniaria	Numero
EOH1 destra	1
EOH2 sinistra	1
EOH 2 destra	2
EOH 2 sinistra	3
EOH 3 destra	3
EOH 3 sinistra	2
Totale	**12**

Tabella 23: classificazione e distribuzione di EOH nel gruppo CGF

L'età media dei pazienti appartenenti al gruppo CGM (134 pazienti) era pari a 56,3±18,1 anni.

La differenza relativa all'età dei pazienti appartenenti al gruppo CGM ed al gruppo SGM non era statisticamente significativa.

Nel pazienti appartenenti al gruppo CGM è stato osservato un totale di 55 FH. I dettagli sono riportati nella tabella 24.

Nei pazienti appartenenti al gruppo CGM è stato osservato un totale di 123 DIH. I dettagli sono riportati nella tabella 25.

Nel pazienti appartenenti al gruppo CGM è stato osservato un totale di 140 EOH. I dettagli sono riportati nella tabella 26.

Nessuna ernia rara è stata riscontrata nei pazienti appartenenti al gruppo CGM.

Classificazione erniaria	Numero
FH1 destra	27
FH1 sinistra	11
FH2 destra	5
FH2 sinistra	6
FH3 destra	3
FH3 sinistra	3
Totale	**55**

Tabella 24: classificazione e distribuzione di FH nel gruppo CGM.

Classificazione erniaria	Numero
DIH1 destra	21
DIH1 sinistra	11
DIH2 destra	38
DIH2 sinistra	37
DIH3 destra	11
DIH3 sinistra	5
Totale	**123**

Tabella 25: classificazione e distribuzione di DIH nel gruppo CGM.

Classificazione erniaria	Numero
EOH1 destra	32
EOH2 sinistra	38
EOH 2 destra	27
EOH 2 sinistra	21
EOH 3 destra	11
EOH 3 sinistra	11
Totale	**140**

Tabella 26: classificazione e distribuzione di EOH nel gruppo CGM.

Discussione

Questo studio si basa sia su di un'analisi della letteratura attuale riguardante l'OH che, su di una case series che considera due gruppi di studio (SGM e SGF) e due gruppi di controllo (CGM e GCF).

Nella popolazione femminile (SGF) è stata riscontrata una maggior incidenza di OH rispetto alla popolazione maschile (SGM) (61,7% contro 27,5%; p>0,0080). Questi dati sono in accordo con l'attuale letteratura, nella quale questa differenza di distribuzione di OH tra i due sessi viene spiegata da fattori anatomici. Infatti, la maggior obliquità del bacino ed il maggior diametro trasverso del forame otturatorio nella donna[8], potrebbero spiegare, almeno in parte, il fatto che la frequenza di OH sia nove volte più frequente nella popolazione femminile rispetto a quella maschile. Tuttavia, alcuni dati di questa case series non sono in linea con la descrizione trovata nella letteratura attuale riguardante l'OH. In primo luogo, l'OH è descritta in letteratura come un'ernia rara, che si riscontra tipicamente nella popolazione femminile, in soggetti emaciati di età compresa tra la settima e la nona decade di vita.[1,3] I dati del presente studio indicherebbero, al contrario, una frequenza relativamente elevata di OH nella popolazione femminile ed una frequenza inferiore ma comunque degna di nota, anche nella popolazione maschile. Questa differenza può essere spiegata dal fatto che nella presente case series l'OH è stata classificata nei suoi tre diversi tipi di presentazione anatomica.[14,15] Poiché la maggior parte delle OH che sono state riscontrate sia nella popolazione femminile, che in quella maschile, è stata classificata come tipo I (rispettivamente l'88,5% e il 100% in SGF e SGM), è probabile che la pratica clinica, e di conseguenza la letteratura attuale, abbiano preso in considerazione solo le OH di tipo II e di tipo III. Ciò potrebbe aver causato una sottostima sistematica dell'OH di tipo I in entrambi i sessi. In ogni caso, l'elevata incidenza dell'OH di tipo I riportata in questo studio, è in accordo con i dati riportati da Perry e Antes[31] che hanno osservato come l'OH tipo I fosse presente nel 64% delle dissezioni cadaveriche di soggetti di sesso femminile. Per questo motivo, la rarità dell'OH di tipo II e di tipo III testimonierebbe la bassa, ma sempre possibile, progressione dell'OH di tipo I verso il tipo II e III.[32]

Un altro risultato interessante del presente studio è la mancanza di differenza statisticamente significativa tra le età dei soggetti appartenenti ai gruppi SGF, SGM, CGF e CGM. Questi dati significherebbero che l'incidenza dell'OH non è limitata solo a pazienti prevalentemente di sesso femminile, di età compresa tra la settima e la nona decade di vita ma può verificarsi anche in pazienti di entrambi i sessi e di età più giovane. Inoltre, anche la mancanza di significatività statistica nella distribuzione di OH in relazione ai quartili di età nei gruppi SGF e SGF, indicherebbe che non esiste un intervallo di età preferenziale in cui l'OH può presentarsi. Inoltre, il fatto che i valori di BMI nei pazienti appartenenti ai gruppi SGF (23,6±2,9) e SGM, pur essendo statisticamente inferiori al BMI dei pazienti appartenenti ai gruppi CGF e CGM, (24,7±2,6), rientrino in un range di normopeso[33] indicherebbe anche che l'OH, contrariamente a quanto riscontrato nella letteratura attuale, non è un quadro esclusivo dei soggetti classificabili come sottopeso.[1,3]

Un ulteriore dato, che contrasta, perlomeno parzialmente, con la letteratura attuale e che si può trovare in questo studio, è la distribuzione dell'OH rispetto al lato corporeo. Infatti, in letteratura classicamente l'OH ha una maggiore incidenza sul lato destro ed è raramente bilaterale.[1]

In questo studio l'incidenza di OH sul lato sinistro è comunque piuttosto elevata. Infatti l'OH è destra nel 60,29% e sinistra nel 39,71% dei casi nei pazienti appartenenti al gruppo SGM, mentre la sua distribuzione nei pazienti appartenenti al gruppo SGF è pari al 54,16% a destra ed al 45,83% a sinistra. Questo risultato può essere spiegato anche dalla preponderante incidenza di OH di tipo I riscontrata in questo studio. Per lo stesso motivo, si può spiegare che nella presente case series l'incidenza di OH tipo I bilaterale (33,3% nell'SGM e 52,4% nell'SGF) sia più alta di quanto generalmente riportato in letteratura.[34]

Un ulteriore dato interessante è che nella serie di pazienti considerati in questo studio, l'OH è presente senza alcuna associazione solo nel 9% dei casi nei pazienti appartenenti al gruppo SGF ed è sempre associata ad altri tipi di ernia in tutti i pazienti appartenenti al gruppo SGM. Infatti, nel nostro studio, l'OH di tipo I presenta una forte associazione sia nel gruppo SGF, che in quello SGM, con DIH, EOH e FH. Questi dati suggeriscono l'importanza di verificare di prassi la possibile presenza di OH durante la riparazione chirurgica di DHI, EOH ed FH.

Un successivo punto importante da sottolineare è la difficoltà della diagnosi clinica dell'OH di tipo I. Infatti, poiché non tutte le OH di tipo I sono sintomatiche[15], la diagnosi clinica risulta molto difficile, se non impossibile.[35] Infatti, l'OH di tipo I non è mai visibile esternamente, né palpabile e per questo motivo è spesso sottostimata o non diagnosticata.[35] In questa case series, l'OH di tipo I è stata diagnosticata clinicamente solo in 1 paziente (4,7%) appartenente al gruppo SGF ed in 2 pazienti (3,9%) appartenenti al gruppo SGM. Questi dati sono in linea con i dati riportati da Nasir et al.[36] che hanno riferito di come la diagnosi clinica di OH sia stata eseguita solo nel 3% dei pazienti. Inoltre, si dovrebbe considerare che in questa case series l'OH di tipo I è stata riscontrata essenzialmente sempre in concomitanza con altri tipi di ernia che potrebbero ulteriormente confondere la valutazione clinica dell'OH stessa.

Inoltre, oltre alla diagnosi clinica, anche la diagnosi per immagini sembra essere piuttosto problematica. Infatti, la diagnosi per immagini (TAC) dell'OH è stata effettuata solamente in 4 pazienti (19%) appartenenti al gruppo SGF e 4 pazienti (7,8%) appartenenti al gruppo SGM. Questi dati concordano con quelli di Nasir et al.[36] che hanno riferiscono di come la diagnosi di OH mediante TAC sia stata formulata solamente nel 27% dei pazienti. È importante notare che qualsiasi OH, indipendentemente dal sottotipo, può potenzialmente rappresentare una fonte significativa di GPS.[15] Di conseguenza, la diagnosi e la successiva riparazione chirurgica di un'OH di tipo I, sono di fondamentale importanza sia per risolvere in modo radicale la condizione di GPS del paziente, che per prevenire la possibile evoluzione di un'OH di tipo I in tipo II o tipo III ed evitare così le complicazioni che ne potrebbero conseguire.

Le comorbilità nei pazienti con OH riscontrate in questo studio, confermano i dati della letteratura, vale a dire principalmente ipertensione arteriosa, talassemia e colite ulcerosa per i pazienti del gruppo SGF ed ipertensione, diabete mellito di tipo II e broncopatia cronica ostruttiva per i pazienti appartenenti al gruppo SGM.

Anche per quanto riguarda i fattori di rischio, i dati provenienti da questo studio confermano quelli della letteratura, ossia principalmente due o più gravidanze naturali e stitichezza cronica per i pazienti del gruppo SGF e stitichezza cronica e broncopatia ostruttiva cronica per i pazienti del gruppo SGM.

Infine, il buon outcome post-chirurgico registrato ed il basso tasso di complicanze in entrambi i gruppi SGF e SGM confermano l'affidabilità della tecnica chirurgica adottata.

Conclusioni

L'incidenza dell'OH di tipo I è piuttosto elevata sia nella popolazione maschile, che in quella femminile. Pertanto, l'OH, in particolare il tipo I, non rappresenterebbe solamente un quadro tipico delle pazienti di sesso femminile, debilitate e di età avanzata. La relativa rarità dell'OH di tipo II e II, tuttavia, attesta l'infrequente peggioramento dell'OH di tipo I. Tuttavia, poiché qualsiasi tipo di OH, indipendentemente dalla sua stadiazione, può potenzialmente causare GPS la sua diagnosi ed il suo trattamento chirurgico rappresentano dei fattori fondamentali.

Limitazioni dello studio

I limiti di questo studio sono legati sia ai classici limiti di uno studio retrospettivo, sia al numero limitato di pazienti considerati. Per questo motivo sarebbe auspicabile che questi dati fossero confermati da ulteriori studi con maggiore potenza statistica che prendano in considerazione un numero più significativo di pazienti.

Bibliografia

1) Tchupetlowsky S, Losanoff J, Kjossev K. Bilateral obturator hernia: a new technique and a new prosthetic material for repair case report and review of the literature. Surgery. 1995 Jan;117(1):109-12. doi: 10.1016/s0039-6060(05)80237-5. PMID: 7809823.

2) Yokoyama Y, Yamaguchi A, Isogai M, Hori A, Kaneoka Y. Thirty-six cases of obturator hernia: does computed tomography contribute to postoperative outcome? World J Surg. 1999 Feb;23(2):214-6; discussion 217. doi: 10.1007/pl00013176. PMID: 9880435.

3) Kammori M, Mafune K, Hirashima T, Kawahara M, Hashimoto M, Ogawa T, Ohta H, Hashimoto H, Kaminishi M. Forty-three cases of obturator hernia. Am J Surg. 2004 Apr;187(4):549-52.
doi: 10.1016/j.amjsurg.2003.12.041. PMID: 15041510.

4) Cali RL, Pitsch RM, Blatchford GJ, Thorson A, Christensen MA. Rare pelvic floor hernias. Report of a case and review of the literature. Dis Colon Rectum. 1992 Jun;35(6):604-12. doi: 10.1007/BF02050544. PMID: 1587182.

5) Losanoff JE, Richman BW, Jones JW. Obturator hernia. J Am Coll Surg. 2002 May;194(5):657-63. doi: 10.1016/s1072-7515(02)01137-7. PMID: 12022607.

6) Losanoff JE, Richman BW, Jones JW. Preoperative diagnosis of obturator hernia. J Emerg Med. 2002 Jul;23(1):87-8. doi: 10.1016/s0736-4679(02)00467-5. PMID: 12217478.

7) Park J. Obturator hernia: Clinical analysis of 11 patients and review of the literature. Medicine (Baltimore). 2020 Aug 21;99(34):e21701. doi: 10.1097/MD.0000000000021701. PMID: 32846788; PMCID: PMC7447413.

8) DeSilva JM, Rosenberg KR. Anatomy, Development, and Function of the Human Pelvis. Anat Rec (Hoboken). 2017 Apr;300(4):628-632. doi: 10.1002/ar.23561. PMID: 28297176.

9) Chang SS, Shan YS, Lin YJ, Tai YS, Lin PW. A review of obturator hernia and a proposed algorithm for its diagnosis and treatment. World J Surg. 2005 Apr;29(4):450-4; discussion 454. doi: 10.1007/s00268-004-7664-1. PMID: 15776293.

10) Chan KV, Chan CK, Yau KW, Cheung MT. Surgical morbidity and mortality in obturator hernia: a 10-year retrospective risk factor evaluation. Hernia. 2014 Jun;18(3):387-92. doi: 10.1007/s10029-013-1169-5. Epub 2013 Oct 15. PMID: 24126886.

11) Cai X, Song X, Cai X. Strangulated intestinal obstruction secondary to a typical obturator hernia: a case report with literature review. Int J Med Sci. 2012;9(3):213-5. doi: 10.7150/ijms.3894. Epub 2012 Mar 6. PMID: 22408570; PMCID: PMC3298012.

12) Shwayder JM. Normal Pelvic Anatomy. Obstet Gynecol Clin North Am. 2019 Dec;46(4):563-580. doi: 10.1016/j.ogc.2019.06.001. Epub 2019 Sep 25. PMID: 31677742.

13) Karasaki T, Nakagawa T, Tanaka N. Obturator hernia: the relationship between anatomical classification and the Howship-Romberg sign. Hernia. 2014 Jun;18(3):413-6. doi: 10.1007/s10029-013-1068-9. Epub 2013 Mar 13. PMID: 23483264.

14) Skandalakis LJ, Androulakis J, Colborn GL, Skandalakis JE. Obturator hernia. Embryology, anatomy, and surgical applications. Surg Clin North Am. 2000 Feb;80(1):71-84. doi: 10.1016/s0039-6109(05)70398-4. PMID: 10685145.

15) Droukas DD, Zoland MP, Klein DA. Radiographic and surgical findings of type I obturator hernias in patients with refractory groin pain. Clin Imaging. 2019 May-Jun;55:35-40. doi: 10.1016/j.clinimag.2019.01.016. Epub 2019 Jan 31. PMID: 30739032.

16) Burla MM, Gomes CP, Calvi I, Oliveira ESC, Hora DAB, Mao RD, de Figueiredo SMP, Lu R. Management and outcomes of obturator hernias: a systematic review and meta-analysis. Hernia. 2023 Aug;27(4):795-806. doi: 10.1007/s10029-023-02808-w. Epub 2023 Jun 4. PMID: 37270718.

17) Stamatiou D, Skandalakis LJ, Zoras O, Mirilas P. Obturator hernia revisited: surgical anatomy, embryology, diagnosis, and technique of repair. Am Surg. 2011 Sep;77(9):1147-57. PMID: 21944623.

18) Petrie A, Tubbs RS, Matusz P, Shaffer K, Loukas M. Obturator hernia: anatomy, embryology, diagnosis, and treatment. Clin Anat. 2011 Jul;24(5):562-9. doi: 10.1002/ca.21097. Epub 2011 Feb 14. PMID: 21322061.

19) Naude G, Bongard F. Obturator hernia is an unsuspected diagnosis. Am J Surg. 1997 Jul;174(1):72-5. doi: 10.1016/S0002-9610(97)00024-X. PMID: 9240957.

20) Bisciotti GN, Di Pietto F, Rusconi G, Bisciotti A, Auci A, Zappia M, Romano S. The Role of MRI in Groin Pain Syndrome in Athletes. Diagnostics (Basel). 2024 Apr 14;14(8):814.
doi: 10.3390/diagnostics14080814.
PMID: 38667460; PMCID: PMC11049591.

21) Kammori M, Mafune K, Hirashima T, Kawahara M, Hashimoto M, Ogawa T, Ohta H, Hashimoto H, Kaminishi M. Forty-three cases of obturator hernia. Am J Surg. 2004 Apr;187(4):549-52. doi: 10.1016/j.amjsurg.2003.12.041. PMID: 15041510.

22) Igari K, Ochiai T, Aihara A, Kumagai Y, Iida M, Yamazaki S. Clinical presentation of obturator hernia and review of the literature. Hernia. 2010 Aug;14(4):409-13. doi: 10.1007/s10029-010-0658-z. Epub 2010 Apr 27. PMID: 20422238.

23) Aguirre DA, Santosa AC, Casola G, Sirlin CB. Abdominal wall hernias: imaging features, complications, and diagnostic pitfalls at multi-detector row CT. Radiographics. 2005 Nov-Dec;25(6):1501-20. doi: 10.1148/rg.256055018. PMID: 16284131.

24) Rito CTC, Travassos J, PatrÃ Cio J, Duarte AL. Obturator hernia: a rare cause of bowel obstruction. BMJ Case Rep. 2017 Jul 28;2017:bcr2017219369.
doi: 10.1136/bcr-2017-219369. PMID: 28756376; PMCID: PMC5612539.

25) Retzius AA, 1858, "Some remarks on the proper design of the semilunar lines of Douglas," Edinburgh Med J 3:865-867

26) Daes J, Felix E (2017) Critical view of the myopectineal orifice. Ann Surg 266(1):e1–e2.

27) Furtado M, Claus CMP, Cavazzola LT, Malcher F, Bakonyi-Neto A, Saad-Hossne R. systemization of laparoscopic inguinal hernia repair (tapp) based on a new anatomical concept: inverted y and five triangles. Arq Bras Cir Dig. 2019 Feb 7;32(1):e1426. doi: 10.1590/0102-672020180001e1426. PMID: 30758474; PMCID: PMC6368153.

28) Reinpold W1, Schroeder AD, Schroeder M, et al. Retroperitoneal anatomy of the iliohypogastric, ilioinguinal, genitofemoral, and lateral femoral cutaneous nerve: consequences for prevention and treatment of chronic inguinodynia. Hernia. 2015 Aug;19(4):539-48.

29) Claus C, Furtado M, Malcher F, Cavazzola LT, Felix E. Ten golden rules for a safe MIS inguinal hernia repair using a new anatomical concept as a guide. Surg Endosc. 2020 Apr;34(4):1458-1464. doi: 10.1007/s00464-020-07449-z. Epub 2020 Feb 19. PMID: 32076858.

30) Farrar JT, Young JP Jr, LaMoreaux L, Werth JL, Poole MR. Clinical importance of changes in chronic pain intensity measured on an 11-point numerical pain rating scale. Pain. 2001 Nov;94(2):149-158. doi: 10.1016/S0304-3959(01)00349-9. PMID: 11690728.

31) Perry CP, Hantes JM. Diagnosis and laparoscopic repair of type I obturator hernia in women with chronic neuralgic pain. JSLS. 2005 Apr-Jun;9(2):138-41. PMID: 15984699; PMCID: PMC3015584.

32) Hannington-Kiff JG. Absent thigh adductor reflex in obturator hernia. Lancet. 1980 Jan 26;1(8161):180. PMID: 6101635.

33) Chiolero A. Body mass index as socioeconomic indicator. BMJ. 2021 May 7;373:n1158. doi: 10.1136/bmj.n1158. PMID: 33962968.

34) Tchupetlowsky S, Losanoff J, Kjossev K. Bilateral obturator hernia: a new technique and a new prosthetic material for repair--case report and review of the literature. Surgery. 1995 Jan;117(1):109-12. doi: 10.1016/s0039-6060(05)80237-5. PMID: 7809823.

35) Chitrambalam TG, Christopher PJ, Sundaraj J, Selvamuthukumaran S. Diagnostic difficulties in obturator hernia: a rare case presentation and review of literature. BMJ Case Rep. 2020 Sep 15;13(9):e235644. doi: 10.1136/bcr-2020-235644. PMID: 32933908; PMCID: PMC7493113.

36) Nasir BS, Zendejas B, Ali SM, Groenewald CB, Heller SF, Farley DR. Obturator hernia: The Mayo Clinic experience. Hernia. 2012 Jun;16(3):315-9. doi: 10.1007/s10029-011-0895-9. Epub 2011 Dec 3. PMID: 22138700

CAPITOLO 10: TENOTOMIA DELL'ADDUTTORE LUNGO IN UNA POPOLAZIONE DI CALCIATORI AFFETTI DA GROIN PAIN SYNDROME: UNA CASE SERIES DI QUATTRO DIVERSE TECNICHE CHIRURGICHE A CONFRONTO

Introduzione

La groin pain syndrome (GPS) è una condizione clinica frequente sia negli atleti professionisti, che in quelli amatoriali, in particolare negli sport che richiedono rapide accelerazioni e decelerazioni, cambi di direzione e/o il gesto del calciare.[1,2] La GPS è spesso associata a frequenti e spesso prolungati periodi durante i quali è impossibile la pratica sportiva e, nei casi di più severi, può persino rappresentare una condizione clinica che può porre fine alla carriera di un atleta.[3] In alcune attività sportive, come il calcio, la GPS è un quadro clinico molto frequente, che rende conto di oltre il 18% di tutti gli infortuni registrabili.[4] Nella "Groin Pain Syndrome Italian Consensus Conference"[3] la GPS causata da tendinopatia adduttoria (ARGPS) è inclusa nella categoria IV (ossia nella categoria che comprende le cause muscolo-tendinee), mentre nel "Doha agreement meeting on terminology and definitions in groin pain in athletics"[5] è inclusa nella categoria III (ovvero nella categoria che comprende il dolore inguinale, adduttorio, pubico e quello relativo all'ileopsoas). L'adduttore lungo (AL) è il muscolo del complesso muscolare degli adduttori più frequentemente implicato nell'ARGPS[3,5-8]; innervato dal nervo otturatorio, nasce come un tendine piatto e stretto dalla superficie anteriore dell'osso pubico, medialmente al tubercolo pubico, distalmente si inserisce sull'aponeurosi nella linea aspra del femore[9] e prossimalmente presenta un'entesi fibrocartilaginea scarsamente vascolarizzata.[10,11] Inoltre, è importante notare che le fibre prossimali dell'AL, dell'adduttore breve e del gracile sono spesso fuse tra loro.[11] Diversi studi anatomici mostrano che l'origine anteriore dell'AL è tendinea, mentre la sua origine posteriore è muscolare.[11-13] Infatti, alla sua origine l'AL è composto per ~il 38% da tendine e per ~ il 62% da tessuto muscolare, mentre a circa 1,0 cm dalla sua origine, la percentuale di tendine è di ~ il 34% e a circa 2,0 cm dall'origine il tessuto tendineo rappresenta ~ il 27% della sezione trasversale totale (figura 1).[12] È stato ipotizzato che il forte coinvolgimento dell'AL nell'eziologia dell'ARGPS, possa essere ricondotto sia al suo scarso apporto sanguigno a livello della sua entesi[11], che al fatto che l'inserzione prossimale dell'AL subisce un forte stress meccanico durante la trasmissione della forza generata dalla contrazione muscolare.[9,14] Sfortunatamente, i programmi conservativi per la tendinopatia dell'AL cronica e severa, hanno generalmente bassi tassi di outcome positivi[15-19] ed è per questo motivo che spesso si prende in considerazione una soluzione di tipo chirurgico. Nella letteratura attuale, sono descritti sostanzialmente quattro tipi di tenotomia dell'AL (ALT): due tipi di ALT parziale[18,20-26] e due tipi di ALT totale.[6,17, 27-30] Tuttavia, ad oggi, l'ALT sembra aver prodotto risultati contrastanti ed imprevedibili in tutte le tecniche considerate.[18,31] Lo scopo di questo studio è stato quello d'identificare la migliore tecnica chirurgica di tenotomia da proporre ad una popolazione di atleti affetti da ARGPS.

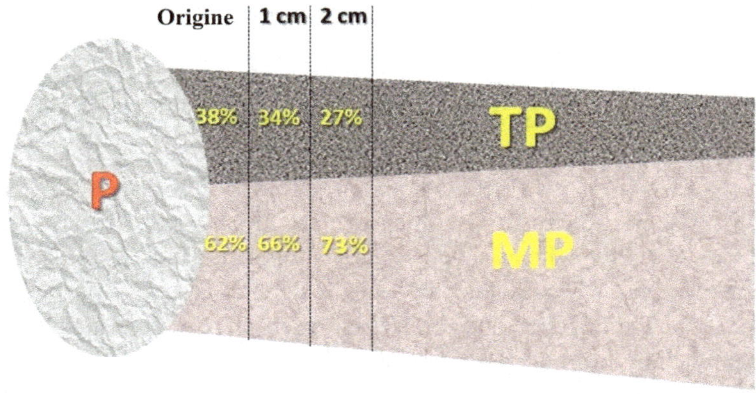

Figura 1: vista schematica sagittale dell'AL. Alla sua origine l'AL è composto per il ~ il 38% da tendine e per ~il 62% da tessuto muscolare. A ~1,0 cm dall'origine, la percentuale di tendine è pari a ~ il 34% e quella di tessuto muscolare a ~ il 66%, mentre a ~2,0 cm dall'origine, il tessuto tendineo rappresenta ~il 27% e quello muscolare ~ il 73% dell'AL in toto. Legenda. P: osso pubico; TP: parte tendinea; M: parte muscolare.

Materiali e metodi

In questo studio sono state successivamente adottate le 4 tecniche di ALT presenti attualmente in letteratura e di seguito descritte in dettaglio. Presso il nostro Centro, nel periodo compreso tra marzo 2021 e settembre 2024, in fasi diverse ed a discrezione del chirurgo, sono state adottate differenti tecniche di ALT. Si è proceduto adottando prima le tecniche chirurgiche meno aggressive, ossia le tecniche PT1 e PT2, ed in seguito adottando le procedure chirurgiche relativamente più severe ossia le tecniche denominate TT1 e TT2. Un tipo di tecnica chirurgica veniva abbandonata a favore di un'altra se il risultato era insoddisfacente o giudicato migliorabile. L'outcome delle varie tecniche è stato valutato sulla base di:

i. I giorni necessari per il ritorno all'attività sportiva (RTP).

ii. L'incidenza di gravi complicanze post-operatorie come le lesioni ricorrenti del moncone tendineo dell'AL che si autorigenerava dopo l'intervento di ALT.

I dati utilizzati nello studio sono stati raccolti retrospettivamente dopo l'approvazione del comitato etico istituzionale. Tutti i pazienti sono stati informati dello studio e hanno firmato un consenso informato per l'uso dei dati.

Soggetti

In questo studio sono stati considerati quattro gruppi di soggetti di sesso maschile praticanti calcio a livello professionistico, semi-professionistico o dilettantistico, affetti da ARGPS recalcitrante a qualsiasi tipo di trattamento conservativo.

L'attività sportiva svolta dai pazienti è stata considerata agonistica o semi-agonistica se le sedute di allenamento settimanali erano ≥ 4 (compresa la gara settimanale) o amatoriale se le sedute di allenamento settimanali erano <3.,[32]

I dati anagrafici ed antropometrici nonché le attività sportive ed il livello di pratica sono indicati nella tabella 1. I quattro gruppi considerati sono stati:

i. G1: composto da 12 pazienti sottoposti ad ALT parziale (PT1).

ii. G2. Composto da 13 pazienti sottoposti ad ALT parziale con una tecnica chirurgica diversa da quella alla quale erano stati sottoposti i pazienti appartenenti al gruppo G1 e denominata PT2.

iii. G3: composto da 10 pazienti sottoposti ad una tecnica di ALT totale (TT1).

iv. G4: compost da 10 pazienti sottoposti ad ALT totale con una tecnica chirurgica diversa da quella alla quale erano stati sottoposti i pazienti appartenenti al gruppo G3 e denominata TT2.

L'atto chirurgico è stato eseguito dalla stessa mano chirurgica. Tutti i pazienti hanno seguito lo stesso tipo di programma di riabilitazione post-operatoria e sono stati supervisionati dallo stesso gruppo di fisioterapisti.

Tecniche chirurgiche

Tenotomia parziale dell'AL: tecnica PT1

Questo tipo di tenotomia parziale dell'AL (PT1) viene eseguita in anestesia generale seguita da profilassi antibiotica.[18,20,21,23,24] Il paziente viene posizionato nella cosiddetta posizione *"frog-leg"*; viene quindi praticata un'incisione trasversale al di sotto dello scroto e la fascia dell'AL viene divisa per identificarne il tendine. La procedura prosegue con una tenotomia delle fibre tendinee anteriori, eseguita a 2-4 cm dall'origine del tendine stesso (figura 2). L'inserzione muscolare diretta dell'AL sul pube viene lasciata intatta. Una volta completata la tenotomia, la ferita viene suturata dopo un'accurata emostasi. A procedura completata, viene applicato un bendaggio compressivo. I pazienti possono lasciare il presidio ospedaliero il giorno stesso od il giorno dopo l'intervento. Il bendaggio compressivo viene generalmente rimosso a distanza di 2 giorni dall'atto chirurgico.

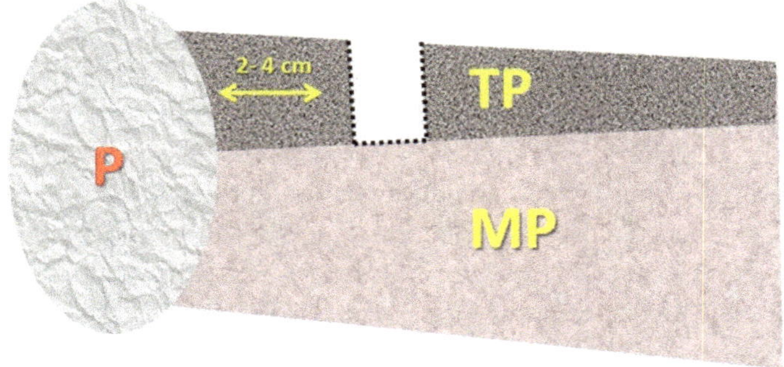

Figura 2: vista schematica sagittale della tecnica PT1. Nella tecnica PT1, la tenotomia parziale viene eseguita a 2-4 cm dall'origine del tendine a livello delle fibre tendinee superficiali. L'inserzione muscolare diretta dell'AL sul pube viene lasciata intatta.

Legenda. P: osso pubico; TP: parte tendinea; M: parte muscolare.

Tenotomia parziale dell'AL: tecnica PT2

In questa variante della tenotomia parziale AL (PT2), il *releasing* del tendine dell'AL viene eseguito appena al di sotto della sua inserzione a livello della sinfisi.[22,25,26] La rimanente parte della procedura chirurgica corrisponde a quella precedentemente descritta (figura 3).

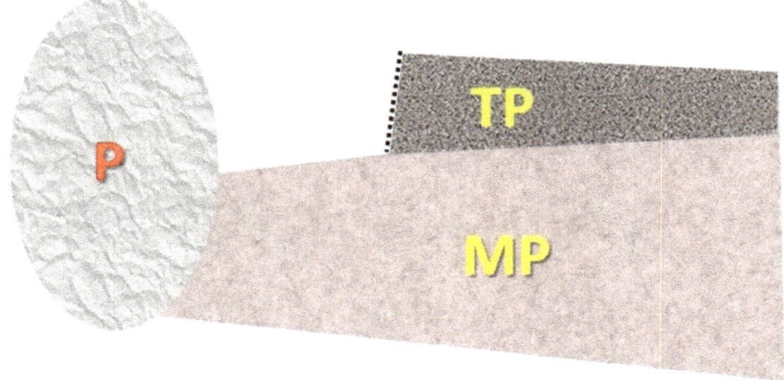

Figura 3 vista schematica sagittale della tecnica PT2. In questa tecnica la tenotomia viene eseguita appena al di sotto dell'inserzione dell'AL a livello della sinfisi. Come nella tecnica PT1, l'inserzione muscolare diretta dell'AL sul pube viene lasciata intatta. Legenda. P: osso pubico; TP: parte tendinea; M: parte muscolare.

Tenotomia totale dell'AL: tecnica TT1

In questa tecnica chirurgica sia il tendine, che l'inserzione muscolare diretta dell'AL vengono completamente sezionati dalla loro inserzione sinfisaria, a circa 2 cm distalmente dalla loro origine.[6,17,27,29,33] La fascia muscolare che collega direttamente l'AL al pube viene completamente sezionata. Infine, il moncone tendineo ed il moncone muscolare tenotomizzati vengono spinti manualmente a circa 4-5 cm in direzione distale, per impedire la possibilità di formazione di tessuto cicatriziale tra questi ultimi e l'inserzione ossea nativa (figura 4).

Tenotomia totale dell'AL: tecnica TT2

Si tratta di una variante della tecnica chirurgica TT1 in cui sia il tendine, che l'inserzione muscolare diretta dell'AL vengono completamente sezionate dalla loro inserzione a livello sinfisario. La fascia muscolare che collega l'AL direttamente al pube viene completamente sezionata. Infine, il moncone tendineo e quello muscolare vengono spinti manualmente in senso caudale a circa 4-5 cm distalmente per impedire la possibilità di formazione di tessuto cicatriziale tra questi ultimi e l'inserzione ossea nativa. L'avvenuta tenotomia completa viene di prassi confermata dalla presenza di un gap palpabile manualmente tra il margine inferiore dell'osso pubico ed il moncone retratto dell'AL (figura 5).[28,30]

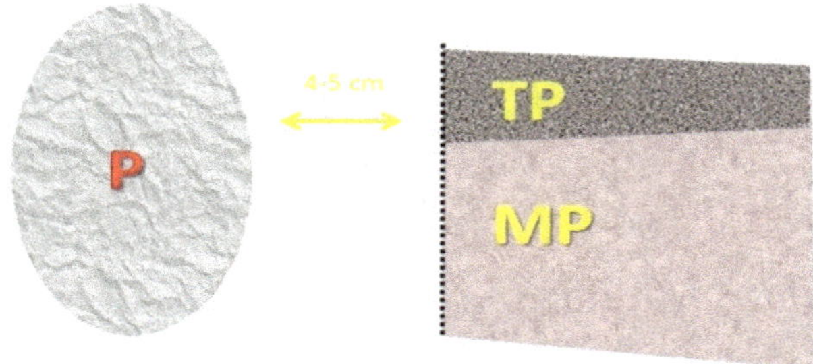

Figura 5: vista schematica sagittale della tecnica TT2. Nella tecnica TT2 il tendine e la sua inserzione muscolare diretta al pube vengono completamente sezionati alla loro origine. Il moncone viene quindi spinto verso il basso per circa 4-5 cm per impedire la possibilità di formazione di tessuto cicatriziale tra quest' ultimo e l'inserzione ossea nativa

Legenda. P: osso pubico; TP: parte tendinea; M: parte muscolare.

Imaging

In ciascun paziente, nel periodo post-chirurgico, l'eventuale ricrescita del moncone dell'AL in direzione caudo-craniale è stata controllata ogni 15 giorni mediante esame ecografico (US).

Statistica

Per ogni variabile registrata sono stati calcolati gli indici statistici di base (media e deviazione standard).

L'omogeneità delle varianze tra i dati di peso, altezza ed età dei soggetti appartenenti ai 4 gruppi di studio è stata verificata con il test di Levene.

La differenza statistica della percentuale dei soggetti dei quattro gruppi che hanno ripreso l'attività sportiva è stata calcolata mediante il Fisher's exact test.

La differenza statistica del tempo necessario per il RTP tra i quattro gruppi considerati è stata calcolata tramite il test di Mann-Whitney. La forza della relazione tra le variabili riguardanti l'RTP nei quattro gruppi è stata verificata tramite il calcolo dell'effect size.

La differenza statistica tra il tasso di ricrescita del moncone del tendine dell'AL è stata calcolata tramite il test di Mann-Whitney. La forza della relazione tra le variabili riguardanti il tasso di ricrescita del moncone del tendine dell'AL è stata verificata tramite il calcolo dell'effect size.

La significatività della differenza statistica tra l'incidenza di complicanze post-chirurgiche nei quattro gruppi considerati è stata calcolata tramite il il Fisher's exact test.

Il livello di significatività statistica è stato posto a $p < 0,05$.

Risultati

	Età (anni)	Peso (kg)	Altezza (cm)	Livello di pratica
G1	27.3±3.2	74.3±4.8	177.1±6.2	75% (9 soggetti): professionisti-semi-professionisti 25% (3 soggetti): dilettanti
G2	26.8±2.9	76.4±3.8	176.2±5.4	76,9% (10 soggetti): professionisti-semi-professionisti 23,1% (3 soggetti): dilettanti
G3	27.1±3.3	75.2±3.3	175.4±4.6	80% (8 soggetti): professionisti-semi-professionisti 20% (2 soggetti): dilettanti
G4	25.9±2.4	74.1±3.0	176.7±4.1	90% (9 soggetti): professionisti-semi-professionisti 10% (1 soggetto): dilettanti

Tabella 1: Dati anagrafici, antropometrici e livello di pratica sportiva dei soggetti appartenenti ai quattro gruppi di studio.

La varianza dei dati relativi a peso, altezza ed età dei soggetti appartenenti ai 4 gruppi di studio verificata tramite il test di Leven è risultata omogenea (tutti $p<0,05$).

Nel gruppo G1, 10 soggetti su 12 (83%) sono ritornati all'attività sportiva. Il tempo necessario per il RTP è stato di 7.5 ±.8 mesi (range 4-12 mesi). Tutti i soggetti (100%) appartenenti al gruppo G1 sono incorsi nella complicanza post-chirurgica di lesioni ricorrenti del tendine dell'AL che rigenerandosi, aveva formato un ponte di tessuto cicatriziale tra il moncone e l'inserzione nativa.

Nel gruppo G2, 13 soggetti su 13 (100%) sono ritornati all'attività sportiva. Il tempo necessario per il RTP è stato di 4.0 ±0.4 mesi (range 3.0 – 4,5 mesi). La complicanza post-chirurgica rappresentata dalle lesioni ricorrenti a livello del ponte cicatriziale rigeneratosi è stata riscontrata in 7 soggetti (53,8%).

Nel gruppo G3, 10 soggetti su 10 (100%) sono tornati all'attività sportiva. Il tempo necessario per il RTP è stato di 3.1 ±0.5 mesi (range 2.0 – 3.5 mesi). La complicanza post-chirurgica rappresentata dalle lesioni ricorrenti a livello del ponte cicatriziale rigeneratosi è stata riscontrata in 3 soggetti (30%).

Nel gruppo G4, 10 soggetti su 10 (100%) sono ritornati all'attività sportiva. Il tempo necessario per il RTP è stato di 2.4 ±0,4 mesi (range 2.0 – 3.0 mesi). Solo 1 soggetto (10%) è incorso nella complicanza post-chirurgica rappresentata dalle lesioni ricorrenti a livello del ponte cicatriziale rigeneratosi.

Non vi è stata alcuna differenza statisticamente significativa tra la percentuale di atleti appartenenti ai diversi gruppi che hanno ripreso la pratica sportiva.

La differenza statistica ed i valori dell'effect size riguardanti il tempo richiesto per il RTP tra i quattro gruppi è riportata nella tabella 2

	G1	G2	G3	G4
G1		** (1.3)	** (1.6)	** (1.8)
G2	** (1.3)		** (1.9)	* (1.2)
G3	**	** (1.9)		* (1.5)
G4	** (1.8)	* (1.2)	* (1.5)	

Tabella 2: Differenza statistica e valori dell'effect size inerenti il tempo richiesto per il RTP tra i quattro gruppi.

La retrazione del moncone AL misurata tramite US durante la prima settimana post-operatoria è stata in G1, G2, G3 e G4 rispettivamente pari a 4.54±0.32. 4.52±0.33. 4.40±0.31 e 4.38±0.28 cm. La differenza tra i vari gruppi non è risultata statisticamente significativa.

La percentuale di massima ricrescita del moncone dell'AL misurata tramite US nei soggetti appartenenti a G1, G2, G3 e G4 è stata rispettivamente pari a 98.28±2.01. 98.03±1.95. 45.52±9.20 e 28.60±6.84%. L'analisi statistica (valori di differenza statistica e valori dell'effect size) è riportata nella tabella 3

	G1	G2	G3	G4
G1		n.s	* (8.3)	* (14.4)
G2	n.s		* (8.4)	* (14.7)
G3	* (8.3)	* (8.4)		** (2)
G4	* (14.4)	* (14.7)	** (2)	

Tabella 3: Differenza statistica e valori dell'effect size riguardanti la valutazione ecografica della ricrescita del moncone dell'AL tra i quattro gruppi.

La differenza statistica relativa all'incidenza delle complicanze post-chirurgiche (rappresentata dalle lesioni ricorrenti del tendine dell'AL che rigenerandosi, ha formato un ponte di tessuto cicatriziale tra il moncone e l'inserzione nativa) tra i quattro gruppi è mostrata nella tabella 4.

	G1	G2	G3	G4
G1		n.s	n.s	*
G2	n.s		n.s	*
G3		n.s		n.s
G4	*	*	n.s	

*Tabella 4: Differenza statistica relativa all'incidenza di complicanze post-chirurgiche tra i quattro gruppi. Legenda. n.s: non significativa, *: p<0,05.*

Discussione

Il risultato principale di questo studio è che l'ALT eseguita con la tecnica chirurgica TT2 è, tra tutte le diverse tecniche di ALT descritte fino ad oggi in letteratura, l'opzione chirurgica più valida per i pazienti affetti da ARGPS non responsiva al trattamento conservativo.

L'ALT è stata descritta per la prima volta da Akermark et al.[27,] come indicazione per i casi di ARGPS cronica, al meeting annuale dell'AOSSM del 1981. L'ALT è indicata nei casi di ARGPS cronica, refrattaria ai trattamenti conservativi, principalmente in popolazioni giovani ed atletiche che praticano i cosiddetti "field-based ball-sports" ossia gli sport con la palla effettuati su di un campo da gioco.[2,34,35] L'ALT, al di là dei preconcetti comuni, è in realtà una procedura chirurgica che non interferisce negativamente con l'attività sportiva.[2,34,35] Infatti, alcuni studi elettromiografici dimostrano che l'AL mostra un'attività minima sia durante lo sprint[36], che durante tutti i movimenti di cambio di direzione.[37] In particolare, gli studi di Neptune et al.[37] evidenziano come l'intero gruppo dei muscoli adduttori, ed in particolar modo l'AL, abbiano il ruolo di stabilizzare il bacino durante i movimenti di cambiamento di direzione, piuttosto che quello di fornire potenza per il movimento stesso.

Questi dati confermerebbero quelli che emergono da uno studio precedente di Green e Morris[38] sul ruolo dell'AL nel cammino che, nel complesso, suggeriscono come l'AL non svolga un ruolo primario nell'ambito della prestazione atletica. Più recentemente, altri autori hanno dimostrato che l'ALT non compromette la prestazione atletica, nemmeno quando quest'ultima sia di livello elevato.[31,39] Infatti, la perdita di forza e di produzione di potenza dell'AL a seguito di ALT, può essere agevolmente compensata da un aumento della forza dei restanti muscoli adduttori e da un loro conseguente incremento nella produzione di potenza meccanica.[15,27,28] Pertanto, l'ALT sembra essere una tecnica chirurgica valida nel trattamento dell'ARGPS. In letteratura sono descritte quattro diverse tecniche di ALT. Due sono tenotomie parziali (PT1 e PT2), mentre due sono tenotomie totali (TT1 e TT2). A nostra conoscenza, nella letteratura attuale, la tecnica PT1 è stata studiata in 5 studi[18,20,21,23,24], la tecnica PT2 in 3 studi[22,25,26], la tecnica TT1 in 5 studi[6,17,27,29,33] ed infine la tecnica TT2 in 2 studi.[28,30] La tenotomia parziale dell'AL (sia con tecnica PT1 che PT2) è giustificata dal fatto che, durante il movimento, le fibre tendinee superficiali dell'AL sono sottoposte a un carico di trazione relativamente maggiore rispetto alle fibre muscolari che compongono la zona MP (vedi figura 1).[18] Inoltre, poiché il rapporto tendine/muscolo dell'AL (TP *versus* MP, vedi figura 1) diminuisce in direzione cranio-caudale[12], una maggiore proporzione delle fibre muscolari dell'AL verrebbe preservata quando viene eseguita una tenotomia "più distale", a 2-4 cm dall'origine del tendine.[18] È importante ricordare che alcuni autori giustificano la tenotomia parziale dell'AL con la "compression theory (teoria della compressione)"[40] e la teoria dello "*stress shielding* (protezione dallo stress)".[21] Il razionale giustificativo su cui si basano sia la *compression theory*, che quella dello *stress-shielding* per ciò che riguarda la tendinopatia inserzionale, è che la porzione superficiale dell'inserzione tendinea subisce una tensione maggiore rispetto alla porzione più profonda nel corso della contrazione muscolare. Alcuni studi istologici mostrerebbero come nella tendinopatia, la parte patologica del tendine inserzionale sarebbe quella più profonda, mentre la porzione inserzionale superficiale, solitamente, rimarrebbe strutturalmente inalterata.[21,40] La teoria dello *stress shielding*[21] spiegherebbe questa situazione affermando che la tendinopatia si verifica attraverso una combinazione di uso eccessivo ed uso insufficiente, durante la quale la porzione superficiale del tendine sopporta la massima forza di trazione, mentre la porzione più profonda rimane sottostimolata. Pertanto, appunto questa sottostimolazione indurrebbe importanti cambiamenti biologici a livello tendineo che, in ultima analisi, porterebbero all'instaurarsi di un quadro di tendinopatia[21] molto simile a quella osservata nei tendini che soffrono di compressione meccanica, come nel caso dei tendini della cuffia dei rotatori interessati da tendinopatia.[40]

Tuttavia, la teoria dello "*stress shielding*" applicata all'ARGPS[21] è fortemente criticabile. Infatti, considerando la particolare anatomia dell'inserzione prossimale dell'AL e la situazione anatomica descritta negli studi sopra menzionati[11-13], sarebbe più corretto affermare che, nel tenotomizzare le fibre tendinee, le tecniche chirurgiche ALT di PT1 e PT2 potrebbero, in realtà, solamente trasferire le forze di trazione dalla porzione tendinea anteriore e superficiale dell'AL, alla sua porzione muscolare più profonda direttamente inserita a livello pubico. In ogni caso, in tutte e quattro le tecniche esaminate, la complicazione più preoccupante e diffusa è stata la necessità di ripetere la tenotomia dell'AL. Infatti, in letteratura, la revisione della tenotomia dell'AL rappresenta il 100%, il 17,5%, il 7,3% e il 6,5% di tutte le complicanze registrate associate rispettivamente alle tecniche chirurgiche PT1, PT2, TT1 e TT2.[22,23,28,33] Una revisione dell'ALT può rendersi necessaria ogni qual volta la parte prossimale del tendine dell'AL viene lasciata piuttosto lunga, intenzionalmente, come nella tecnica PT1,[24] od a causa di un errore chirurgico[22,23,28,33] oppure quando i due monconi del tendine non siano sufficientemente distanziati tra loro.[31] In queste situazioni, il moncone del tendine può dare origine alla ricrescita ed alla formazione di un "ponte di tessuto cicatriziale", che rappresenta un punto debole ed una potenziale sede anatomica di nuova lesione.[22,23,28,33] Quest'ultima rappresenta la complicazione post-ALT di maggiore preoccupazione ed, in casi estremi, può appunto richiedere la revisione dell'ALT a livello di questa neo-formazione pseudo-tendinea.[24] La necessità di prevenire la ricrescita del moncone tendineo, è confermata anche dagli studi presenti in letteratura, che riportano di come la maggior parte dei programmi riabilitativi post-ALT si basi su esercizi di stretching precoce, che hanno appunto lo scopo di evitare la formazione di un "ponte" tra i due monconi tendinei recisi.[6,17,25,28,29,33] Da un punto di vista biologico, non deve sorprendere il fatto che i tendini mostrino una forte tendenza alla ricrescita. Infatti, il tessuto tendineo è in grado di mantenere la sua capacità rigenerative anche in condizioni biologiche estremamente avverse, come dopo un processo infettivo.[41,42] Già nel 1992, Cross et al.[43] avevano constatato tramite esame RM la rigenerazione dei tendini semitendinoso e gracile dopo la loro rimozione per ricostruzione di LCA. Analogamente, molti autori hanno documentato la ricrescita del tendine dell'AL dopo tenotomia parziale o totale.[18,25,31]

I dati del nostro studio sostanzialmente riflettono i risultati attualmente presenti in letteratura. Le tecniche che con più frequenza comportano la complicazione del fenomeno della ricrescita, sono le tecniche PT1 e PT2, probabilmente a causa del fatto che il tendine tenotomizzato riconosce il muscolo sottostante come una "guida anatomica" in grado di supportare la sua ricrescita, in un processo che ricorda il "*lizard tail phenomenon*" (i.e. fenomeno della coda di lucertola), già descritto da Leis et al.[44] Con questa metafora, Leis et al.[44] hanno descritto la rigenerazione del tendine come se questa procedesse in direzione prossimaledistale. Tuttavia, nell'ambito di questa case series, in tutti i casi è stata osservata una ricrescita del tendine dell'AL che si verificava in direzione distale-prossimale, probabilmente a causa del fatto che, dopo la tenotomia, la porzione biologicamente più vitale del tendine è sempre l'estremo distale.[31] Questo studio ha inoltre evidenziato una ricrescita del tendine dopo le tecniche T1 e T2, sebbene di entità inferiore rispetto a quella osservata dopo le tecniche PT1 e PT2. Questa minore ricrescita del tendine, a seguito delle tecniche TT e TT2, è probabilmente dovuta alla mancanza di una "guida anatomica", tipicamente rappresentata dalla parte muscolare profonda, che faciliti la rigenerazione tendinea stessa.

A sua volta, la minore ma comunque presente ricrescita tendinea a fronte delle tecniche TT1 e TT2, può essere spiegata dal fatto che l'ALT radicale è complicata dalla complessa anatomia prossimale dell'AL. Infatti, è importante ricordare che le fibre prossimali dell'AL, dell'adduttore breve e del gracile sono spesso fuse tra loro[11], rendendo tecnicamente difficile la tenotomia radicale dell'AL. Pertanto le possibili fibre residue dell'AL potrebbero avviare, in ogni caso, il processo di ricrescita. La minore frequenza di complicanze post-operatorie (ossia del fenomeno della ricrescita) nei soggetti appartenenti al gruppo G4 rispetto a quelli del gruppo G3, sebbene non statisticamente significativa, può essere ricondotta ad una differenza tecnica tra le due procedure chirurgiche. Nella tecnica TT2, la tenotomia completa deve essere confermata dalla presenza di uno spazio palpabile manualmente da parte del chirurgo tra il margine inferiore dell'osso pubico ed il moncone retratto dell'AL[28,30] questo, al contrario, non rappresenta un requisito della tecnica TT1.[6,17,27,29,33] Tale misura di controllo potrebbe consentire una tenotomia più radicale e quindi limitare il fenomeno della ricrescita. Nessuno dei soggetti dei 4 gruppi di studio che hanno presentato complicazioni e sono stati in grado di ritornare all'attività sportiva, è stato sottoposto a revisione della procedura di tenotomia. Il trattamento conservativo adottato per le complicanze post-chirurgiche, è stato basato sul razionale del miglioramento biologico del tessuto tendineo riformatosi a fronte del fenomeno di ricrescita (nello specifico extracorporeal shockwave therapy e platelet rich plasma therapy) e sul prolungamento del periodo riabilitativo. I due soggetti (17% dei casi) appartenenti al gruppo G1, le cui complicanze post-chirurgiche non sono state risolte dal trattamento riabilitativo sopra descritto, hanno rifiutato di sottoporsi alla revisione della tenotomia ed hanno preferito abbandonare l'attività sportiva. Un ulteriore importante aspetto da considerare è che, nel nostro studio, la tecnica chirurgica TT2, oltre a mostrare un minor numero di complicanze post-chirurgiche, ha fatto registrare il periodo RTP più breve (2.8 ±0.2 mesi, range 2.4 - 3 mesi) rispetto alle altre tecniche chirurgiche adottate. Questa constatazione, già da sola, rappresenta, senza ombra di dubbio, un punto fondamentale di grande importanza per ciò che riguarda le aspettative dei pazienti provenienti dall'ambito dello sport professionistico e semi-professionistico.

Limiti dello studio e possibili sviluppi futuri

Questo studio presenta diverse limitazioni, la più importante delle quali è il numero esiguo di soggetti appartenenti al gruppo G4, che non ha consentito un'analisi statistica di sufficiente potenza. Un'ulteriore importante limitazione è costituita dalla mancanza di randomizzazione dei pazienti. Un'ultima limitazione, sebbene minore rispetto a quelle menzionate in precedenza, è la mancanza di misure standardizzate (ad esempio forza e flessibilità) degli outcome.

Conclusioni

Tra tutte le tecniche chirurgiche di ALT attualmente descritte in letteratura, la tecnica di tipo TT2 rappresenta l'opzione chirurgica più valida nell'ARGPS non responsiva al trattamento conservativo. La TT2 presenta il più basso tasso di complicanze e consente un RTP più rapido nella popolazione sportiva.

Bibliografia

1. Macintyre J, Johson C, Schroeder EL. Groin pain in athletes. Curr Sports Med Rep. 2006 Dec;5(6):293-9.
   doi: 10.1097/01.csmr.0000306433.28983.c7. PMID: 17067496.
2. Gerodimos V, Karatrantou K, Paschalis V, Zafeiridis A, Katsareli E, Bilios P, Kellis S. Reliability of concentric and eccentric strength of hip abductor and adductor muscles in young soccer players. Biol Sport. 2015 Dec;32(4):351-356. doi: 10.5604/20831862.1189202. Epub 2015 Dec 29. PMID: 28479666; PMCID: PMC5394850.
3. Bisciotti GN, Volpi P, Zini R, Auci A, Aprato et al. Groin Pain Syndrome Italian Consensus Conference on terminology, clinical evaluation and imaging assessment in groin pain in athlete. BMJ Open Sport Exerc Med. 2016 Nov 29;2(1):e000142. doi: 10.1136/bmjsem-2016-000142. Erratum in: BMJ Open Sport Exerc Med. 2017 Jan 3; 2(1):e000142corr1.

doi: 10.1136/bmjsem-2016-000142corr1. PMID: 28890800; PMCID: PMC5566259.

4. Mosler AB, Weir A, Eirale C, Farooq A, Thorborg K, Whiteley RJ, Hölmich P, Crossley KM. Epidemiology of time loss groin injuries in a men's professional football league: a 2-year prospective study of 17 clubs and 606 players. Br J Sports Med. 2018 Mar;52(5):292-297. doi: 10.1136/bjsports-2016-097277. Epub 2017 Jun 30. PMID: 28666981.

5. Weir A, Brukner P, Delahunt E, Ekstrand J, Griffin D, et al. Doha agreement meeting on terminology and definitions in groin pain in athletes. Br J Sports Med. 2015 Jun;49(12):768-74. doi: 10.1136/bjsports-2015-094869. PMID: 26031643; PMCID: PMC4484366.

6. Dojčinović B, Sebečić B, Starešinić M, Janković S, Japjec M, Čuljak V. Surgical treatment of chronic groin pain in athletes. Int Orthop. 2012 Nov;36(11):2361-5. doi: 10.1007/s00264-012-1632-4. Epub 2012 Aug 10. PMID: 22878909; PMCID: PMC3479270.

7. Gill TJ, Carroll KM, Makani A, Wall AJ, Dumont GD, Cohn RM. Surgical technique for treatment of recalcitrant adductor longus tendinopathy. Arthrosc Tech. 2014 Apr 28; 3(2):e293-7. doi: 10.1016/j.eats.2014.01.004. PMID: 24904780; PMCID: PMC4044507.

8. Serner A, Weir A, Tol JL, Thorborg K, Roemer F, Guermazi A, Yamashiro E, Hölmich P. Characteristics of acute groin injuries in the adductor muscles: A detailed MRI study in athletes. Scand J Med Sci Sports. 2018 Feb;28(2):667-676. doi: 10.1111/sms.12936. Epub 2017 Jul 26. PMID: 28649700.

9. Tuite DJ, Finegan PJ, Saliaris AP, Renström PA, Donne B, O'Brien M. Anatomy of the proximal musculotendinous junction of the adductor longus muscle. Knee Surg Sports Traumatol Arthrosc. 1998;6(2):134-7. doi: 10.1007/s001670050086. PMID: 9604200.

10. Koulouris G. Imaging review of groin pain in elite athletes: an anatomic approach to imaging findings. AJR Am J Roentgenol. 2008 Oct;191(4):962-72. doi: 10.2214/AJR.07.3410. PMID: 18806129.

11. Davis JA, Stringer MD, Woodley SJ. New insights into the proximal tendons of adductor longus, adductor brevis and gracilis. Br J Sports Med. 2012 Sep;46(12):871-6. doi: 10.1136/bjsports-2011-090044. Epub 2011 Oct 17. PMID: 22006933.

12. Strauss EJ, Campbell K, Bosco JA. Analysis of the cross-sectional area of the adductor longus tendon: a descriptive anatomic study. Am J Sports Med. 2007 Jun;35(6):996-9. doi: 10.1177/0363546506298583. Epub 2007 Feb 16. PMID: 17307894.

13. El Hage S, Rachkidi R, Noun Z, Haidar R, Dagher F, Kharrat K, Ghanem I. Is percutaneous adductor tenotomy as effective and safe as the open procedure? J Pediatr Orthop. 2010 Jul-Aug;30(5):485-8. doi: 10.1097/BPO.0b013e3181df619d. PMID: 20574268.

14. Renström P, Peterson L. Groin injuries in athletes. Br J Sports Med. 1980 Mar;14(1):30-6. doi: 10.1136/bjsm.14.1.30. PMID: 7378668; PMCID: PMC1858784.

15. Martens MA, Hansen L, Mulier JC. Adductor tendinitis and musculus rectus abdominis tendopathy. Am J Sports Med. 1987 Jul-Aug;15(4):353-6. doi: 10.1177/036354658701500410. PMID: 2959165.

16. Weir A, Jansen J, van Keulen J, Mens J, Backx F, Stam H. Short and mid-term results of a comprehensive treatment program for longstanding adductor-related groin pain in athletes: a case series. Phys Ther Sport. 2010 Aug;11(3):99-103. doi: 10.1016/j.ptsp.2010.06.006. Epub 2010 Jul 24. Erratum in: Phys Ther Sport. 2011 Feb;12(1):49. PMID: 20673858.

17. Mei-Dan O, Lopez V, Carmont MR, McConkey MO, Steinbacher G, Alvarez PD, Cugat RB. Adductor tenotomy as a treatment for groin pain in professional soccer players. Orthopedics. 2013 Sep;36(9):e1189-97. doi: 10.3928/01477447-20130821-23. PMID: 24025012.

18. Schilders E, Dimitrakopoulou A, Cooke M, Bismil Q, Cooke C. Effectiveness of a selective partial adductor release for chronic adductor-related groin pain in professional athletes. Am J Sports Med. 2013 Mar;41(3):603-7. doi: 10.1177/0363546513475790. Epub 2013 Feb 13. PMID: 23408590.

19. Bisciotti GN, Chamari K, Cena E, Garcia GR, Vuckovic Z, Bisciotti A, Bisciotti A, Zini R, Corsini A, Volpi P. The conservative treatment of longstanding adductor-related groin pain syndrome: a critical and systematic review. Biol Sport. 2021 Mar;38(1):45-63. doi: 10.5114/biolsport.2020.97669. Epub 2020 Aug 5. PMID: 33795914; PMCID: PMC7996386.

20. Meyers WC, Foley DP, Garrett WE, Lohnes JH, Mandlebaum BR. Management of severe lower abdominal or inguinal pain in high-performance athletes. PAIN (Performing Athletes with Abdominal or Inguinal Neuromuscular Pain Study Group). Am J Sports Med. 2000 Jan-Feb;28(1):2-8. doi: 10.1177/03635465000280011501. PMID: 10653536.

21. Orchard JW, Cook JL, Halpin N. Stress-shielding as a cause of insertional tendinopathy: the operative technique of limited adductor tenotomy

supports this theory. J Sci Med Sport. 2004 Dec;7(4):424-8. doi: 10.1016/s1440-2440(04)80259-7. PMID: 15712497.

22. Robertson IJ, Curran C, McCaffrey N, Shields CJ, McEntee GP. Adductor tenotomy in the management of groin pain in athletes. Int J Sports Med. 2011 Jan;32(1):45-8. doi: 10.1055/s-0030-1263137. Epub 2010 Nov 25. PMID: 21110286.

23. Jans C, Messaoudi N, Pauli S, Van Riet RP, Declercq G. Results of surgical treatment of athletes with sportsman's hernia. Acta Orthop Belg. 2012 Feb;78(1):35-40. PMID: 22523925.

24. Garvey JF, Hazard H. Sports hernia or groin disruption injury? Chronic athletic groin pain: a retrospective study of 100 patients with long-term follow-up. Hernia. 2014;18(6):815-23. doi: 10.1007/s10029-013-1161-0. Epub 2013 Oct 12. PMID: 24121840.

25. de Queiroz RD, de Carvalho RT, de Queiroz Szeles PR, Janovsky C, Cohen M. Return to sport after surgical treatment for pubalgia among professional soccer players. Rev Bras Ortop. 2014 Apr 18;49(3):233-9. doi: 10.1016/j.rboe.2014.04.001. PMID: 26229806; PMCID: PMC4511648.

26. Harr JN, Brody F. Sports hernia repair with adductor tenotomy. Hernia. 2017 Feb;21(1):139-147. doi: 10.1007/s10029-016-1520-8. Epub 2016 Aug 6. PMID: 27497946.

27. Akermark C, Johansson C. Tenotomy of the adductor longus tendon in the treatment of chronic groin pain in athletes. Am J Sports Med. 1992 Nov-Dec; 20(6):640-3.
doi: 10.1177/036354659202000604. PMID: 1456357.0.1007/s10029-016-1520-8. Epub 2016 Aug 6. PMID: 27497946.

28. Atkinson HD, Johal P, Falworth MS, Ranawat VS, Dala-Ali B, Martin DK. Adductor tenotomy: its role in the management of sports-related chronic groin pain. Arch Orthop Trauma Surg. 2010 Aug;130(8):965-70. doi: 10.1007/s00402-009-1032-4. Epub 2009 Dec 24. PMID: 20033698.

29. Maffulli N, Loppini M, Longo UG, Denaro V. Bilateral mini-invasive adductor tenotomy for the management of chronic unilateral adductor longus tendinopathy in athletes. Am J Sports Med. 2012 Aug;40(8):1880-6. doi: 10.1177/0363546512448364. Epub 2012 Jun 15. PMID: 22707750.

30. Serner A, Lichau O, Reboul G. Evaluation of the bent knee fall out test pre- and post- an adductor longus tenotomy. Phys Ther Sport. 2021 Mar;48:196-200. doi: 10.1016/j.ptsp.2021.01.005. Epub 2021 Jan 18. PMID: 33508695.

31. Bisciotti, GN, Chamari K, Zini, R, Corsini, A., Auci, A., Bisciotti AL, Bisciotti AN et al. Adductor longus tenotomy in the treatment of groin pain syndrome in athletes: a systematic review. Joints. 2023; 1: e602.

32. Bisciotti A, Pogliacomi F, Cepparulo R, Fiorentino G, DI Pietto F, Sconfienza LM, Bisciotti A, Bisciotti GN. Femoroacetabular impingement: correlation between imaging parameters, sport activity and chondral damage. J Sports Med Phys Fitness. 2022 Jun;62(6):803-811. doi: 10.23736/S0022-4707.21.12274-1. Epub 2021 Apr 19. PMID: 33871244.

33. Sansone M, Ahldén M, Jonasson P, Thomeé R, Falk A, Swärd L, Karlsson J. Can hip impingement be mistaken for tendon pain in the groin? A long-term follow-up of tenotomy for groin pain in athletes. Knee Surg Sports Traumatol Arthrosc. 2014 Apr;22(4):786-92. doi: 10.1007/s00167-013-2738-y. Epub 2013 Oct 24. PMID: 24154712.

34. Bisciotti GN, Auci A, Di Marzo F, Galli R, Pulici L, Carimati G, Quaglia A, Volpi P. Groin pain syndrome: an association of different pathologies and a case presentation. Muscles Ligaments Tendons J. 2015 Oct 20;5(3):214-22. doi: 10.11138/mltj/2015.5.3.214. PMID: 26605198; PMCID: PMC4617224.

35. Bisciotti GN, Di Marzo F, Auci A, Parra F, Cassaghi G, Corsini A, Petrera M, Volpi P, Vuckovic Z, Panascì M, Zini R. Cam morphology and inguinal pathologies: is there a possible connection? J Orthop Traumatol. 2017 Dec;18(4):439-450. doi: 10.1007/s10195-017-0470-y. Epub 2017 Sep 18. PMID: 28921307; PMCID: PMC5685988.

36. Mann RA, Moran GT, Dougherty SE. Comparative electromyography of the lower extremity in jogging, running, and sprinting. Am J Sports Med. 1986 Nov-Dec;14(6):501-10. doi: 10.1177/036354658601400614. PMID: 3799879.

37. Neptune RR, Wright IC, van den Bogert AJ. Muscle coordination and function during cutting movements. Med Sci Sports Exerc. 1999 Feb;31(2):294-302. doi: 10.1097/00005768-199902000-00014. PMID: 10063820.

38. Green DL, Morris JM. Role of adductor longus and adductor magnus in postural movements and in ambulation. Am J Phys Med. 1970 Aug;49(4):223-40. PMID: 5452644.

39. Schlegel TF, Bushnell BD, Godfrey J, Boublik M. Success of nonoperative management of adductor longus tendon ruptures in National Football League athletes. Am J Sports Med. 2009 Jul;37(7):1394-9. doi: 10.1177/0363546509332501. Epub 2009 Mar 27. PMID: 19329786.

40. Almekinders LC, Weinhold PS, Maffulli N. Compression etiology in tendinopathy. Clin Sports Med. 2003 Oct;22(4):703-10. doi: 10.1016/s0278-5919(03)00067-x. PMID: 14560542.
41. Granath M, Hedlund P, Spang C, Alfredson H. A Regenerated Achilles Tendon with Good Function One Year After Total Extirpation Due to Infection - A Case Report. Int Med Case Rep J. 2022 Apr 22; 15:219-223. doi: 10.2147/IMCRJ.S360704. PMID: 35495369; PMCID: PMC9041784.
42. Bisciotti A, Bisciotti GN, Quaglia A, Carimati G, Volpi P. From the Metaphor of the Lizard's Tail to That of the Doughnut: A Case of Achilles Tendon Complete Regrowth. J Orthop Case Rep. 2024 Jul;14(7):46-50. doi: 10.13107/jocr.2024.v14.i07.4570. PMID: 39035390; PMCID: PMC11258727.
43. Cross MJ, Roger G, Kujawa P, Anderson IF. Regeneration of the semitendinosus and gracilis tendons following their transection for repair of the anterior cruciate ligament. Am J Sports Med. 1992 Mar-Apr;20(2):221-3. doi: 10.1177/036354659202000223. PMID: 1558254.
44. Leis HT, Sanders TG, Larsen KM, Lancaster-Weiss KJ, Miller MD. Hamstring regrowth following harvesting for ACL reconstruction: The lizard tail phenomenon. J Knee Surg. 2003 Jul;16(3):159-64. PMID: 12943285.

RINGRAZIAMENTI

Vorremmo ringraziare sinceramente tutti i partecipanti alla "Groin Pain Syndrome Italian Consensus Conference update 2023". E' anche grazie alla loro attiva partecipazione ed al loro importante contributo che si deve buona parte di questo libro.

Zini Raul; Volpi Piero; Auci Alessio; Di Marzo Francesco; Parra Maria Federica Cassaghi Gabriella; Bona Stefano; Aluigi Matteo; Aprato Alessandro; Bellinzona Elena; Benelli Piero; Bigoni Marco; Brustia Moreno; Bruzzone Marco; Canata Gian Luigi; Carulli Christian; Coli Michael; Corsini Alessandro; Costantini Alberto; Dallari Dante; Danelli Giorgio; Danesi Giustino; Della Rocca Federico; De Nardo Pasquale; Di Benedetto Paolo; Di Pietto Francesco; Eirale Cristiano; Ferretti Andrea; Fogli Marco; Foglia Andrea; Guardoli Alberto; Guglielmi Antonio; Lama Davide; Maffulli Nicola; Manunta Andrea Fabio; Massari Leo; Mazzoni Gianni; Moretti Biagio; Moretti Lorenzo; Nanni Gianni; Niccolai Roberto; Occhialini Marcello; Panascì Manlio; Pigalarga Giovanni; Randelli Filippo; Sacchini Michaela; Salini Vincenzo; Santori Nicola; Tenconi Paolo; Tognini Giuseppe; Vegnuti Marco; Zanini Antonio;.

Un ringraziamento particolare va al Dr. Francesco di Marzo, per il suo fondamentale contributo nella stesura del capitolo 9.

In ultimo, ma non certamente in ordine d'importanza, un doveroso ringraziamento va al Dr. Alessio Auci, alla Dr.ssa Maria Federica Parra ed alla Dr.ssa Gabriella Cassaghi con i quali condividiamo quotidianamente l'appassionante sfida diagnostica della GPS.